BASIC ANATOMY COLORING BOOK

기초해부학 컬러링북

김 윤 영

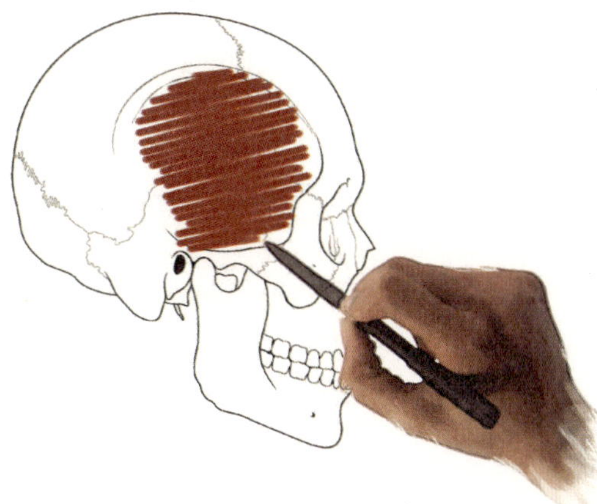

아카데미아

김 윤 영

· 전남대학교대학원 간호학석사
· 전남대학교대학원 간호학박사
· 중앙신학대학원대학교 목회학석사

| 개정판 |

BASIC ANATOMY COLORING BOOK

기초해부학 컬러링북

1판 1쇄 발행 | 2017년 3월 3일
2판 4쇄 발행 | 2024년 3월 4일

지은이 | 김윤영

펴낸이 | 주용진
펴낸곳 | 도서출판 아카데미아
주 소 | 경기도 안양시 동안구 시민대로 401
대륭테크노타운15차 2003호
전 화 | 031-389-8811
팩 스 | 031-389-8817
E-mail | books@academya.co.kr
http://www.academya.co.kr

ISBN 978-89-5938-416-7
값 20,000원

머리말

해부학은 의학분야에서 가장 기본적인 학문으로 인체의 구조와 위치를 익히는 데 그 목적이 있다. 대부분의 의료보건계의 학생들은 단기간에 해부학을 배우면서 복잡하고 방대한 의학적 지식의 습득에 많은 어려움을 가지고 있다. 인체에 대한 체계적인 이해를 위하여 그 구성과 내용에 있어서 핵심적인 사항들을 집약적으로 정리하여 가르치는 교수자의 입장에서 더욱 쉽게 접근하고자 효율적인 방법들을 모색하였었다. 학생들에게 여러 가지 다양한 교수법, 인체모형, 영상교재, 과제물 및 수시 시험을 통하여 해부학 학습을 독려하였는데, 구체적인 해부학적 지식을 체계화시키고자 하는 교수자의 열망을 담아 해부학 컬러링북을 제작하게 되었다.

본 해부학 컬러링북은 기초해부학에 입문하는 학생들을 대상으로 하였으며, 가장 기본이 되는 체계화된 핵심적인 내용을 최대한 쉽고 간결하게 보여주고자 하였다. 각각의 주제는 간단명료한 설명을 제시하였으며, 해부학용어는 의학용어 제5판과 해부학용어 여섯째판을 기준으로 하여 신용어와 구용어, 의학영어를 기준으로 하였다. 또한 해부학적 주요 내용을 충실히 담고 있는 정확한 그림을 제작하여 첨부하였다. 새로운 단원을 학습하기 전에 미리 예습을 할 수 있도록 왼쪽 면에는 참고그림을 컬러로 배치하였고 아래 면에 정확한 용어를 제시하여 바로 보고 쉽게 그림에 의학용어를 기입할 수 있게 하였다. 오른쪽 면에는 흑백그림에 직접 색칠하며 의학용어를 쓸 수 있게 해서 세부적인 해부학적 지식을 습득시키고자 하였으니 단원을 학습하고 난 후에 자가 복습으로 활용한다면 학습효과가 증대되리라 믿는다. 본 컬러링북을 3년 동안 사용하여 지도를 하였으며, 너무 예쁘게 잘 쓰고 색칠을 잘 하여서 타의 모범이 되는 학생들에게 수상을 하기도 하였다. 그간의 경험을 살려 용어 쓰기와 함께 인체에 대한 세부적인 구조내용을 색칠해봄으로써 이전보다 더욱 정확한 지식이 체득화되는 것을 실감하였다.

개정판에서는 학생들에게 더욱 간결하고 명확한 지식을 전달하고자 겹쳐지는 단어는 공식적인 약어를 사용하여 정리를 하였다. 불필요하게 너무 자세한 내용은 과감하게 정리를 하여 중요한 정보가 부각되도록 하였다. 또한 새로운 그림들을 첨부하였으며, 보기에도 아름답고 정확한 그림들로 교체하기도 하였다. 부족하나마 나름대로 정성을 들여서 정리를 하게 되니 이 아름다운 봄날에 더욱 기쁨과 감사가 넘칩니다.

정확한 사실에 입각한 생생한 그림을 제시하기 위해 고생하신 안보선 선생님, 이전보다 확연히 좋은 학습서를 만들고자 하는 뜻깊은 열의를 가지신 주용진 사장님과 세심하고 꼼꼼한 편집을 위해 힘써주신 최정숙 실장님의 수고에 깊은 감사를 드립니다.

본 컬러링북이 보건의료계 학생들의 해부학적 지식을 구체화하는 데 도움이 되어서, 전 세계의 여러 다양한 임상현장에서 생명을 살려내는 자랑스러운 의료인의 멋진 모습들을 기대해 봅니다.

2019년 4월

김 윤 영

목차

Chapter 01 해부학자세

Chapter 02 호흡계통

Chapter 03 소화계통

Chapter 04 내분비계통

Chapter 05 비뇨계통

Chapter 06 생식계통

Chapter 07 순환계통

Chapter 08 골격계통

Chapter 09 관절계통

Chapter 10 신경계통

Chapter 11 감각계통

Chapter 12 근육계통

Chapter 01

해부학자세

01 해부학적 자세 전신 전면부

해부학자세 Anatomical Position	두 발을 앞뒤로 일직선이 되게 똑바로 서서 얼굴과 눈은 정면을 바라보며 손바닥을 앞으로 향한 채 양쪽 위팔을 몸에 가까이 함

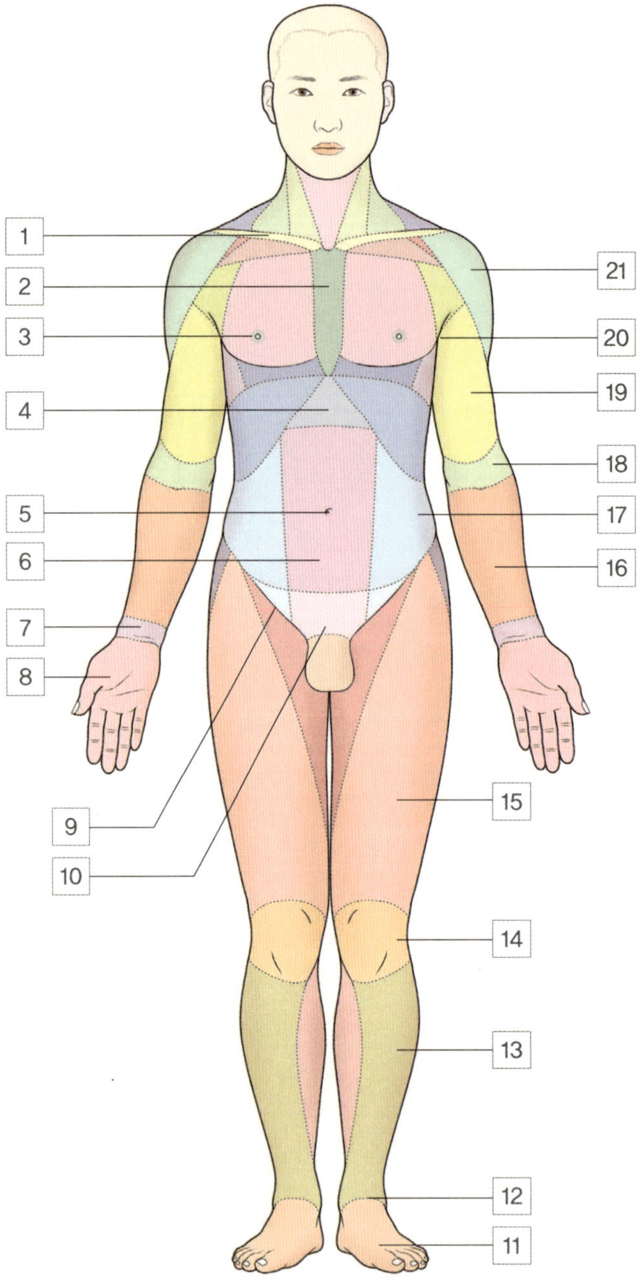

1 빗장뼈 (쇄골 / Clavicle)
2 복장뼈 (흉골 / Sternum)
3 젖; 유방 (Breast)
4 명치부위 (상위부 / Epigastric region)
5 배꼽 (제 / Umbilicus)
6 배 (복부 / Abdomen)
7 손목 (수근 / Wrist)
8 손 (수 / Hand)
9 고샅부위 (서혜부 / Inguinal region)
10 두덩부위 (치골부 / Pubic region)
11 발 (족 / Foot)
12 발목 (족근 / Ankle)
13 종아리 (Leg)
14 무릎 (슬부 / Knee)
15 넓적다리 (대퇴 / Thigh)
16 아래팔 (전완 / Forearm)
17 옆구리 (Flank)
18 팔꿉 (주와 / Elbow)
19 위팔 (상완 / Arm)
20 겨드랑 (액와 / Axilla)
21 어깨 (견갑 / Shoulder)

- 몸 앞면을 색칠한 후 관련 부위 명칭을 쓰시오.

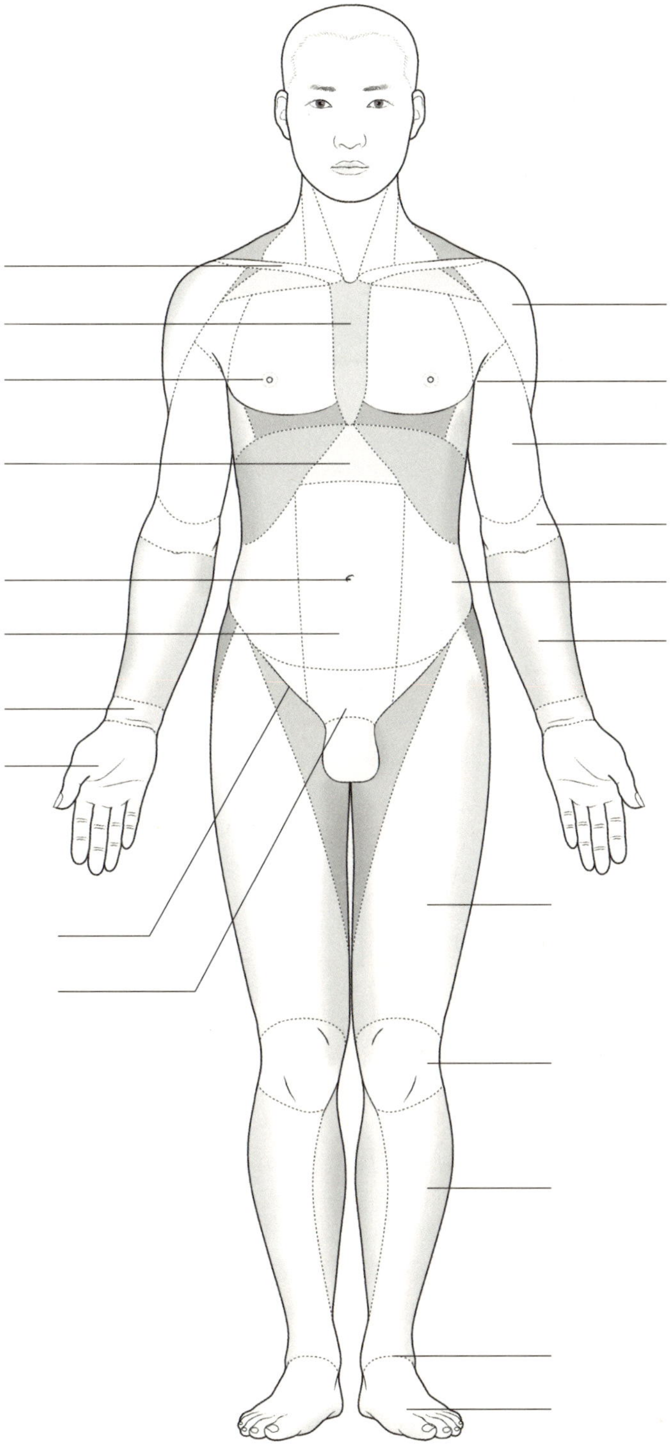

02 해부학적 자세 전신 후면부

해부학자세 Anatomical Position	두 발을 앞뒤로 일직선이 되게 똑바로 서서 얼굴과 눈은 정면을 바라보며 손바닥을 앞으로 향한 채 양쪽 위팔을 몸에 가까이 함

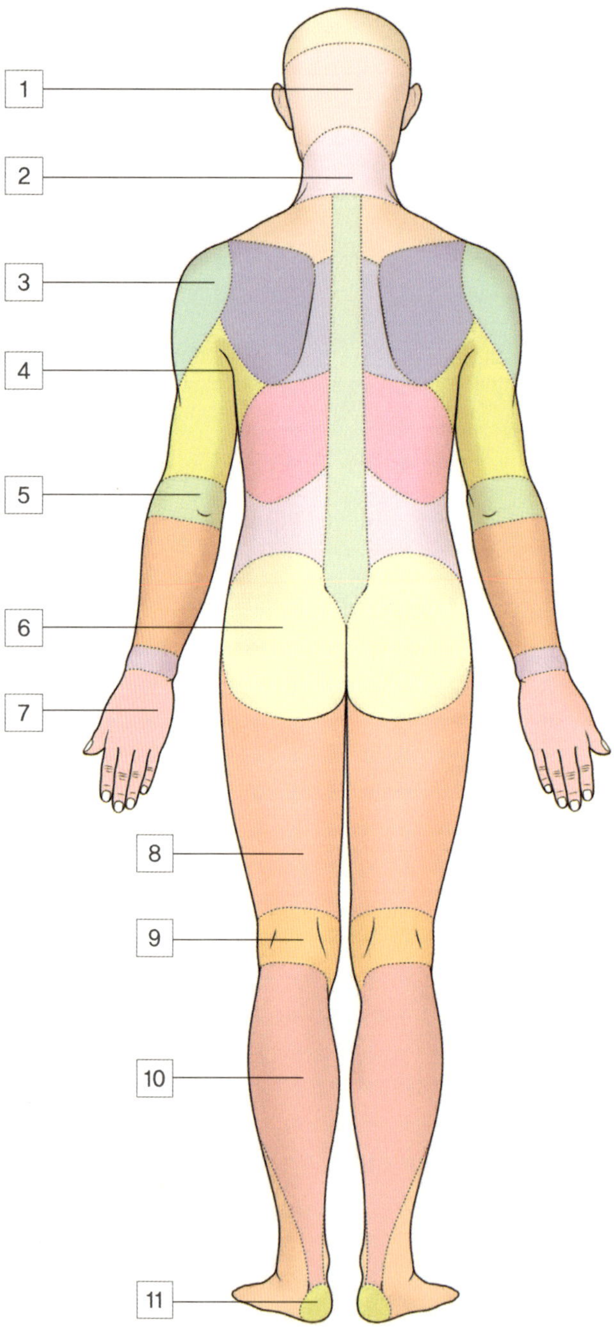

1 뒤통수 (후두 / Occiput)
2 목덜미 (Poll)
3 어깨 (견갑 / Shoulder)
4 겨드랑 (액와 / Axilla)
5 팔꿉 (주와 / Elbow)
6 볼기 (둔부 / Buttocks)
7 손 (수 / Hand)
8 넓적다리 (대퇴 / Thigh)
9 무릎 (슬부 / Knee)
10 종아리 (Leg)
11 발꿈치 (종부 / Heel)

- 몸 뒤면을 색칠한 후 관련 부위 명칭을 쓰시오.

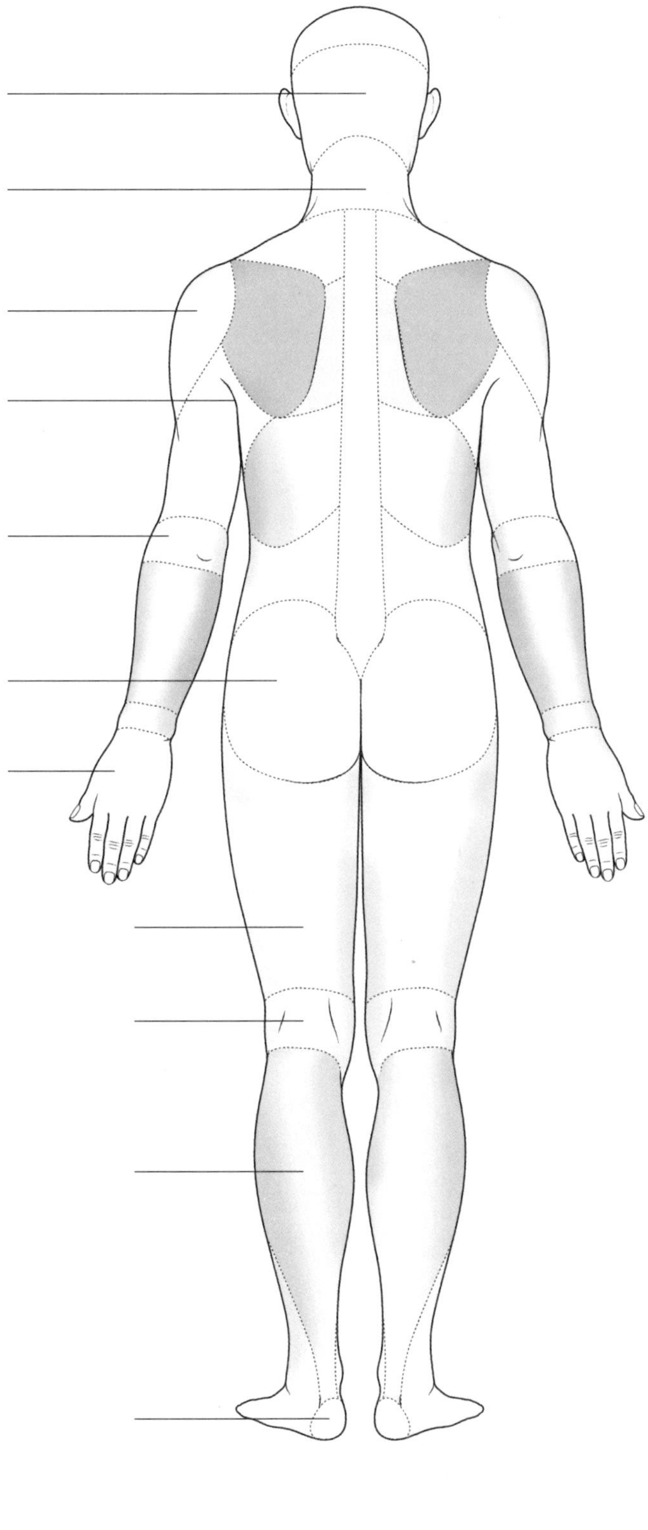

해부학자세 Anatomical Position	두 발을 앞뒤로 일직선이 되게 똑바로 서서 얼굴과 눈은 정면을 바라보며 손바닥을 앞으로 향한 채 양쪽 위팔을 몸에 가까이 함

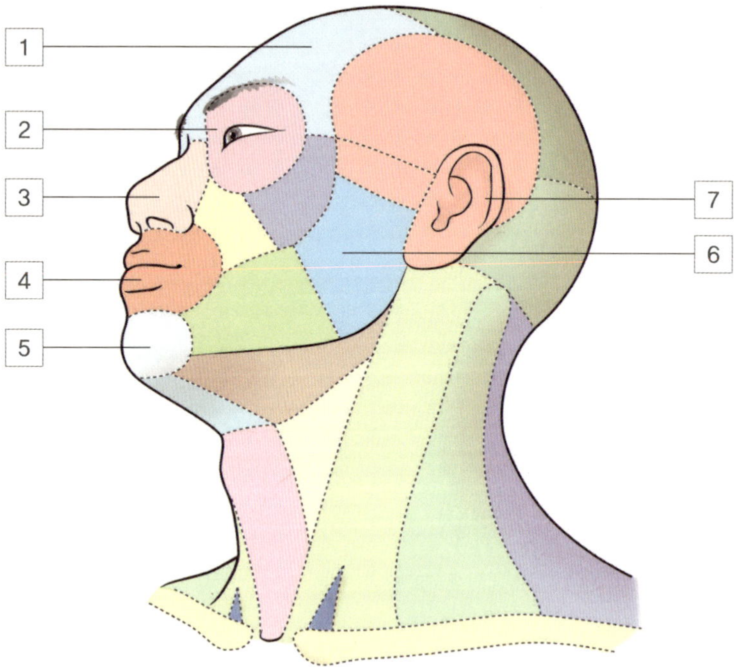

1 이마 (Forehead)
2 눈 (안 / Eye)
3 코 (Nose)
4 입 (Mouth)
5 턱끝 (Chin)
6 볼 (Cheek)
7 귀 (이 / Ear)

- 두경부을 색칠한 후 관련 부위 명칭을 쓰시오.

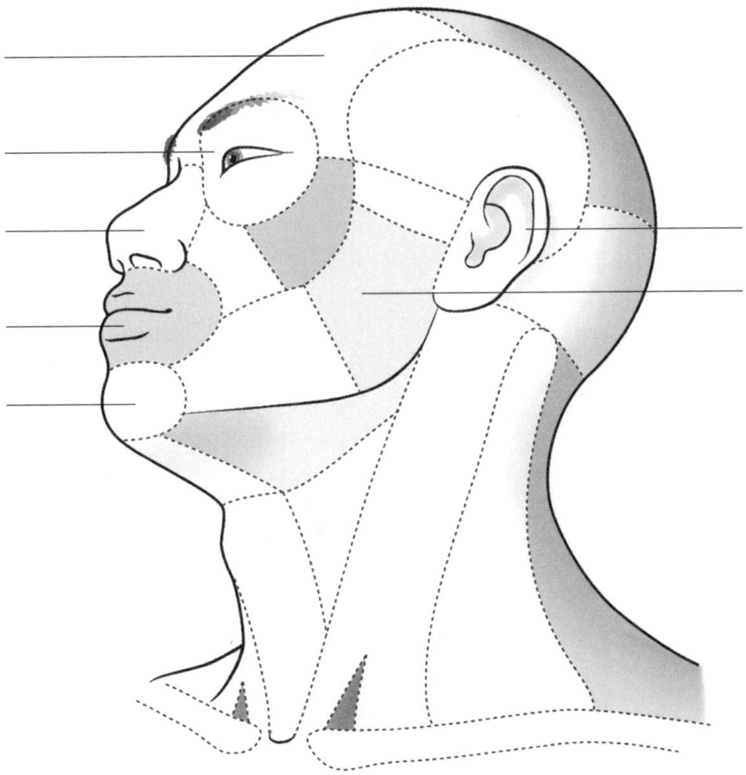

시상면	인체를 좌우로 분할하는 면. 한가운데를 지나는 경우에는 정중면
이마면	인체를 전후로 분할하는 면. 관상면
가로면	인체를 위 아래로 분할하는 면. 수평면
위치와 방향	앞 · 뒤, 위 · 아래, 안쪽 · 가쪽, 안 · 바깥, 얕음 · 깊음, 몸쪽 · 먼쪽, 꼭대기쪽 · 바닥쪽

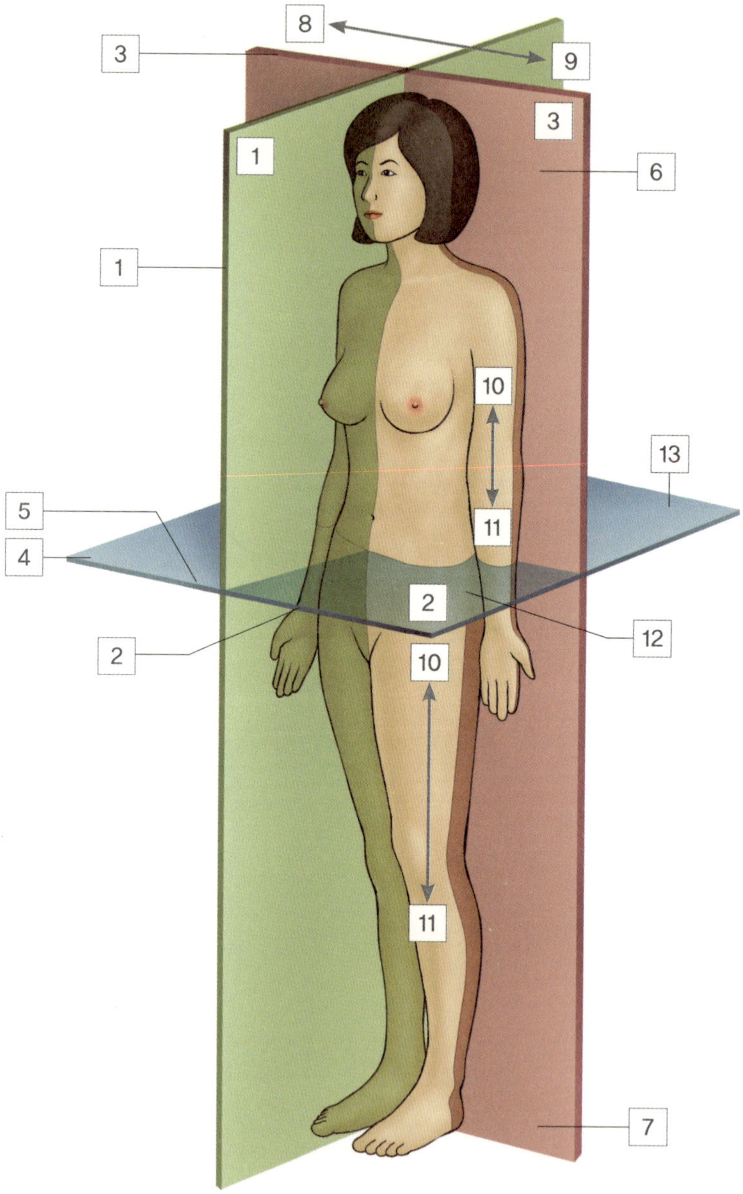

1 시상면; 정중면 (Sagittal / Median plane)
2 가로면; 수평면 (Transverse / Horizontal planes)
3 이마면; 관상면 (Frontal / Coronal planes)
4 가쪽 (외측 / Lateral)
5 안쪽 (내측 / Medial)
6 위 (상 / Superior)
7 아래 (하 / Inferior)
8 오른 (우 / Right)
9 왼 (좌 / Left)
10 몸쪽 (근위 / Proximal)
11 먼쪽 (원위 / Distal)
12 배쪽; 앞 (복측 / Ventral; 전 / Anterior)
13 등쪽; 뒤 (배측 / Dorsal; 후 / Posterior)

- 해부학적 위치와 방향 절단면을 확인하고 색칠한 후 관련 명칭을 쓰시오.

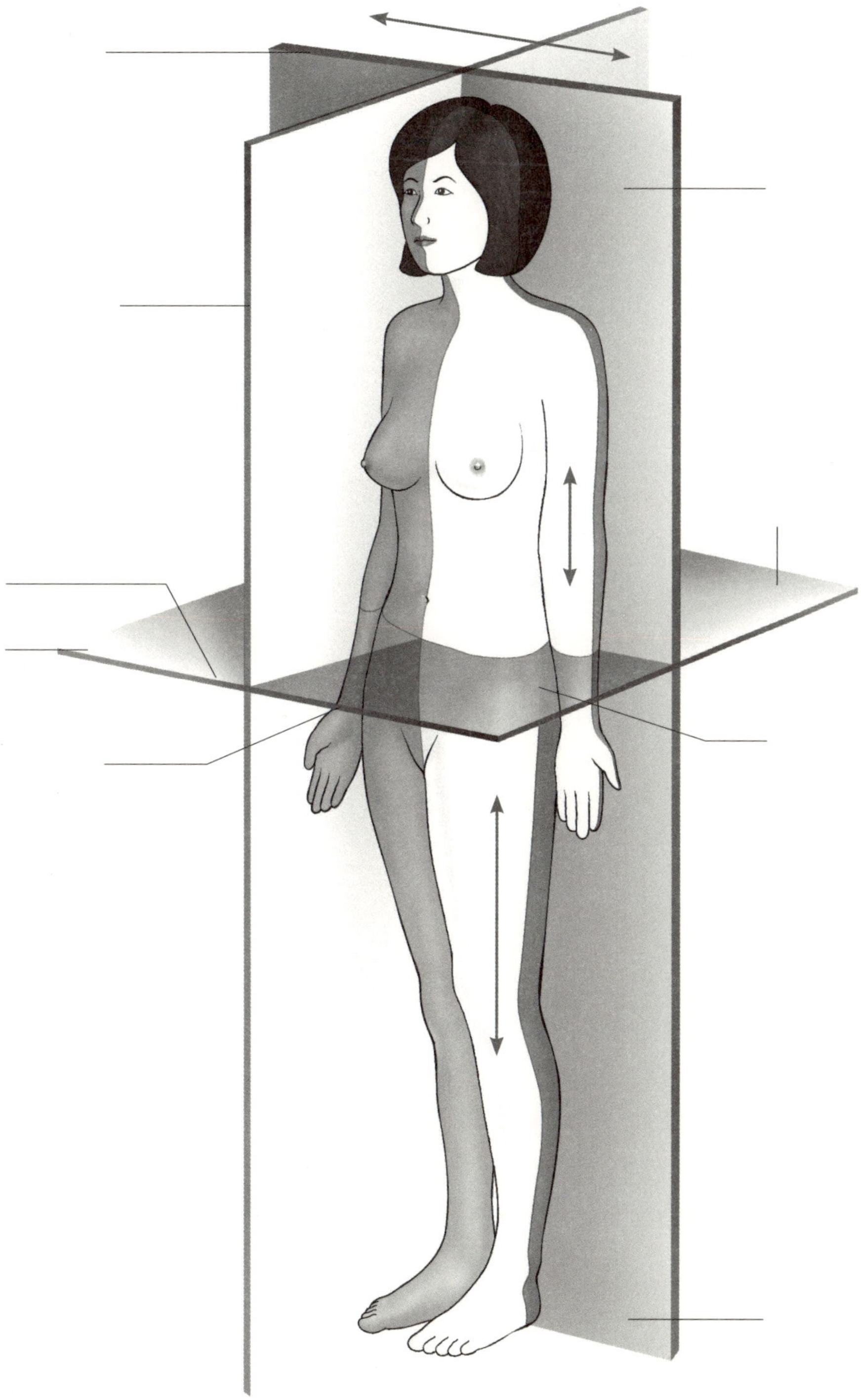

05 몸의 움직임

관절 운동	굽힘, 폄, 벌림, 모음, 맞섬, 번짐, 엎침, 돌림, 휘돌림

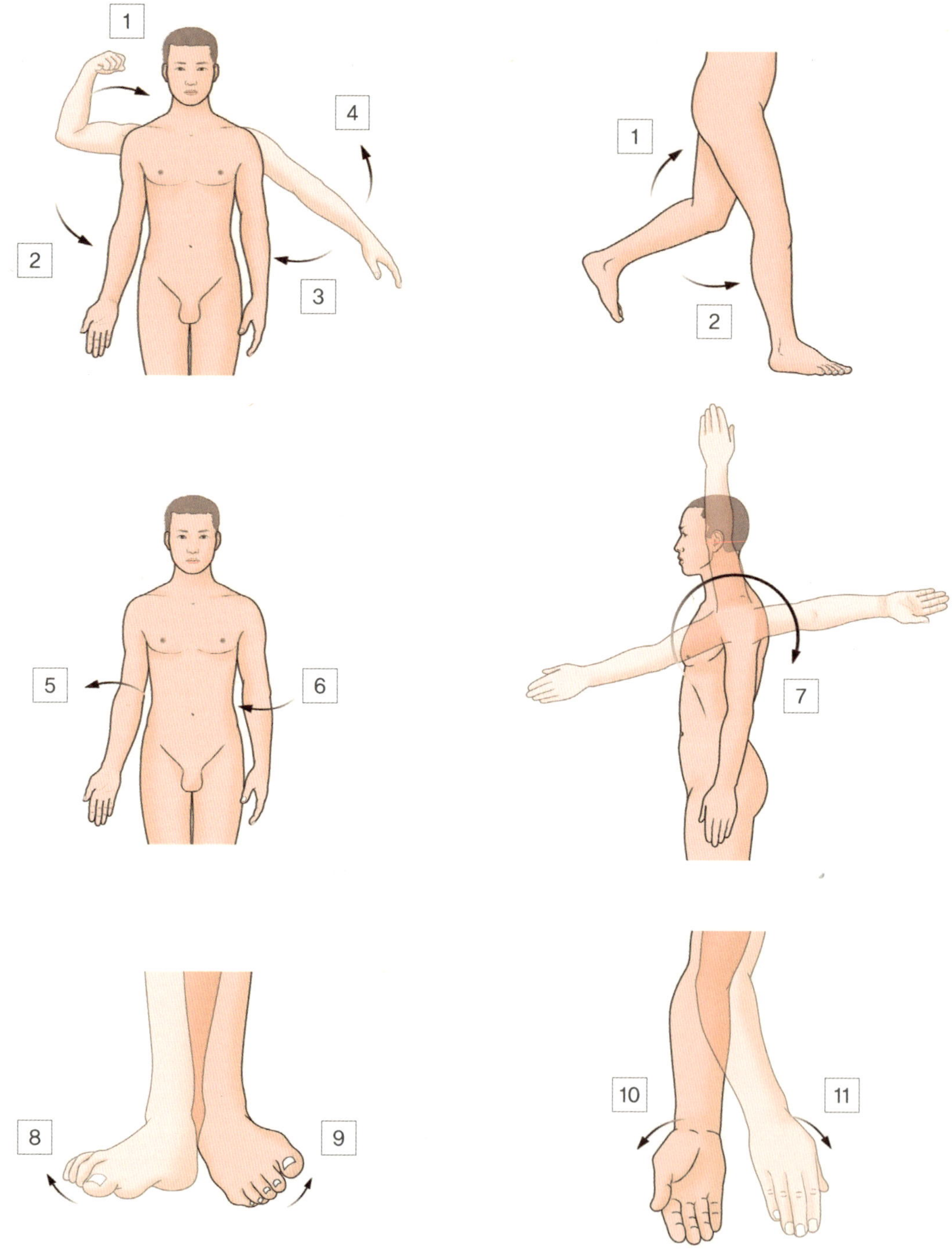

1 굽힘 (굴곡 / Flexion)
2 폄 (신전 / Extension)
3 모음 (내전 / Adduction)
4 벌림 (외전 / Abduction)
5 가쪽돌림 (외측회전 / Lateral; External rotation)
6 안쪽돌림 (내측회전 / Medial; Internal rotation)
7 휘돌림 (회선 / Circumduction)
8 가쪽번짐 (외번 / Eversion)
9 안쪽번짐 (내번 / Inversion)
10 뒤침 (회외 / Supination)
11 엎침 (회내 / Pronation)

- 동작의 방향대로 움직여보고 색칠한 후 관련 부위 명칭을 쓰시오.

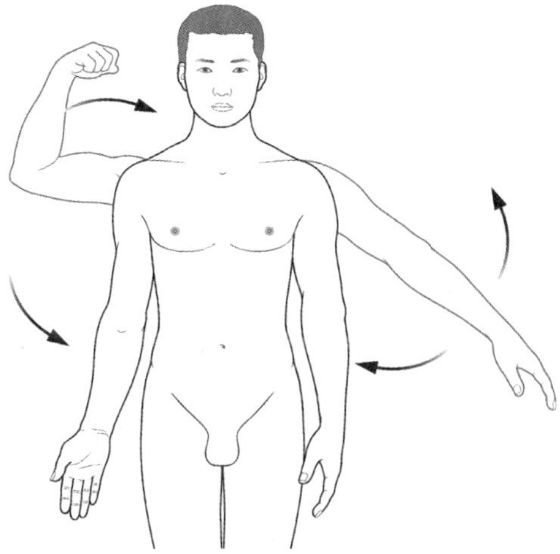

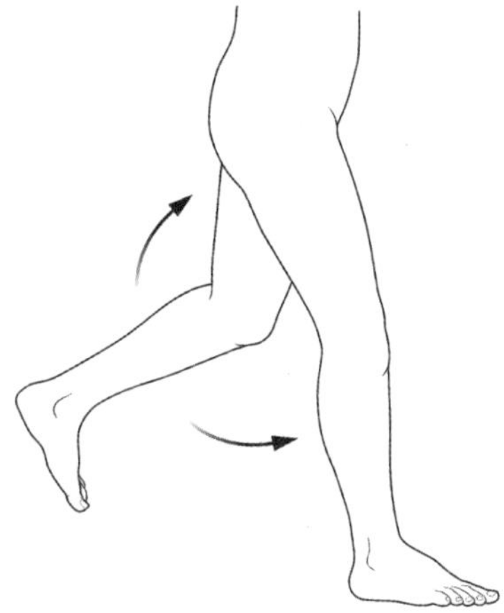

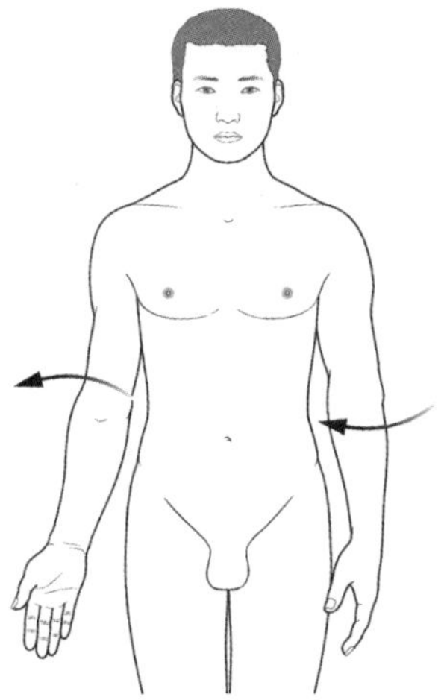

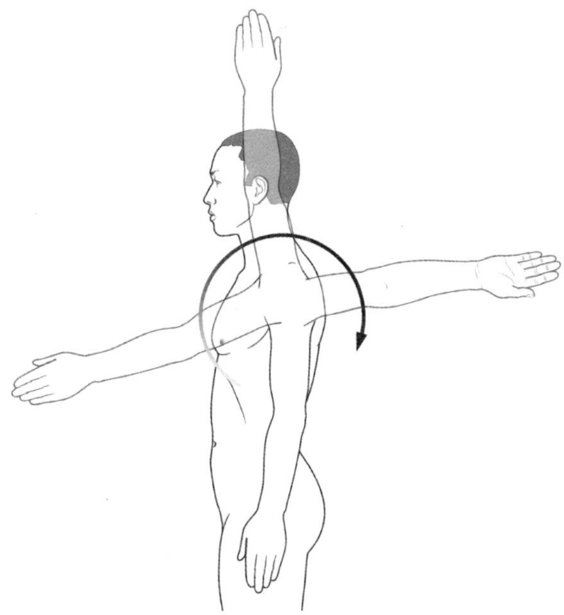

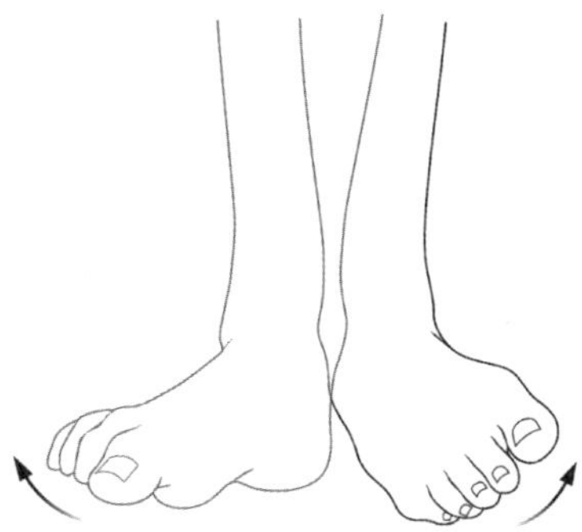

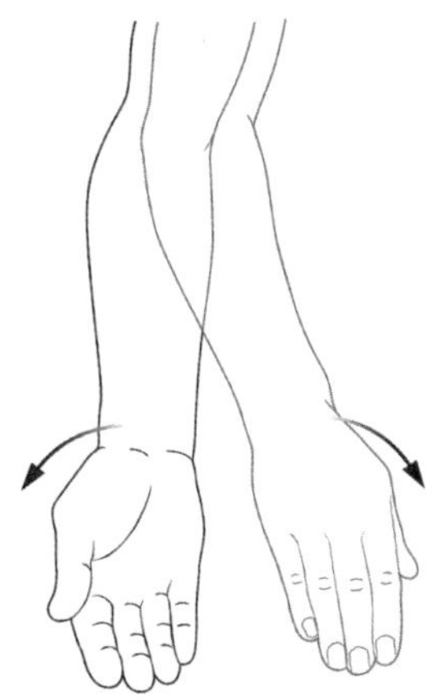

배쪽	가슴안(허파, 심장, 기관, 식도), 배안(간, 이자, 지라, 위, 창자, 콩팥, 부신), 골반안(방광, 곧창자, 자궁, 전립샘)
등쪽	머리안(대뇌, 간뇌, 뇌줄기, 소뇌), 척추안(척수, 뇌척수막, 뇌척수액)

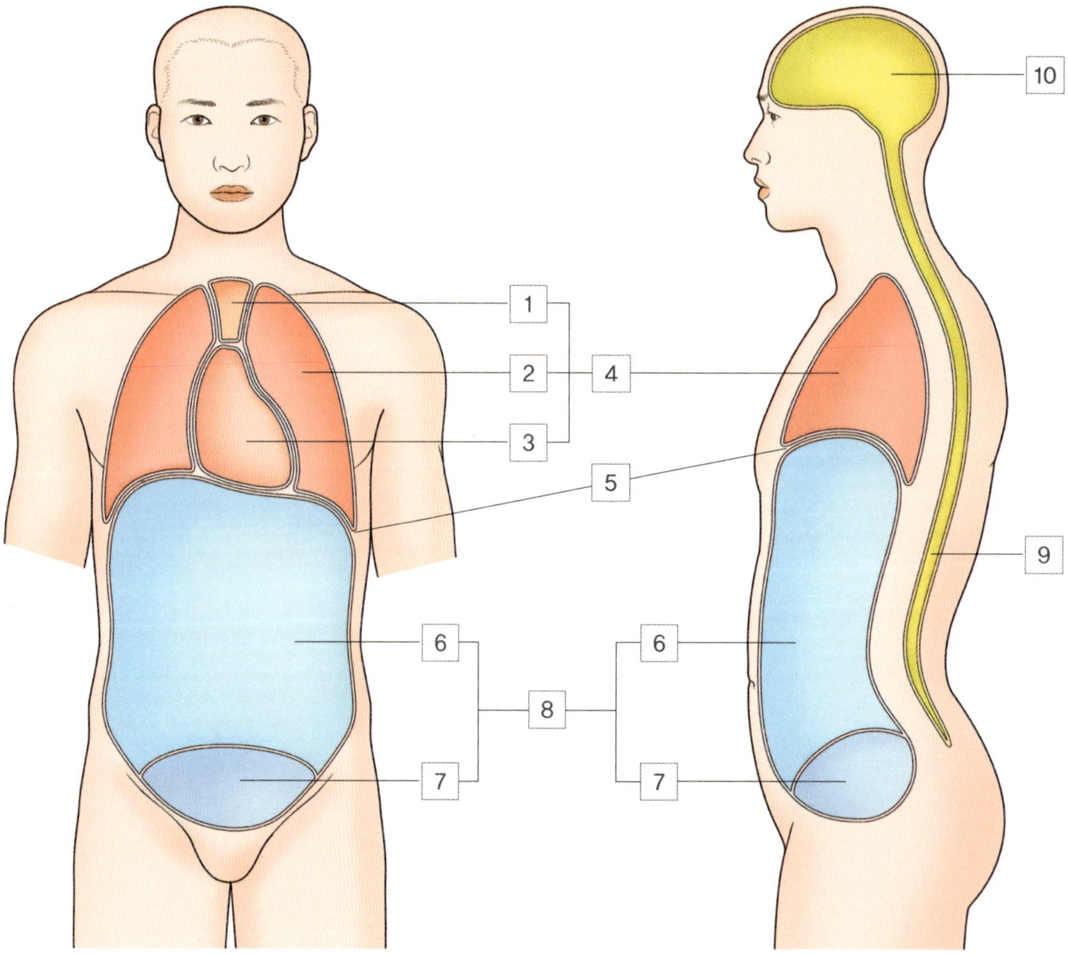

1 위세로칸 (종격상부 / Superior mediastinum)
2 가슴막안 (흉막강 / Pleural cavity)
3 심장막안 (심막강 / Pericardial cavity)
4 가슴안 (흉곽강; 흉강 / Thoracic cavity)
5 가로막 (횡격막 / Diaphragm)
6 배안 (복강 / Abdominal cavity)
7 골반안 (골반강 / Pelvic cavity)
8 배골반안 (복골반강 / Abdominopelvic cavity)
9 척주안 (Vertebral cavity)
10 머리뼈안 (두개강 / Cranial cavity)

- 몸의 여러 공간과 장기를 확인하고 색칠한 후 관련 부위 명칭을 쓰시오.

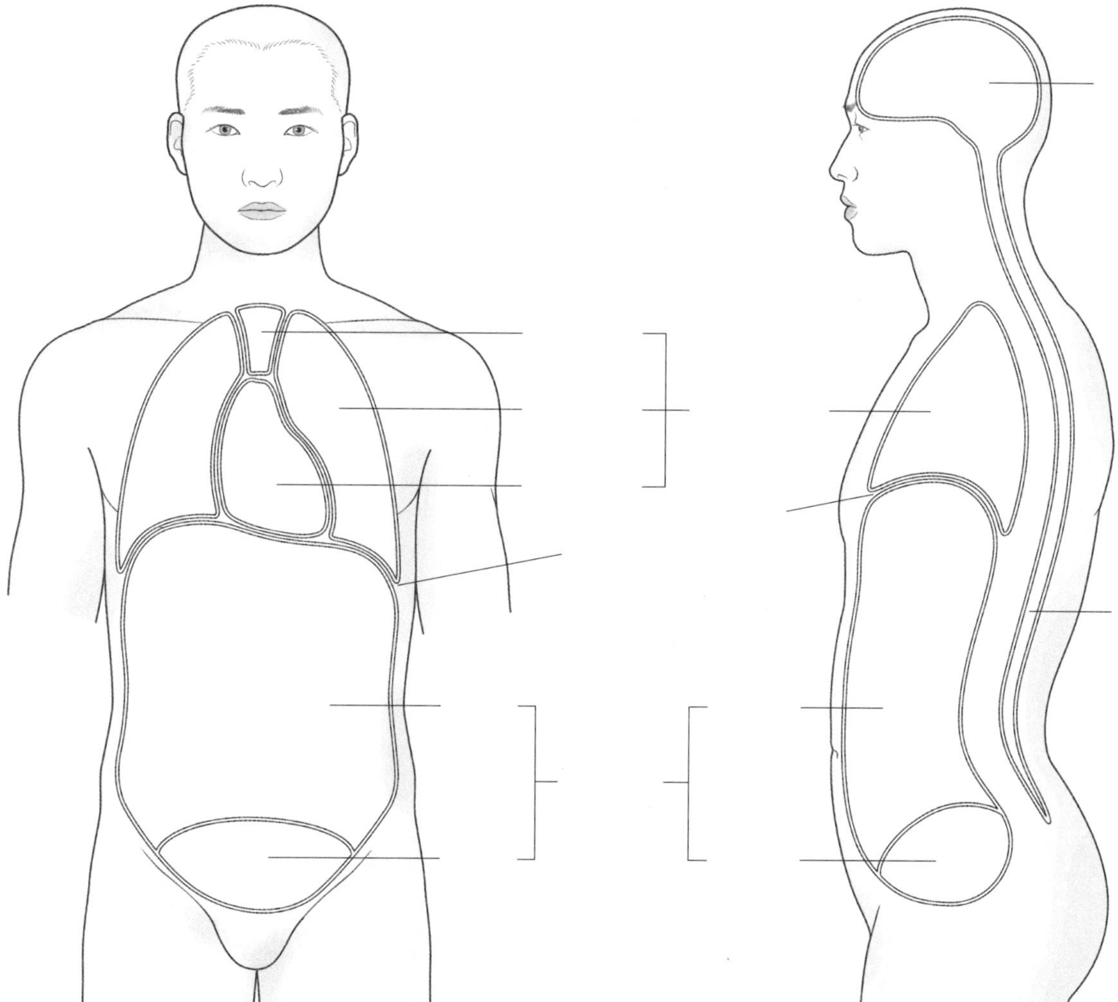

Chapter 02

호흡계통

01 호흡계통을 구성하는 기관

호흡계통	전도부위(코안 → 인두 → 후두 → 기관 → 기관지 → 세기관지 → 종말기관지) 호흡부위(호흡세기관지 → 허파꽈리관 → 허파꽈리주머니 → 허파꽈리)
기능	가스교환, 후각기능, 발성기관, 미생물침입으로부터 보호, 가온, 가습

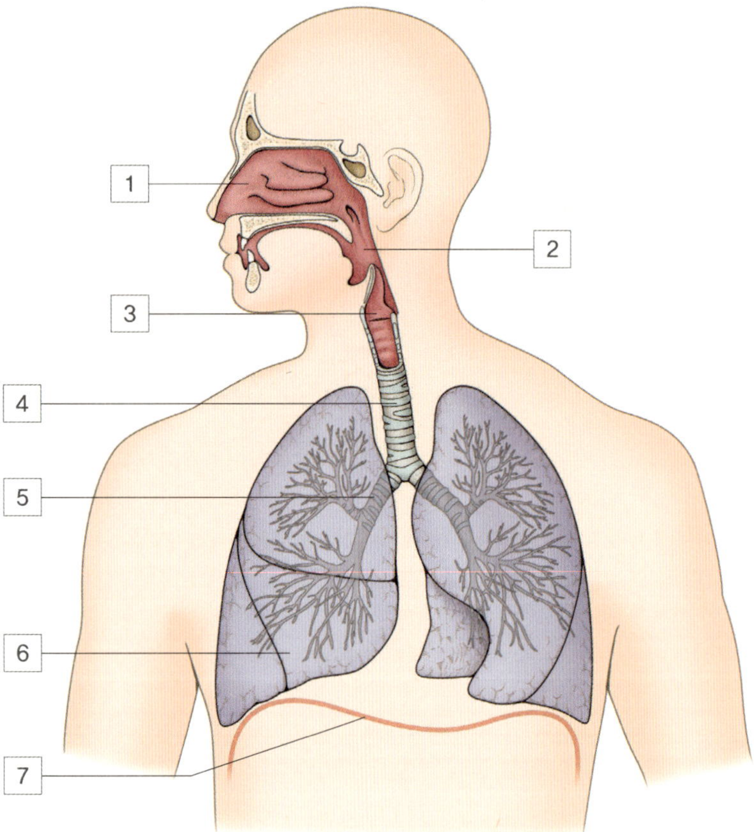

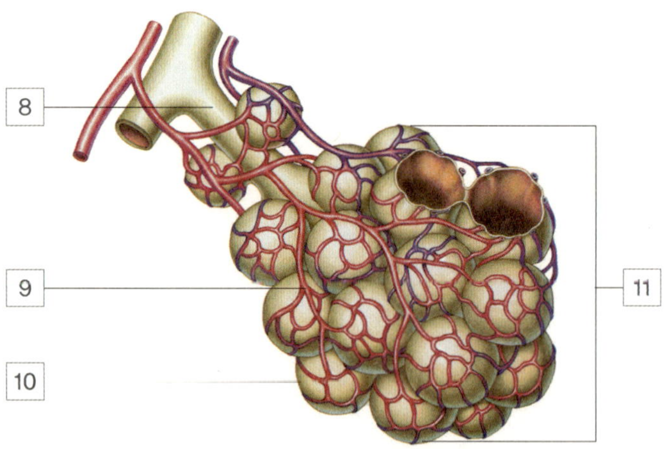

1 코안 (비강 / Nasal cavity)
2 인두 (Pharynx)
3 후두 (Larynx)
4 기관 (Trachea)
5 기관지 (Bronchus)
6 허파 (폐 / Lung)
7 가로막 (횡격막 / Diaphragm)
8 호흡세기관지 (Respiratory bronchiole)
9 허파꽈리벽모세혈관상 (Capillary bed within alveolar wall)
10 허파꽈리 (폐포 / Pulmonary alveolus)
11 허파꽈리주머니 (폐포낭 / Alveolar sac)

- 호흡기관을 확인하고 주위의 구조물과 구분하여 색칠한 후 관련 부위 명칭을 쓰시오.

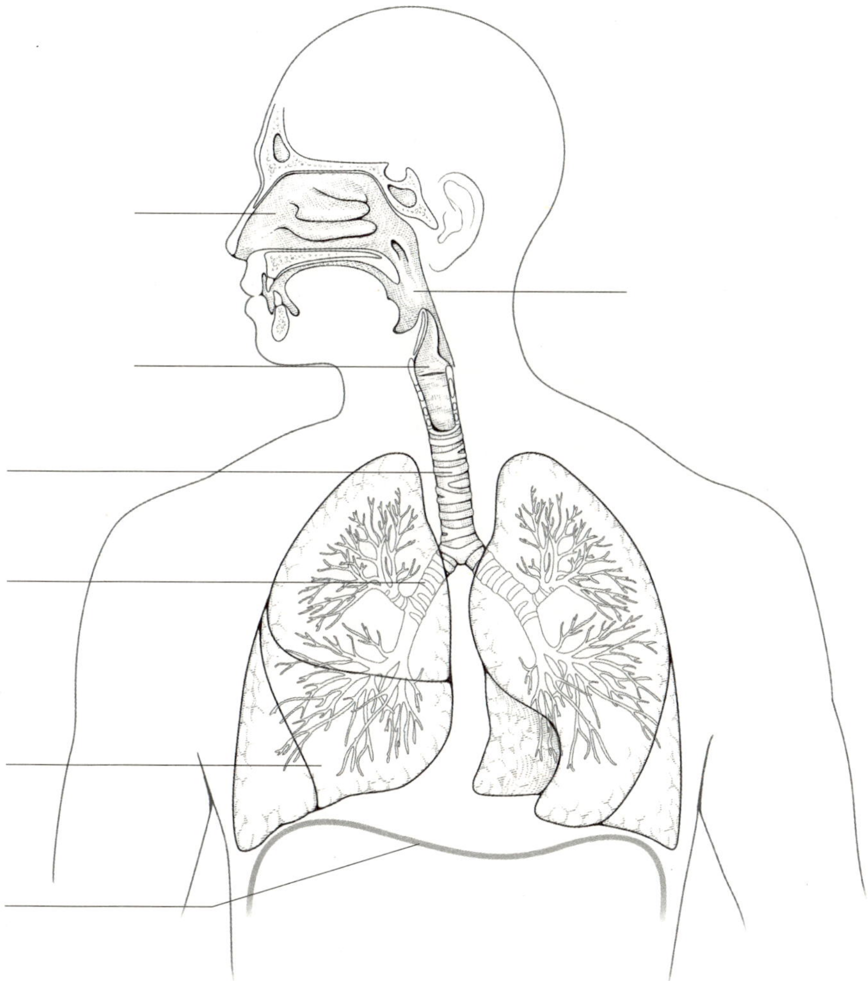

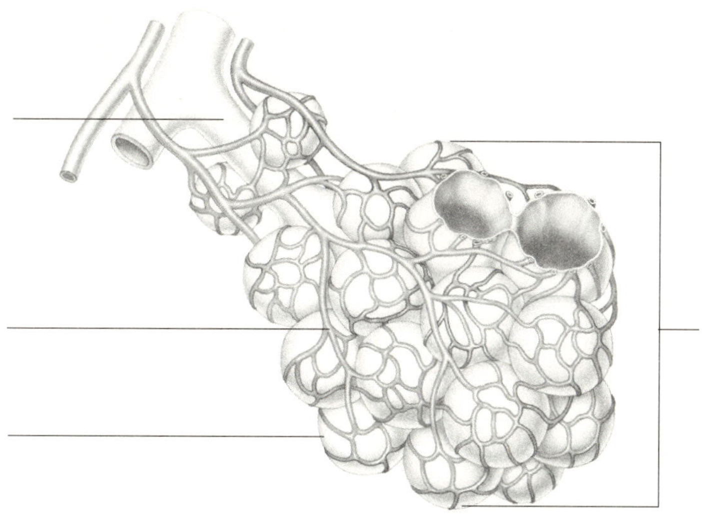

코곁굴	위턱굴(1쌍, 중간콧길과 교통, 가장 큼), 벌집굴(1개, 중간콧길과 교통, 작은방 밀집) 이마굴(1쌍, 중간콧길과 교통), 나비굴(1쌍, 위콧길과 교통)

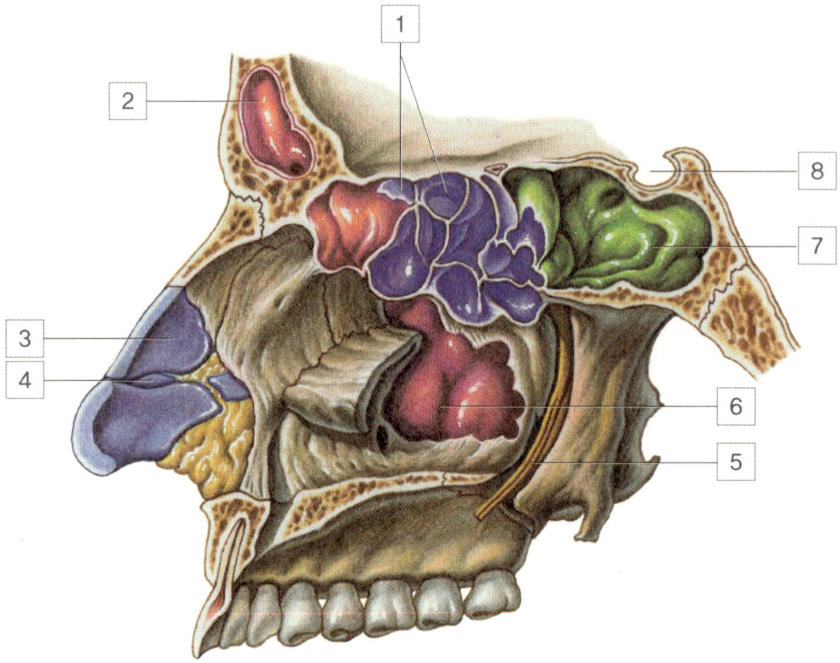

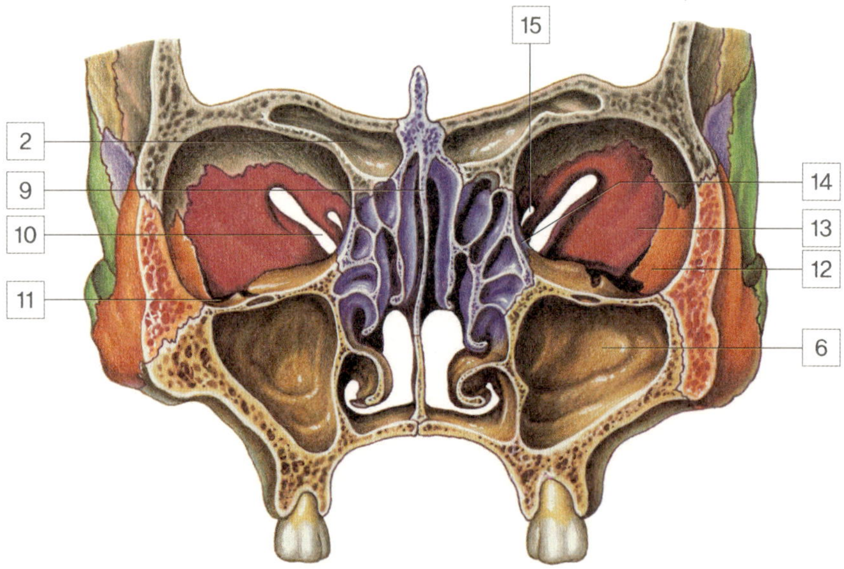

1 벌집뼈벌집 (사골봉소 / Ethmoidal cells)
2 이마굴 (전두동 / Frontal sinus)
3 가쪽코연골 (외측비연골 / Lateral nasal cartilage)
4 덧코연골 (부비연골 / Accessory nasal cartilages)
5 코눈물관 (비루관 / Nasolacrimal duct)
6 위턱굴 (상악동 / Maxillary sinus)
7 나비굴 (접형골동 / Sphenoidal sinus)
8 뇌하수체오목 (하수체와 / Hypophyseal fossa)
9 벌집뼈수직판 (사골수직판 / Perpendicular plate of ethmoid B)
10 위눈확틈새 (상안와열 / Superior orbital fissure)
11 아래눈확틈새 (하안와열 / Inferior orbital fissure)
12 광대뼈눈확면 (관골안와면 / Orbital surface of zygomatic B)
13 나비뼈큰날개 (접형골대익 / Greater wing of sphenoid B)
14 벌집뼈눈확판 (사골안와판 / Orbital plate of ethmoid B)
15 시각신경관 (시신경관 / Optic canal)

- 코곁굴과 코선반을 확인하고 구분하여 색칠한 후 관련 부위 명칭을 쓰시오.

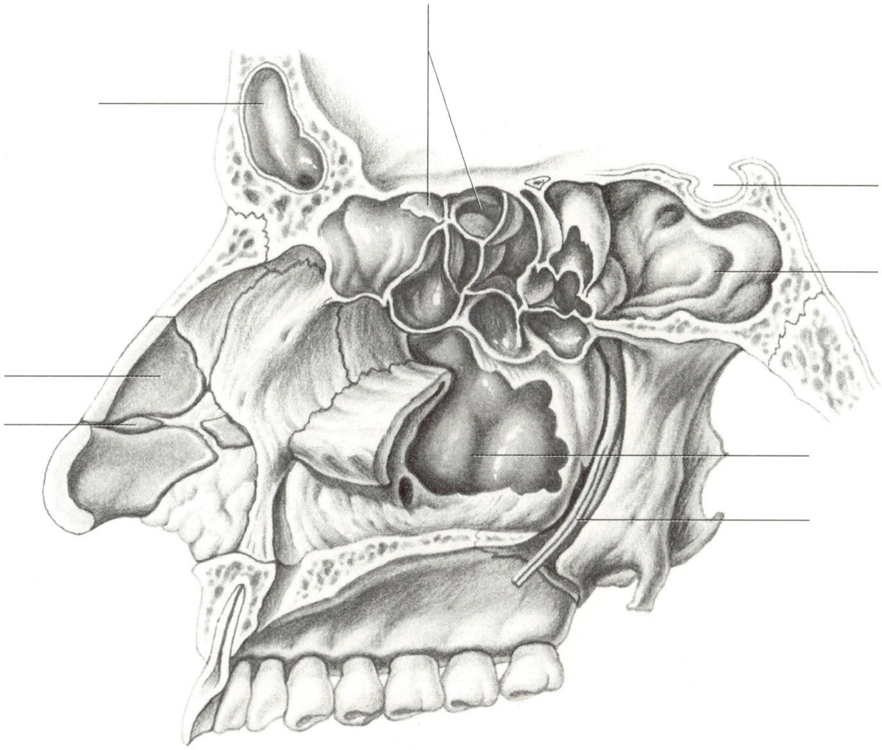

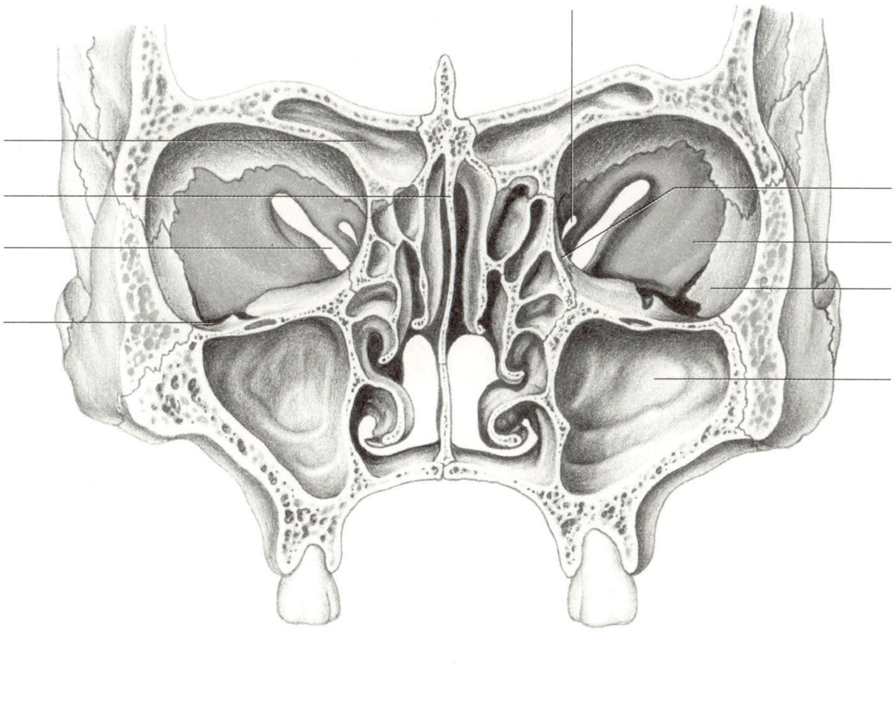

인두	약 12cm, 머리뼈바닥~식도 전. 귀인두관은 가운데귀와 서로 교통
부위	코인두(머리뼈바닥~물렁입천장), 입인두(물렁입천장~목뿔뼈), 후두인두(목뿔뼈~반지연골)

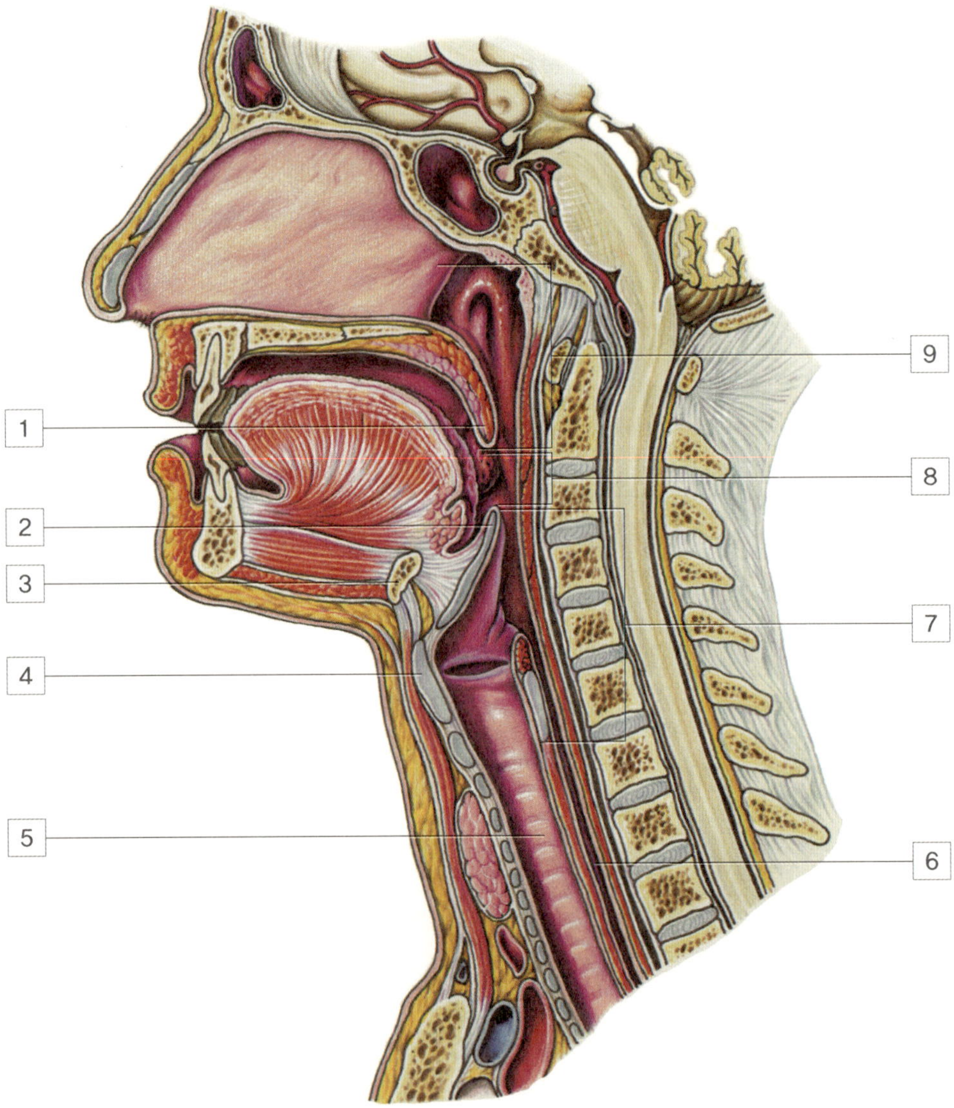

1 물렁입천장 (연구개 / Soft palate)
2 후두덮개 (후두개 / Epiglottis)
3 목뿔뼈 (설골 / Hyoid B)
4 방패연골 (갑상연골 / Thyroid cartilage)
5 기관 (Trachea)
6 식도 (Esophagus)
7 후두인두 (Laryngopharynx; Hypopharynx)
8 입인두 (구인두 / Oropharynx)
9 코인두 (비인두 / Nasopharynx)

- 인두의 세 부분을 확인하고 주위의 기관과 구분하여 색칠한 후 관련 부위 명칭을 쓰시오.

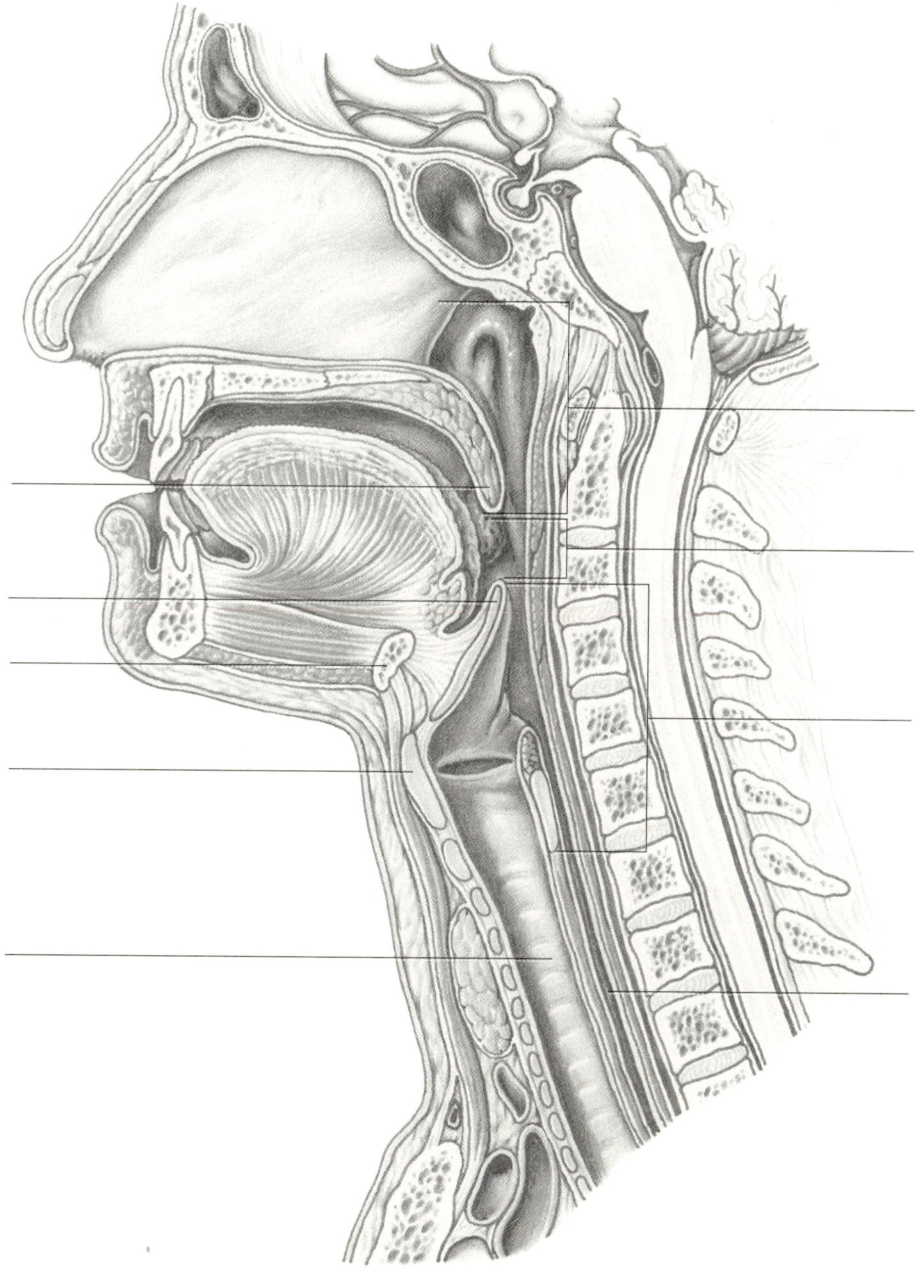

후두	발성기, 제4~6목뼈 높이, 후두덮개에서 하방 4cm, 성대주름(실주름, 성대주름)
후두연골	방패연골, 반지연골, 후두덮개연골, 모뿔연골(2), 잔뿔연골(2), 쐐기연골(2)

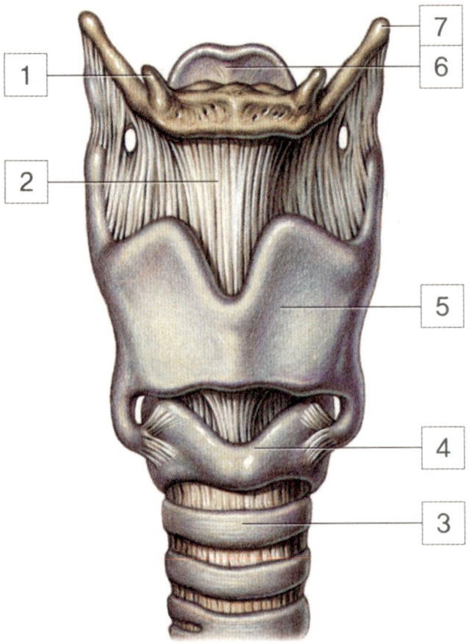

앞면

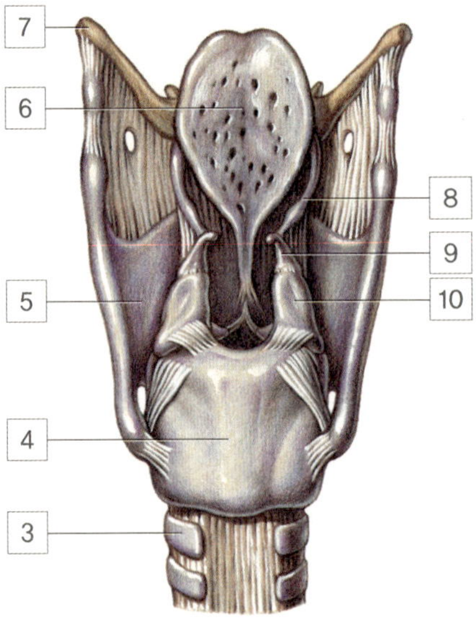

뒤면

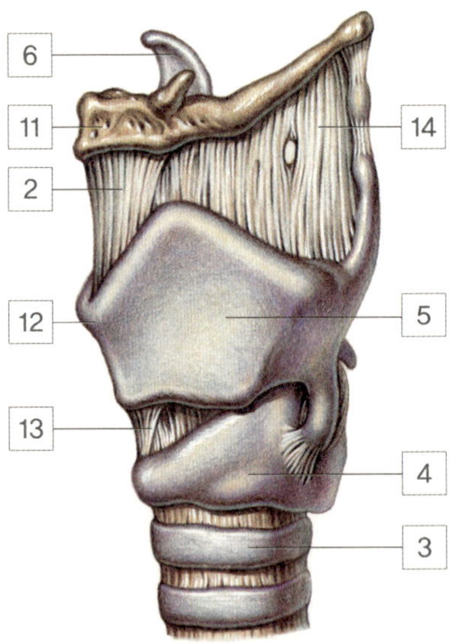

가쪽면

1 목뿔뼈작은뿔 (설골소각 / Lesser horn of Hyoid B)
2 정중방패목뿔인대 (정중갑상설골인대 / Median thyrohyoid L)
3 기관연골 (Tracheal cartilages)
4 반지연골 (윤상연골 / Cricoid cartilage)
5 방패연골 (갑상연골 / Thyroid cartilage)
6 후두덮개 (후두개 / Epiglottis)
7 목뿔뼈큰뿔 (설골대각 / Greater horn of Hyoid B)
8 쐐기연골 (설상연골 / Cuneiform cartilage)
9 잔뿔연골 (소각연골 / Corniculate cartilage)
10 모뿔연골 (피열연골 / Arytenoid cartilage)
11 목뿔뼈 (설골 / Hyoid B)
12 후두융기 (Laryngeal prominence)
13 정중반지방패인대 (정중윤상갑상인대 / Median cricothyroid L)
14 방패목뿔막 (갑상설골막 / Thyrohyoid membrane)

- 후두, 후두연골 및 성대주름을 확인하고 주위의 기관과 구분하여 색칠한 후 명칭을 쓰시오.

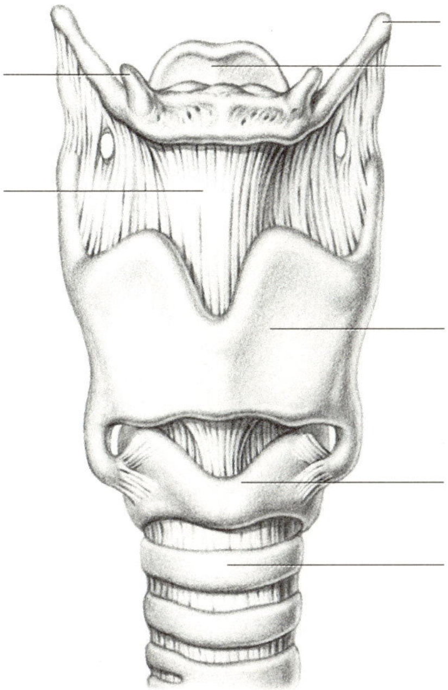

앞면

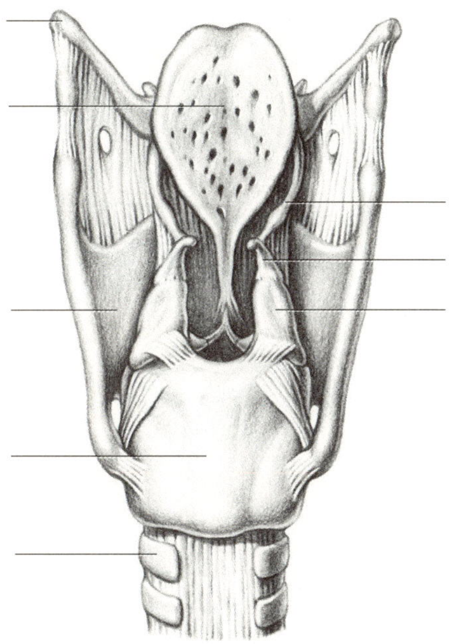

뒤면

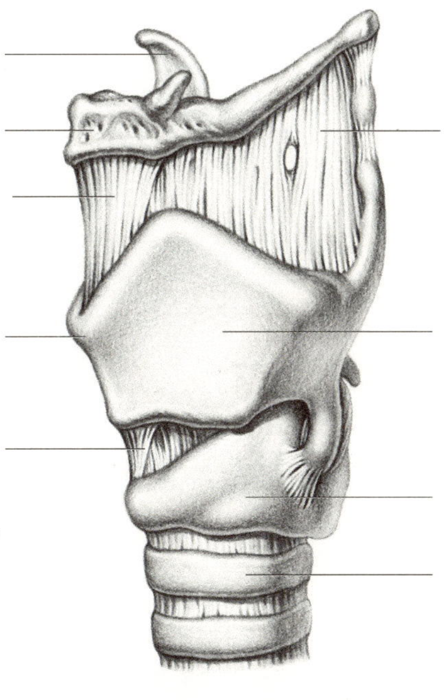

가쪽면

허파	오른허파(630g) > 왼허파(570g). 2겹의 가슴막으로 싸임, 가슴막액의 윤활작용 왼허파(2엽, 8구역. 허파혀와 심장패임 있음), 오른허파(3엽, 10구역) 허파문(허파동·정맥, 기관지, 신경, 림프관)

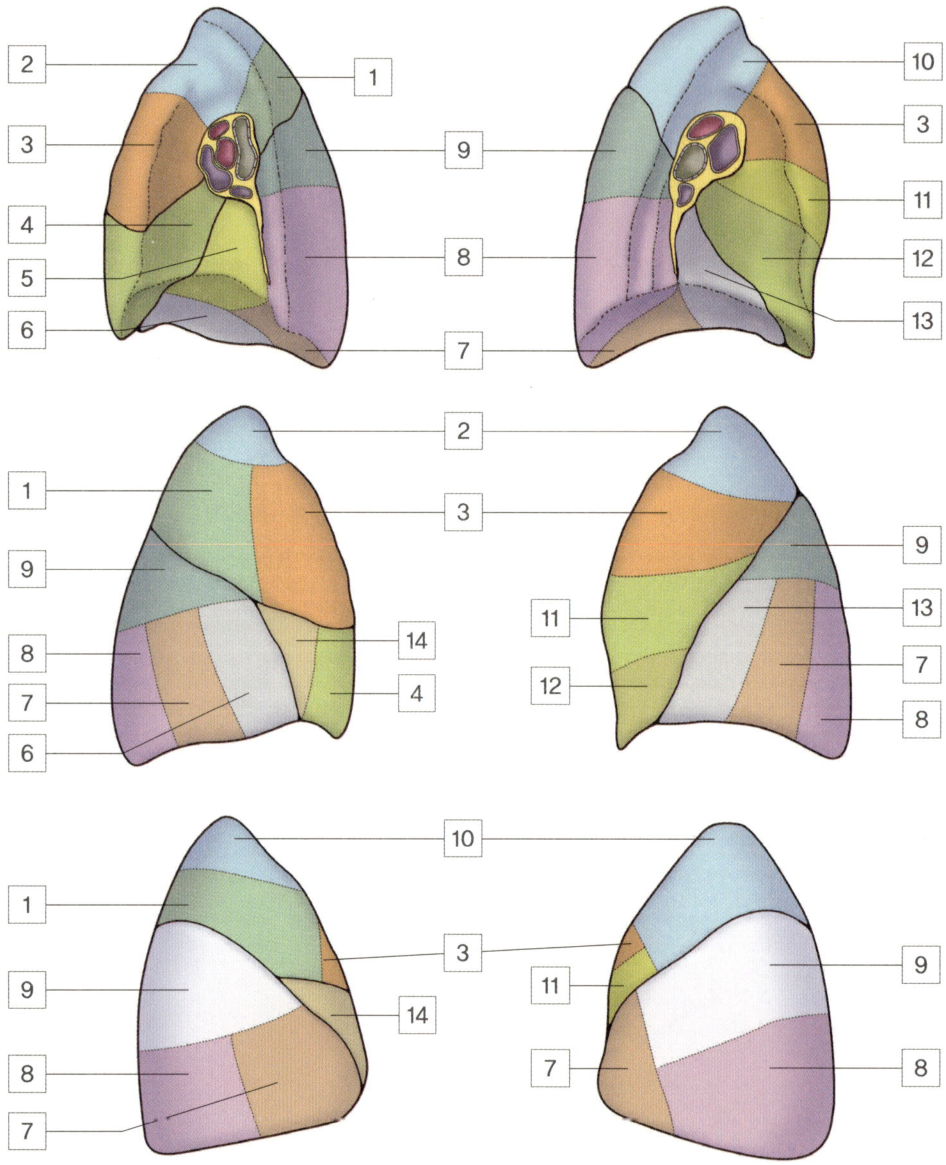

오른허파 왼허파

1 뒤구역 (후구 / Posterior seg)
2 꼭대기구역 (폐첨구 / Apical seg)
3 앞구역 (전구 / Anterior seg)
4 안쪽구역 (내측구 / Medial seg)
5 안쪽바닥구역 (내측폐저구 / Medial basal seg)
6 앞바닥구역 (전폐저구 / Anterior basal seg)
7 가쪽바닥구역 (외측폐저구 / Lateral basal seg)
8 뒤바닥구역 (후폐저구 / Posterior basal seg)
9 위구역 (상구 / Superior seg)
10 꼭대기뒤구역 (폐첨후구 / Apicoposterior seg)
11 위혀구역 (상설구 / Superior lingular seg)
12 아래혀구역 (하설구 / Inferior lingular seg)
13 앞안쪽바닥구역 (전내측폐저구 / Anteromedial basal seg)
14 가쪽구역 (외측구 / Lateral seg)

- 허파의 구역과 허파문의 기관들을 확인하고 구분하여 색칠한 후 관련 부위 명칭을 쓰시오.

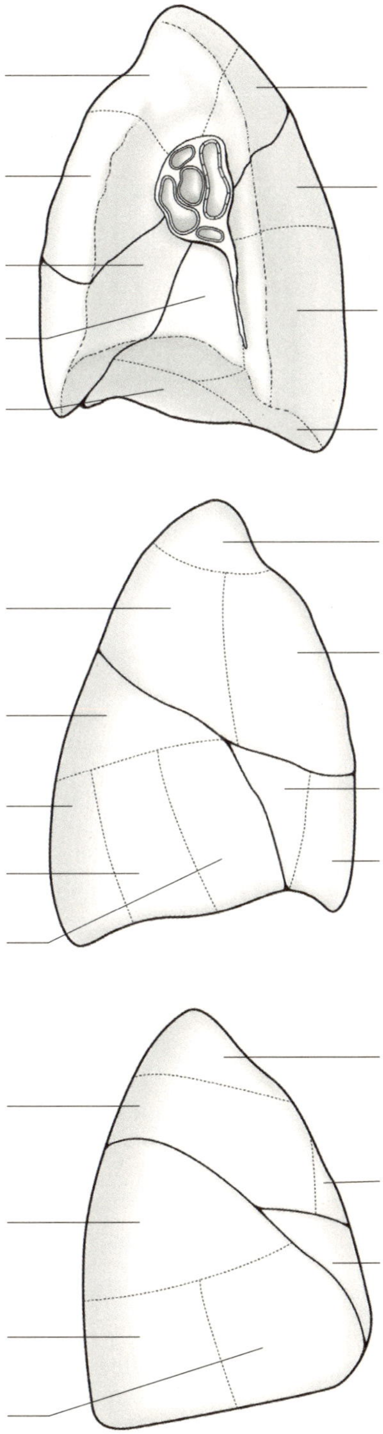

오른허파

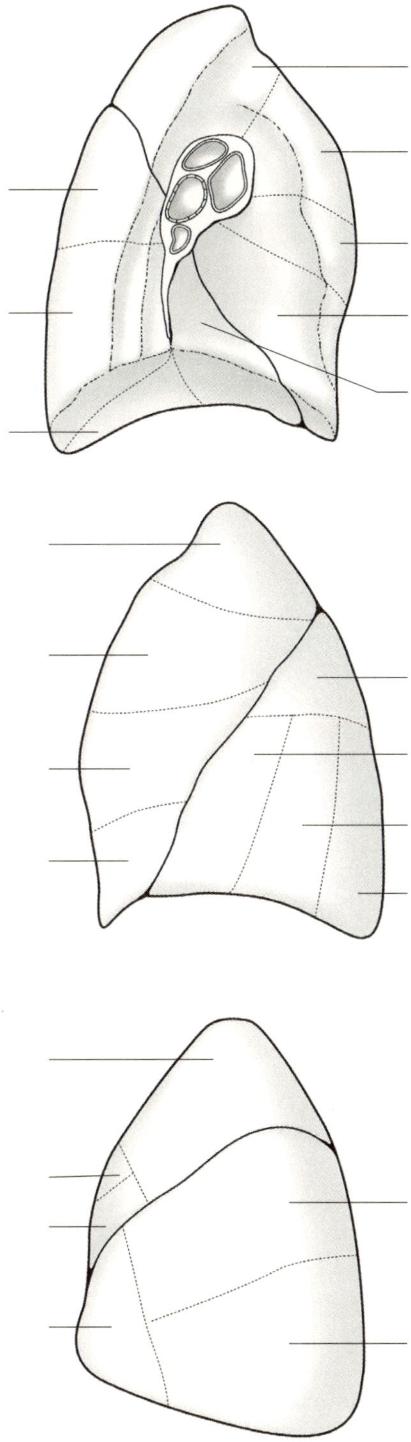

왼허파

Chapter 03

소화계통

01 소화관

소화기관	입 → 인두 → 식도 → 위 → 작은창자 → 큰창자 → 항문
부속기관	치아, 혀, 침샘, 간, 쓸개, 이자

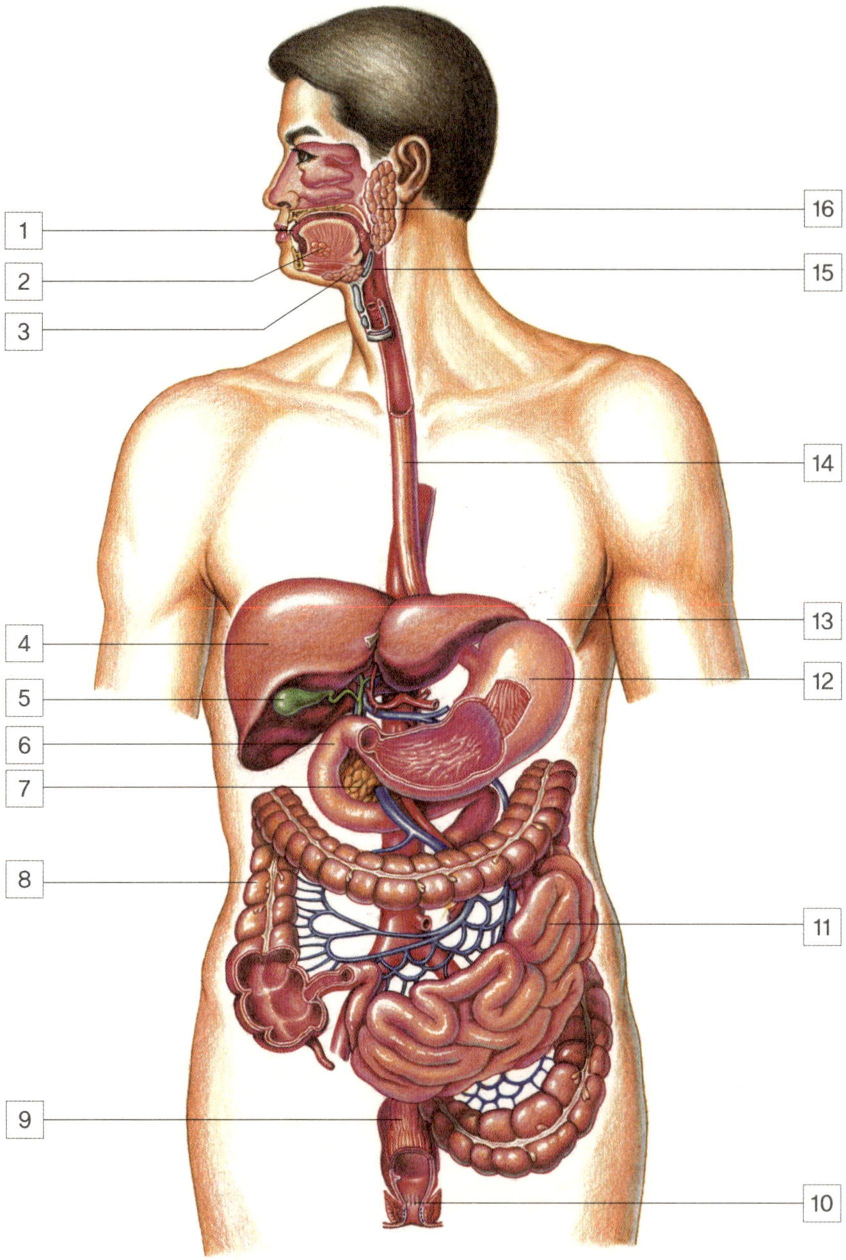

1 입안; 구강 (Oral cavity)
2 혀밑샘 (설하선 / Sublingual GL)
3 턱밑샘 (악하선 / Submandibular GL)
4 간 (Liver)
5 쓸개; 담낭 (Gallbladder)
6 샘창자 (십이지장 / Duodenum)
7 이자 (췌장 / Pancreas)
8 큰창자; 대장 (Large intestine)
9 곧창자; 직장 (Rectum)
10 항문 (Anus)
11 작은창자; 소장 (Small intestine)
12 위 (위장 / Stomach)
13 가로막 (횡격막 / Diaphragm)
14 식도 (Esophagus)
15 인두 (Pharynx)
16 귀밑샘 (이하선 / Parotid GL)

- 소화기관과 부속기관을 확인하고 구분하여 색칠한 후 관련부위 명칭을 쓰시오.

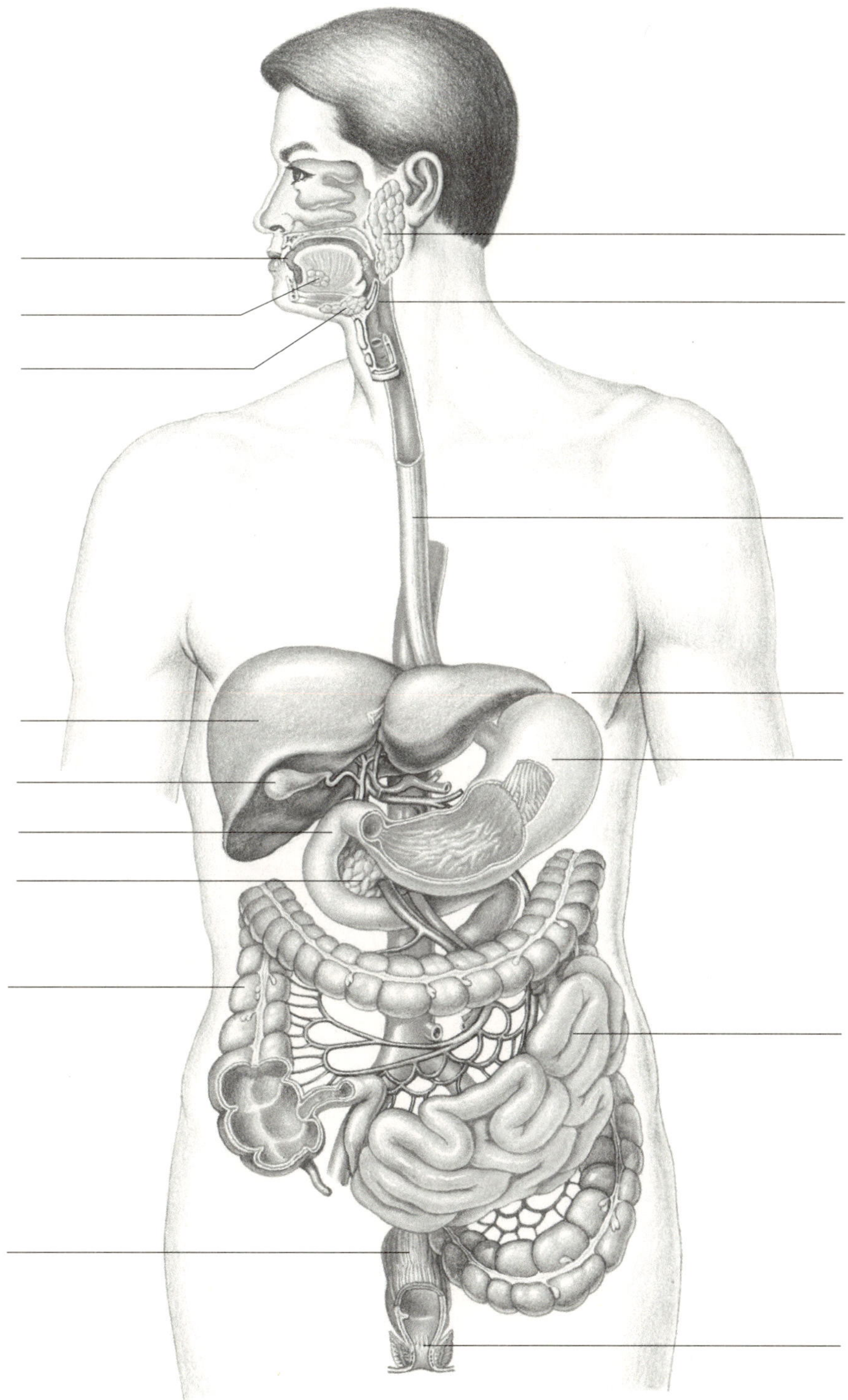

02 입안과 침샘

입안	소화관의 첫 관문. 저작, 미각, 발성을 담당. 입천장은 단단 · 물렁입천장으로 구성됨
침샘	귀밑샘(가장 큼, 순수 장액), 턱밑샘(혼합성, 장액 많음), 혀밑샘(혼합성, 점액 많음)

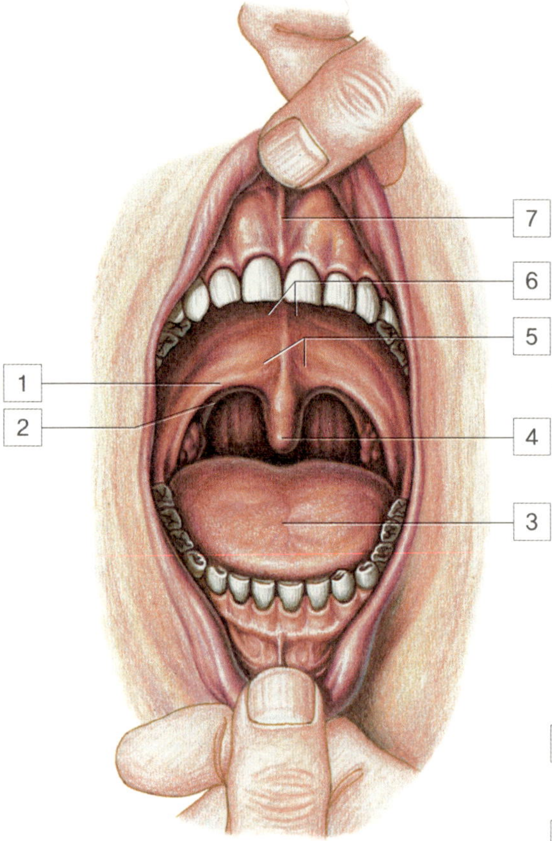

입안

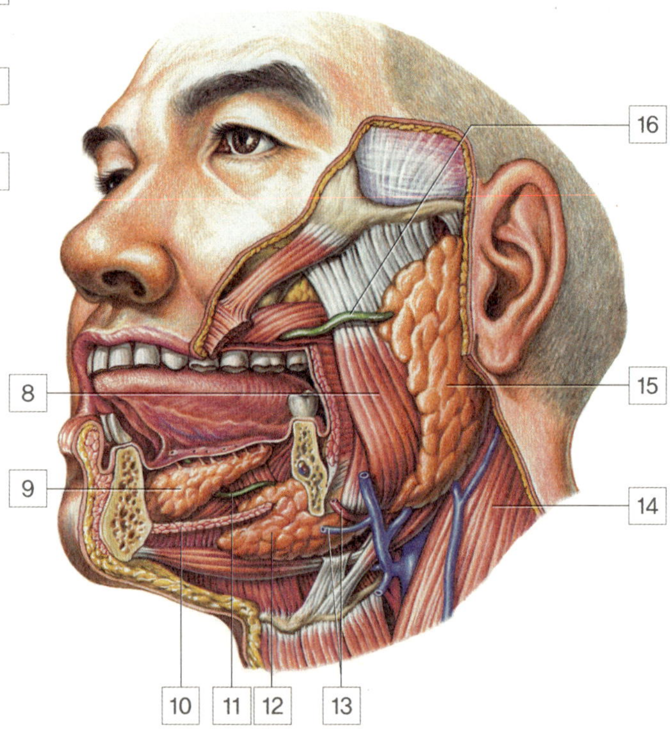

침샘

1 입천장혀활 (구개설궁 / Palatoglossal arch)
2 입천장인두활 (구개인두궁 / Palatopharyngeal arch)
3 혀 (설 / Tongue)
4 목젖 (구개수 / Uvula)
5 물렁입천장 (연구개 / Soft palate)
6 단단입천장 (경구개 / Hard palate)
7 위입술주름띠 (상순소대 / Frenulum of upper lip)
8 깨물근 (교근 / Masseter m.)
9 혀밑샘 (설하선 / Sublingual GL)
10 턱목뿔근 (악설골근 / Mylohyoid m.)
11 턱밑샘관 (악하선관 / Submandibular duct)
12 턱밑샘 (악하선 / Submandibular GL)
13 얼굴동맥 · 정맥 (안면동맥 · 정맥 / Facial a. and v.)
14 목빗근 (흉쇄유돌근 / Sternocleidomastoid m.)
15 귀밑샘 (이하선 / Parotid GL)
16 귀밑샘관 (이하선관 / Parotid duct)

- 입안 구조물과 침샘부위를 확인하고 구분하여 색칠한 후 관련 부위 명칭을 쓰시오.

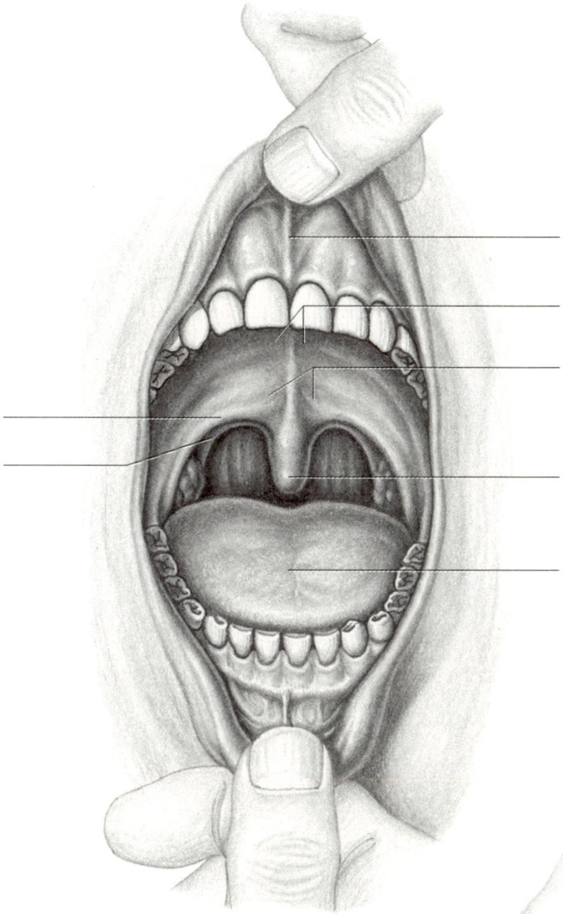

입안

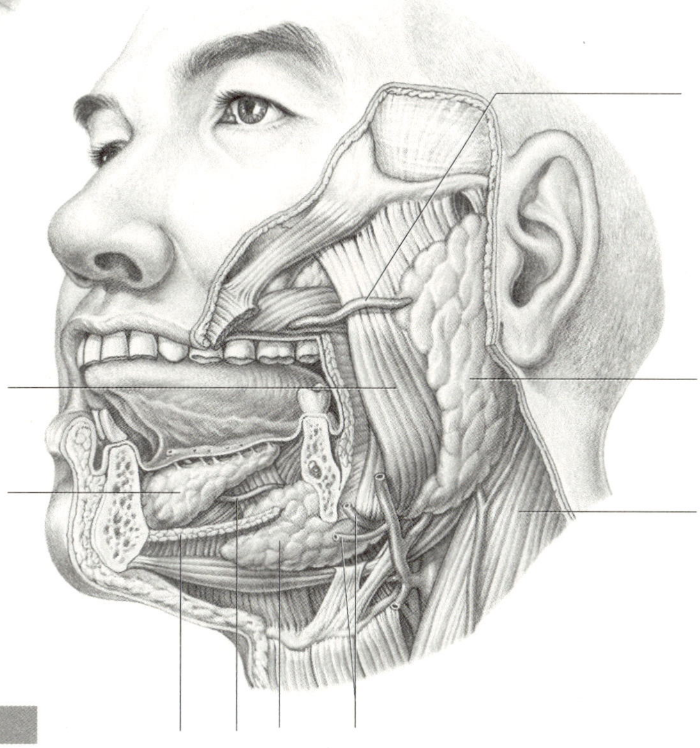

침샘

식도	25cm. 첫째잘록부: 반지연골뒤, 둘째잘록부: 기관분기부, 셋째잘록부: 가로막통과부위
위	가로막의 왼아래쪽 위치, J자형, 2L의 위액분비, pH: 2.0~3.0, 중추: 숨뇌 구조: 들문(식도와 연결), 위바닥(왼쪽 윗부분), 위몸통(중앙부), 날문(샘창자와 연결)

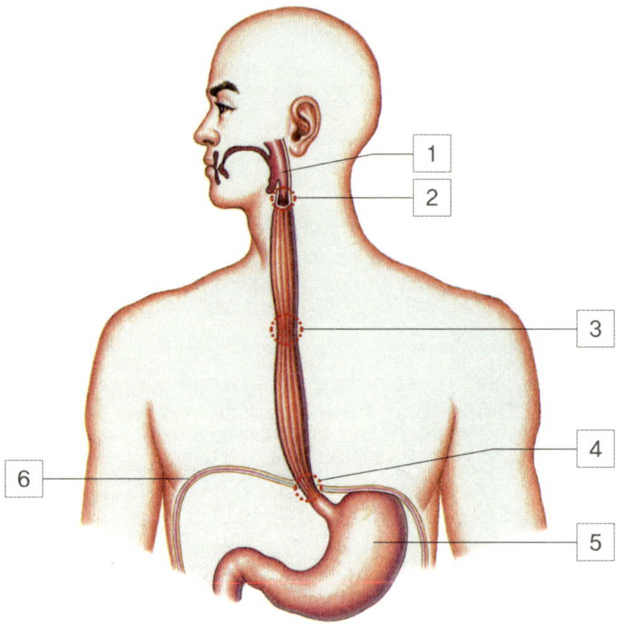

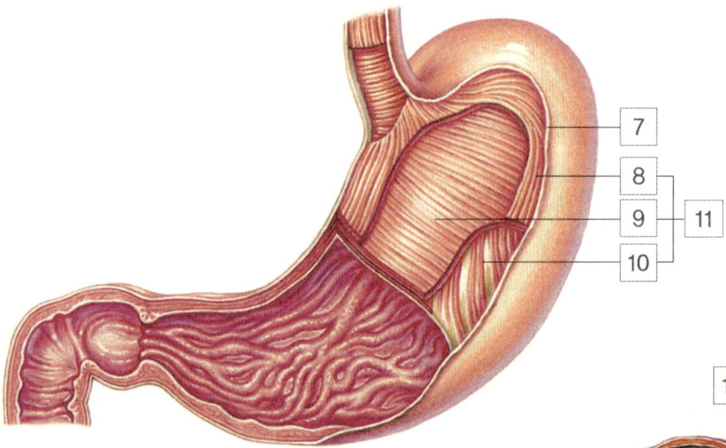

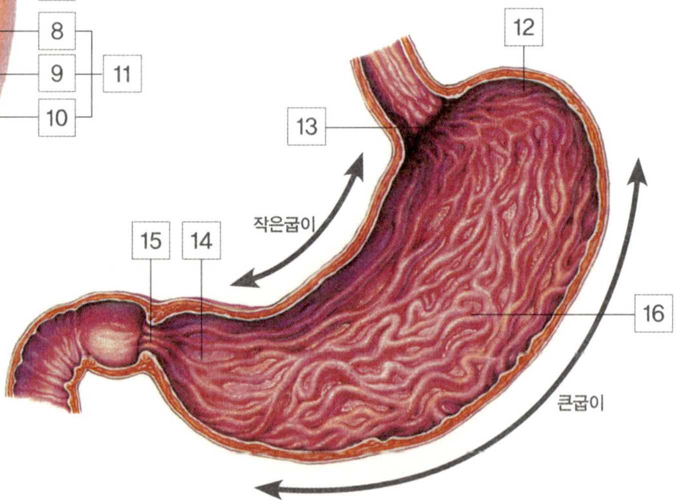

1 인두 (Pharynx)
2 첫째잘록부분(식도시작) (First narrowing)
3 둘째잘록부분(기관갈림) (Second narrowing)
4 셋째잘록부분(가로막통과) (Third narrowing)
5 위 (위장 / Stomach)
6 가로막 (횡격막 / Diaphragm)
7 장막 (Serosa)
8 세로층 (종주근층 / Longitudinal layer)
9 돌림층 (윤주근층; 윤상층 / Circular layer)
10 빗섬유 (사섬유 / Oblique fibers)
11 근육층 (근층 / Muscular layer)
12 위바닥 (위저 / Fundus of stomach)
13 들문 (분문 / Cardia)
14 날문 (유문 / Pylorus)
15 날문구멍 (유문구 / Pyloric orifice)
16 위주름 (위점막주름 / Gastric folds)

- 식도와 위의 구조물을 확인하고 구분하여 색칠한 후 관련 부위 명칭을 쓰시오.

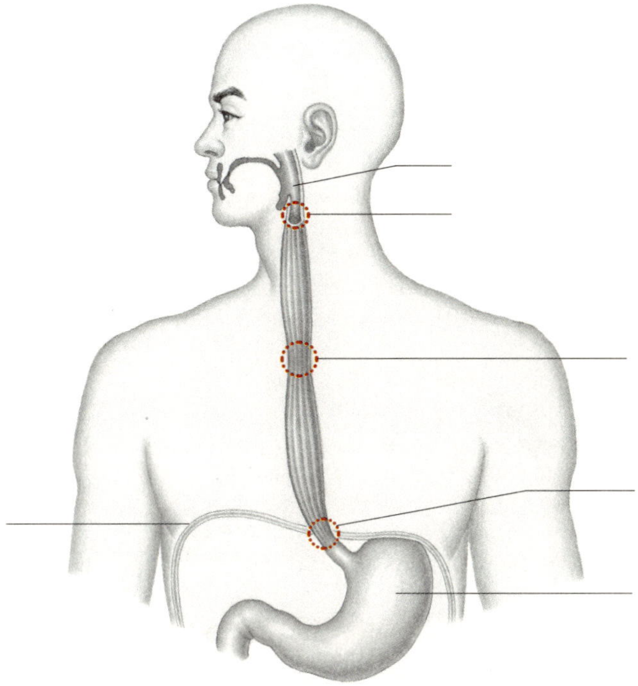

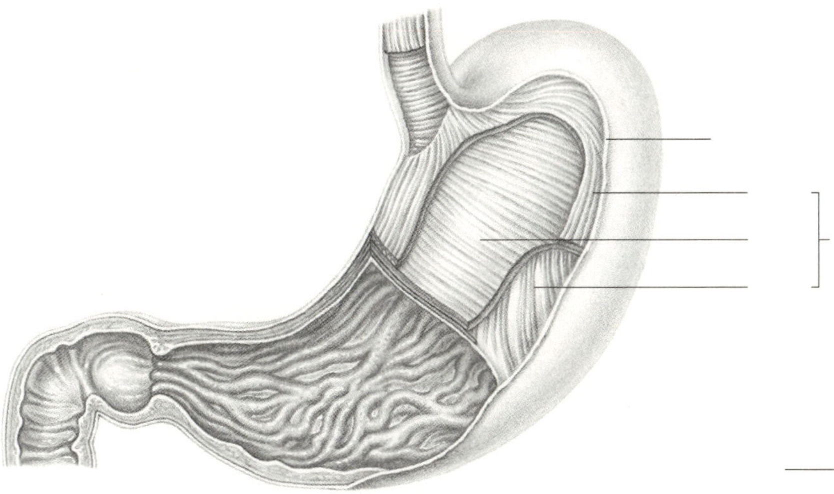

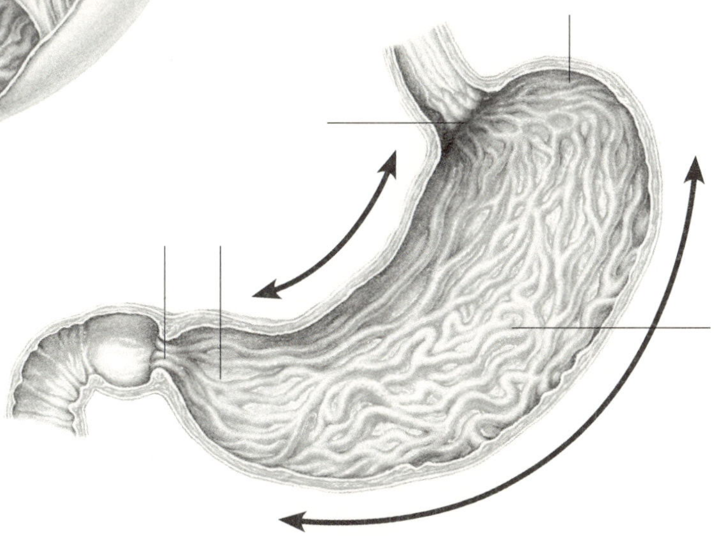

샘창자	큰샘창자유두(온쓸개관, 이자관), 오디조임근(개폐조절), 작은샘창자유두(이자관)
이자	외분비샘: 탄수화물, 단백질, 지질 분해효소 분비 내분비샘: insulin, glucagon, gastrin 분비
쓸개	간 뒤쪽 아래 오른엽과 네모엽 사이 위치, 쓸개즙 농축, 샘창자에 개구

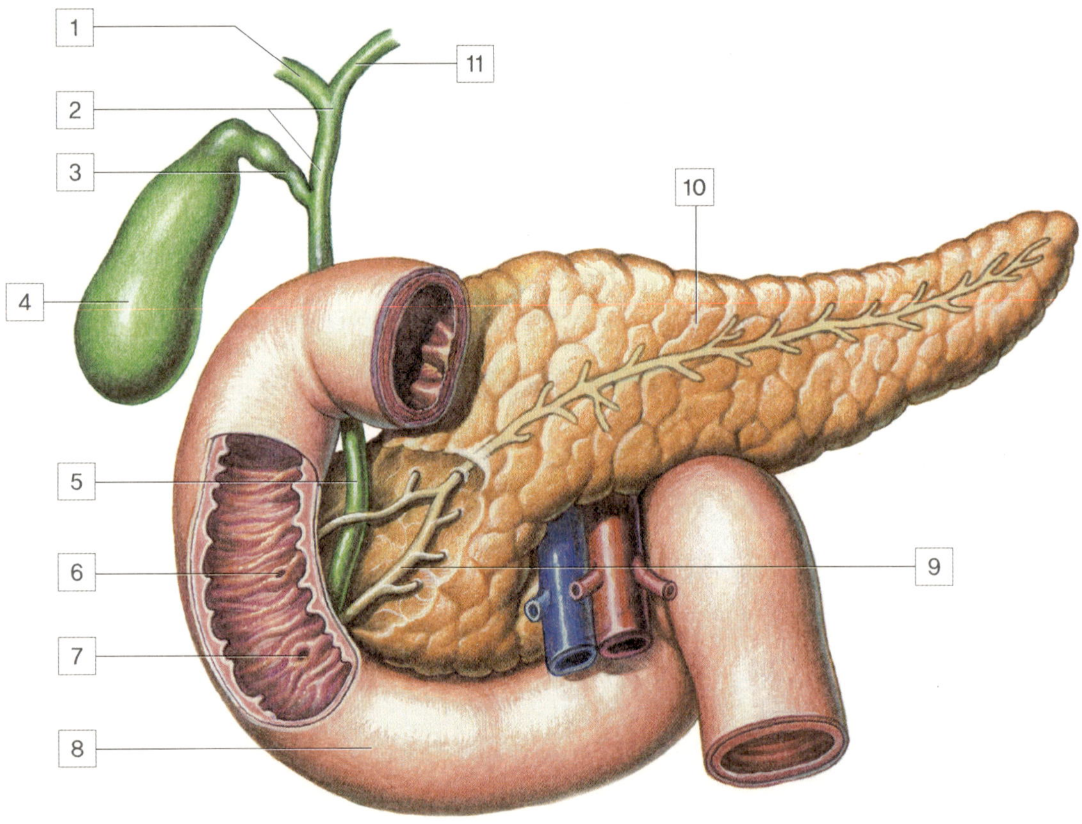

1 오른간관 (우간관 / Right hepatic duct)
2 온간관 (총간관 / Common hepatic duct)
3 쓸개주머니관 (담낭관 / Cystic duct)
4 쓸개; 담낭 (Gallbladder)
5 온쓸개관 (총담관 / Common bile duct)
6 작은샘창자유두 (소십이지장유두 / Minor duodenal papilla)
7 큰샘창자유두 (대십이지장유두 / Major duodenal papilla)
8 샘창자; 십이지장 (Duodenum)
9 이자관 (췌관 / Pancreatic duct)
10 이자 (췌장 / Pancreas)
11 왼간관 (좌간관 / Left hepatic duct)

- 샘창자, 이자, 쓸개를 확인하고 내부의 구조물을 구분하여 색칠한 후 명칭을 쓰시오.

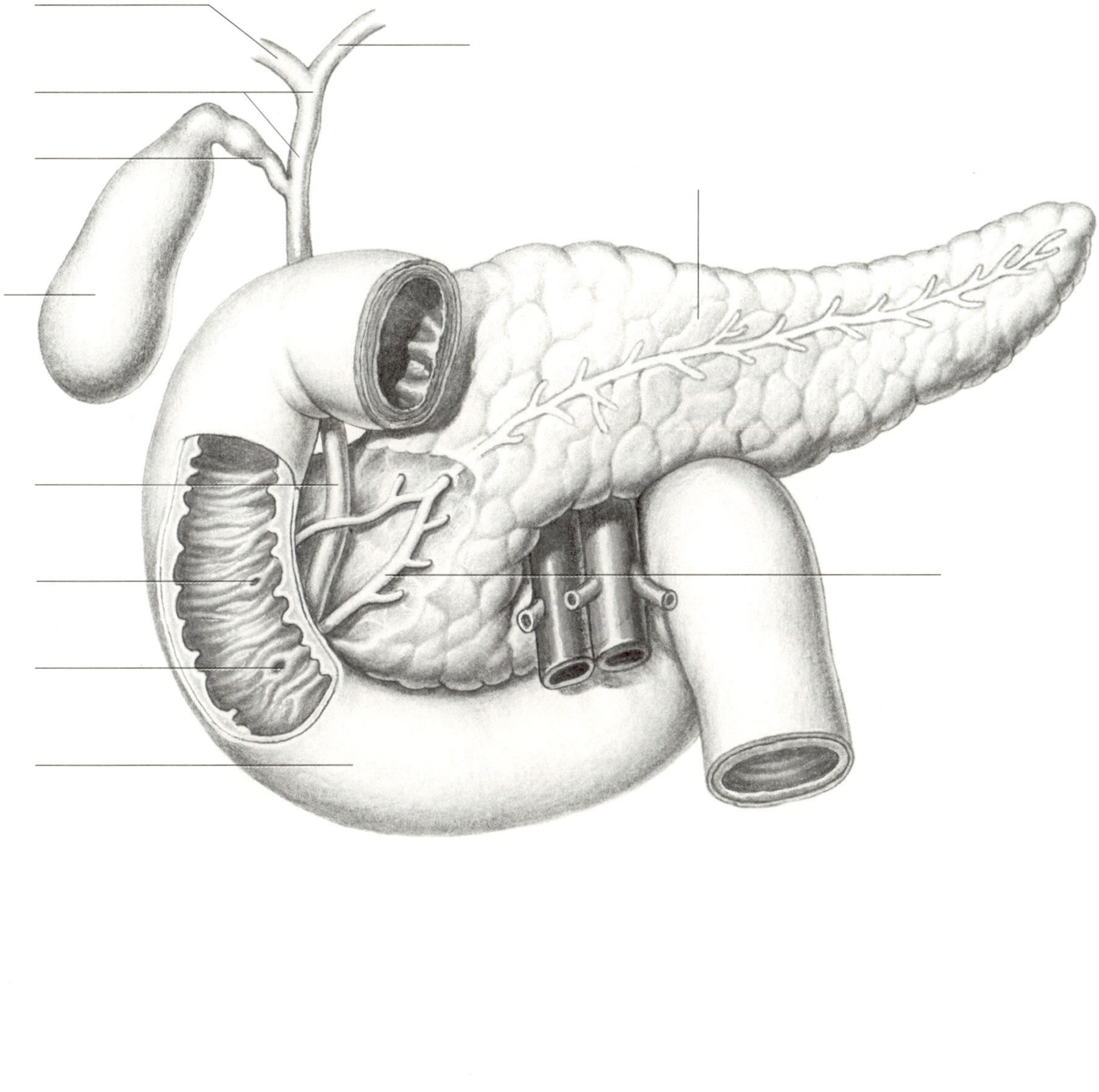

05 작은창자와 큰창자

작은창자	샘창자, 빈창자(좌상복부, 훌림프소절, 돌림주름), 돌창자(우하복부, 무리림프소절)
큰창자	막창자(돌막창자판막, 막창자꼬리), 잘록창자(가로 · 내림 · 구불), 곧창자(항문기둥, 항문굴)

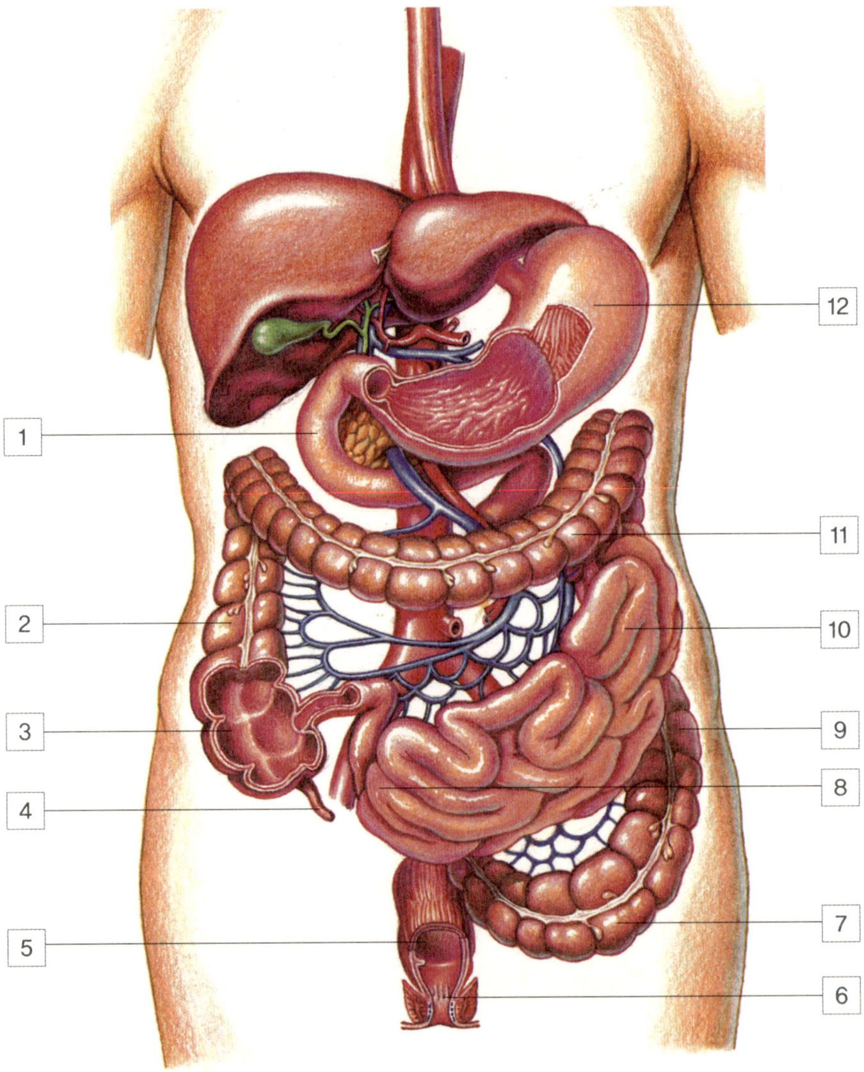

1 샘창자 (십이지장 / Duodenum)
2 오름(잘록)창자 (상행결장 / Ascending colon)
3 막창자 (맹장 / Cecum)
4 막창자꼬리 (충수 / Appendix; vermiform appendix)
5 곧창자 (직장 / Rectum)
6 항문 (Anus)
7 구불(잘록)창자 (S상 결장 / Sigmoid colon)
8 돌창자 (회장 / Ileum)
9 내림(잘록)창자 (하행결장 / Descending colon)
10 빈창자 (공장 / Jejunum)
11 가로(잘록)창자 (횡행결장 / Transverse colon)
12 위 (위장 / Stomach)

- 작은창자와 큰창자의 부위를 확인하고 구분하여 색칠한 후 관련 부위 명칭을 쓰시오.

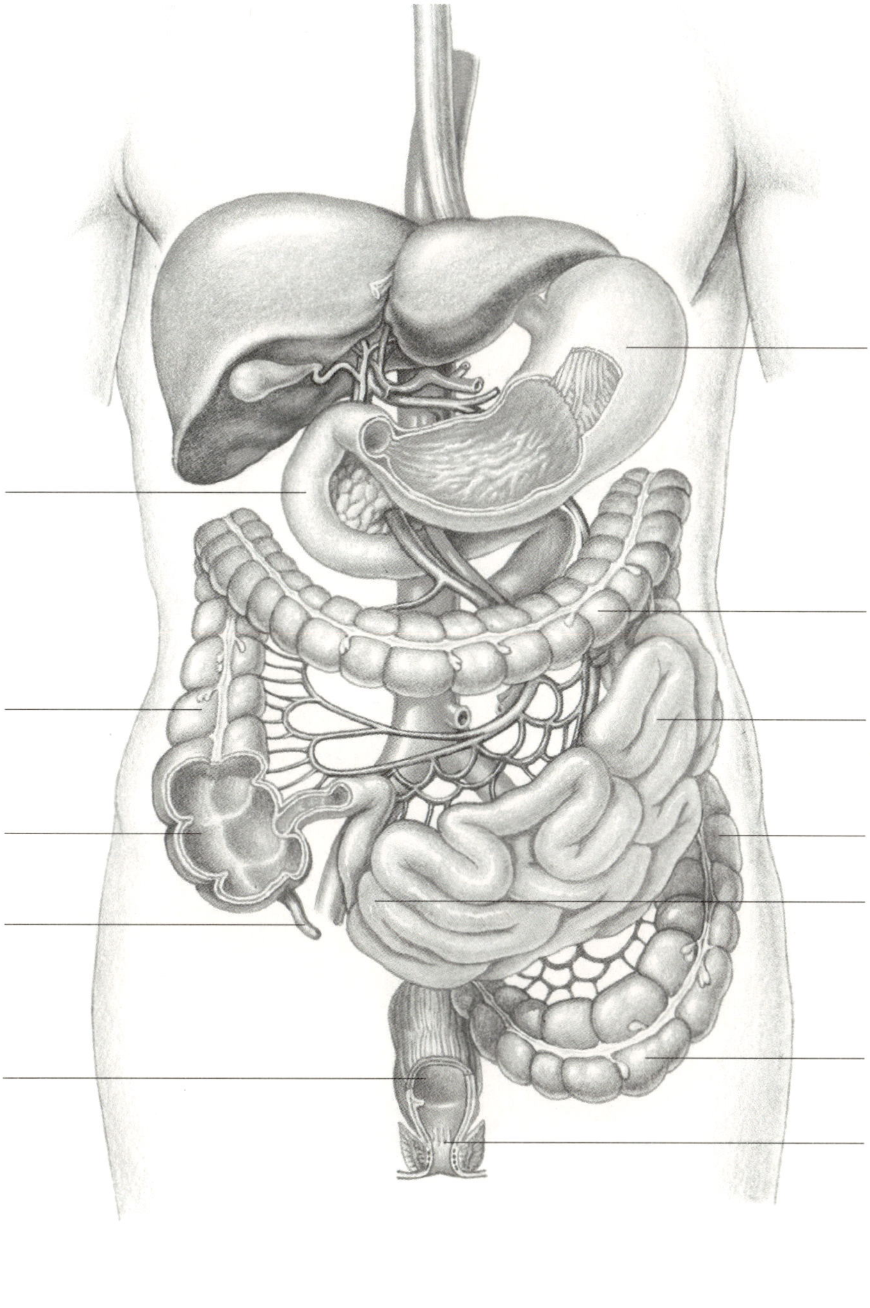

간	적갈색, 무게 1.5kg, 가로막하부 오른쪽 위치. 구분: 오른엽, 왼엽, 네모엽, 꼬리엽 간소엽: 6각형, 각모서리는 3기둥(간동맥, 간문맥, 쓸개관), 중앙에 중심정맥
인대	낫인대, 관상인대, 간원인대, 삼각인대

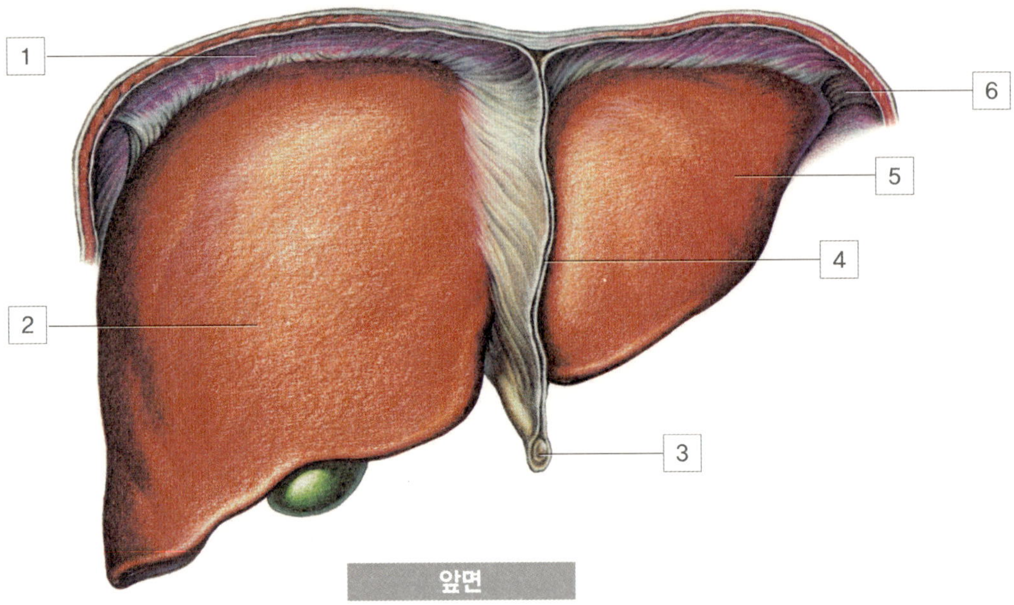

앞면

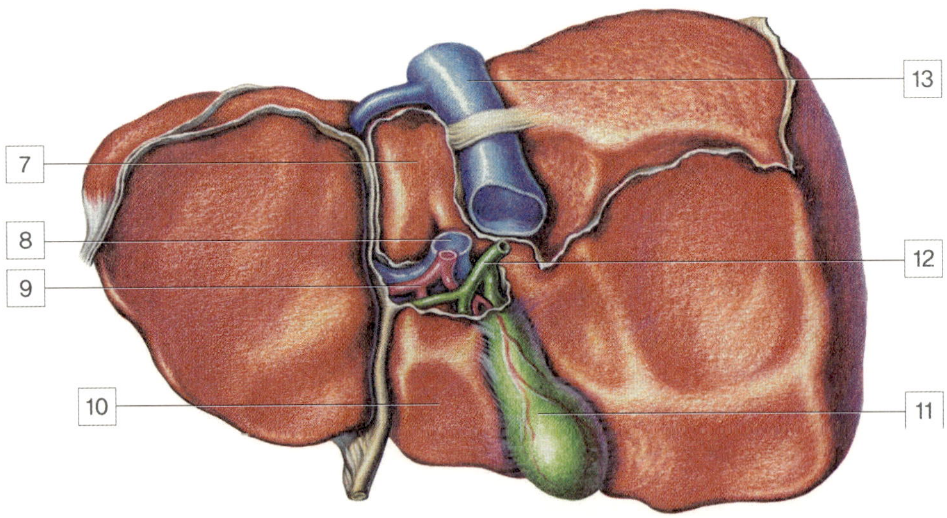

아래면

1 관상인대 (관상간막 / Coronary L)
2 오른간엽 (우엽 / Right lobe of liver)
3 간원인대 (간원삭 / Round L of liver)
4 낫인대 (겸상간막 / Falciform L)
5 왼간엽 (좌엽 / Left lobe of liver)
6 왼세모인대 (좌삼각간막 / Left triangular L)
7 꼬리엽 (미상엽 / Caudate lobe)
8 간문맥 (Hepatic portal v.)
9 고유간동맥 (Proper hepatic a.)
10 네모엽 (방형엽 / Quadrate lobe)
11 쓸개 (담낭 / Gallbladder)
12 쓸개관 (담관 / Bile duct)
13 아래대정맥 (하대정맥 / Inferior vena cava)

- 간의 부위와 쓸개를 확인하고 주위의 인대를 구분하여 색칠한 후 부위 명칭을 쓰시오.

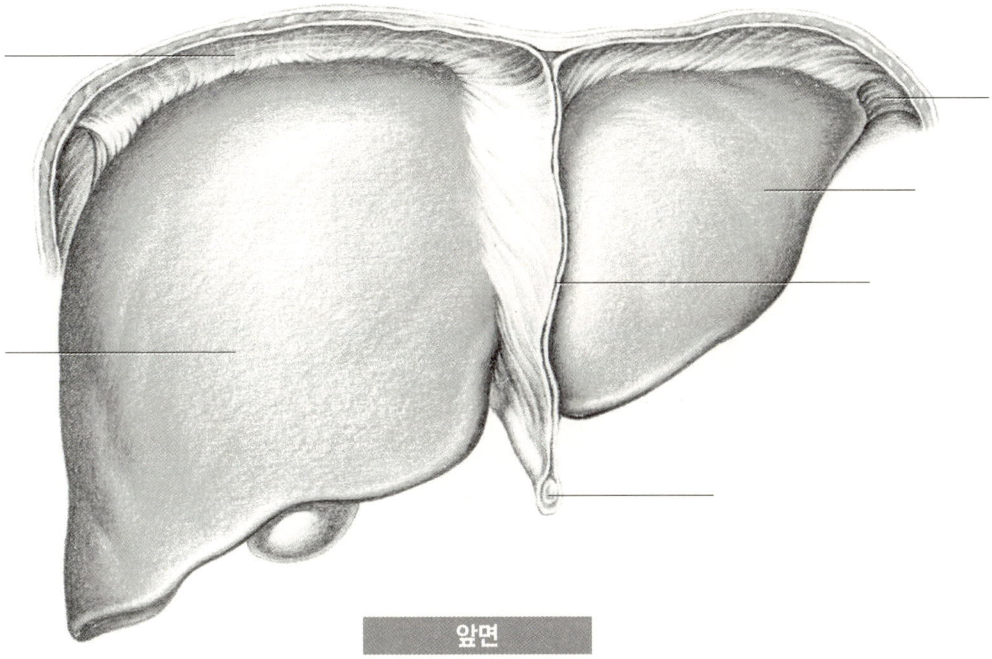

앞면

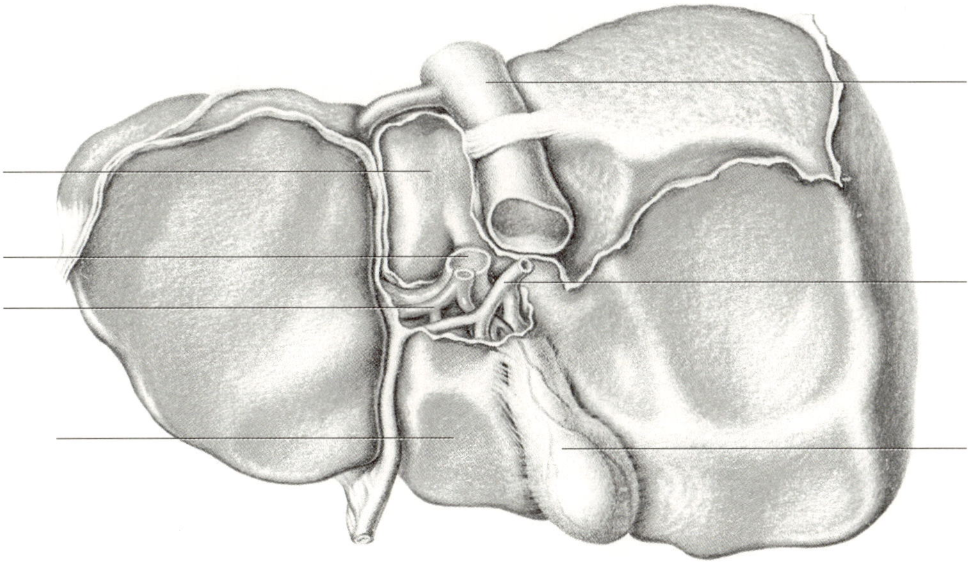

아래면

복막	2겹의 장막으로 복막을 형성 작은그물막(작은굽이를 싸는 복막). 큰그물막(큰굽이를 싸는 복막)
기관	복막안기관(위, 빈창자, 돌창자, 막창자꼬리, 지라, 난소 등) 복막뒤기관(샘창자, 이자, 콩팥, 부신 등)

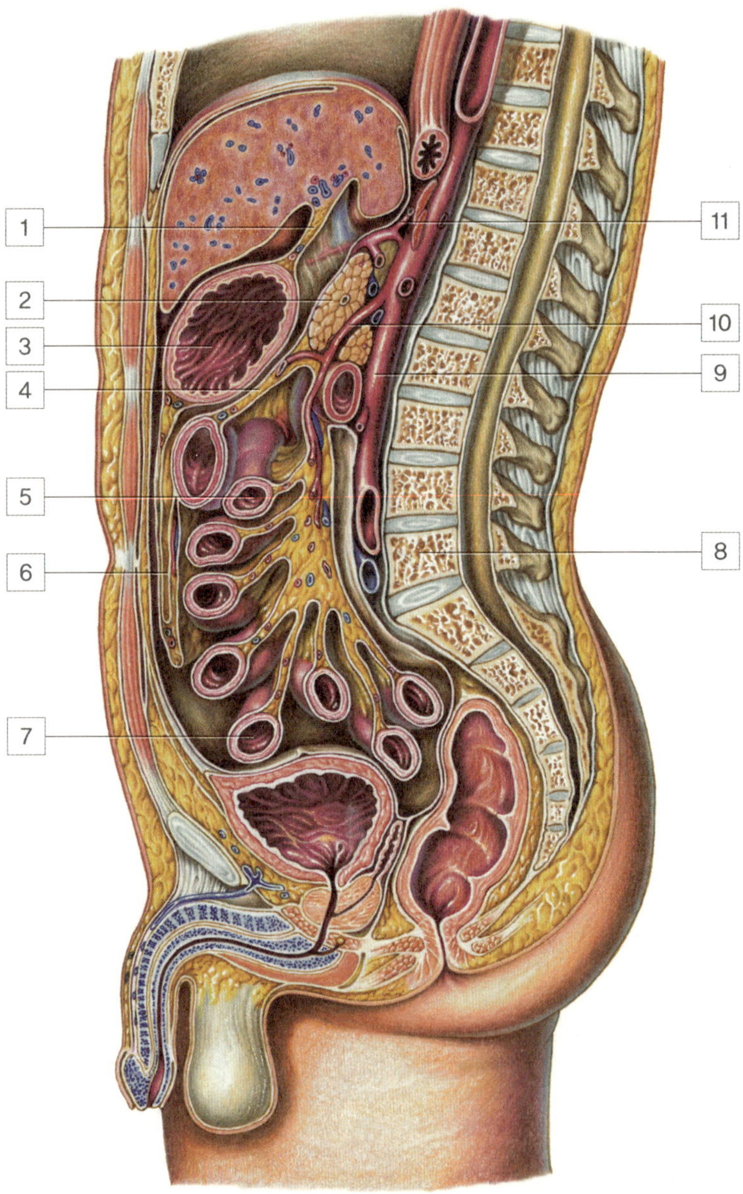

1 작은그물막 (소망 / Lesser omentum)
2 이자 (췌장 / Pancreas)
3 위 (Stomach)
4 가로(잘록)창자간막 (횡행결장간막 / Transverse mesocolon)
5 빈창자 (공장 / Jejunum)
6 큰그물막 (대망 / Greater omentum)
7 돌창자 (회장 / Ileum)
8 다섯째허리(척추)뼈 (제5요추 / 5th lumbar vertebra)
9 배대동맥 (복대동맥 / Abdominal aorta)
10 위창자간막동맥 (상장간막동맥 / Superior mesenteric a.)
11 복강동맥 (복강동맥 / Celiac trunk)

- 내부 장기와 복막을 확인하고 구분하여 색칠한 후 관련 부위 명칭을 쓰시오.

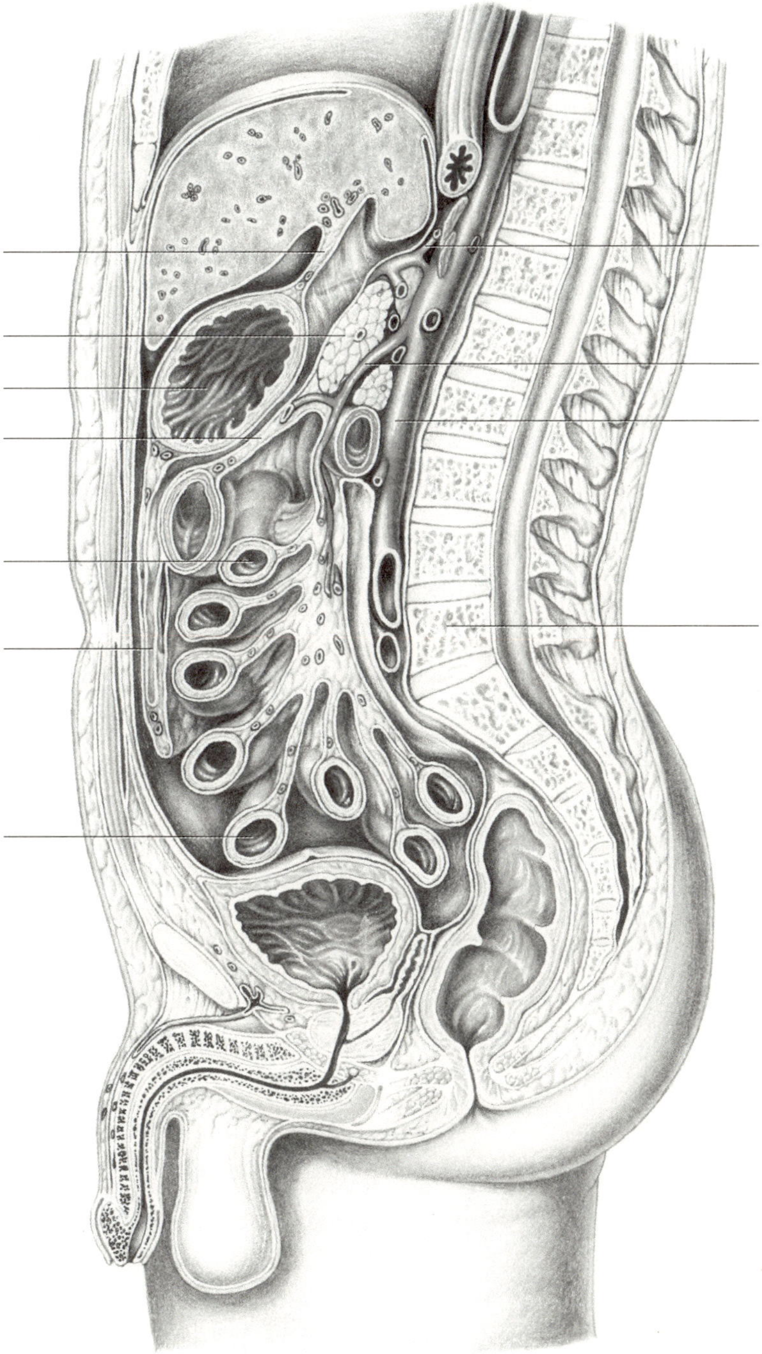

Chapter 04

내분비계통

01 뇌하수체

뇌하수체	시각교차 뒤의 나비뼈 안장에 위치
전엽	성장호르몬(GH), 젖분비호르몬(PRL), 난포자극호르몬(FSH), 황체형성호르몬(LH), 간질세포지극호르몬(ICSH), 갑상선자극호르몬(TSH), 부신피질자극호르몬(TSH), 멜라닌세포자극호르몬(MSH)
후엽	옥시토신(OT), 항이뇨호르몬(VP, ADH)

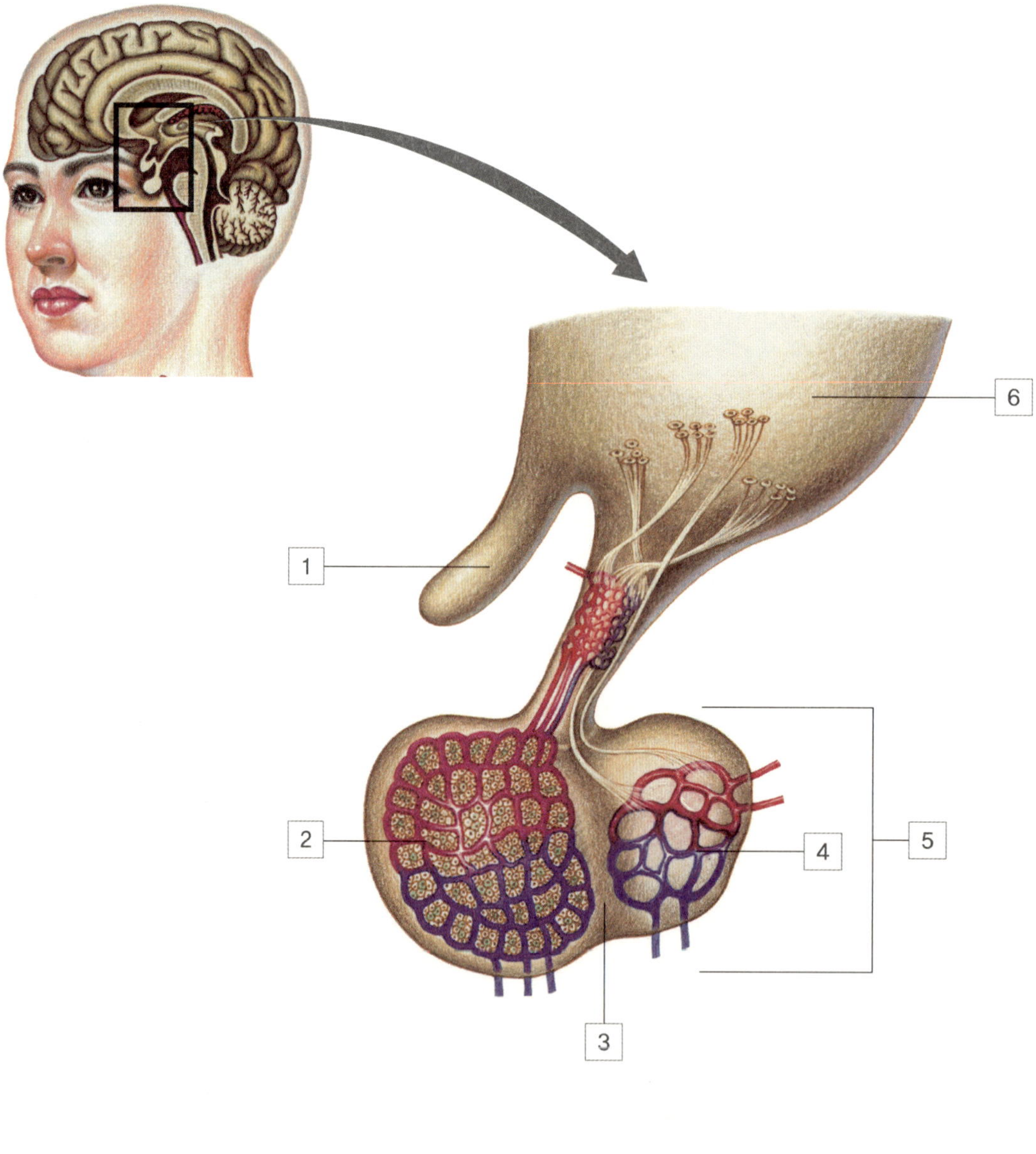

1 시각교차 (시신경교차 / Optic chiasm; Optic chiasma)
2 앞엽 (전엽 / Anterior lobe)
3 중간엽 (Middle lobe)
4 뒤엽 (후엽 / Posterior lobe)
5 뇌하수체 (Pituitary GL; Hypophysis)
6 시상하부 (Hypothalamus)

- 시상하부, 시각교차를 색칠한 후 관련 부위 명칭을 쓰시오.
- 뇌하수체의 앞엽과 뒤엽을 구분하여 색칠한 후 관련 부위 명칭을 쓰시오.

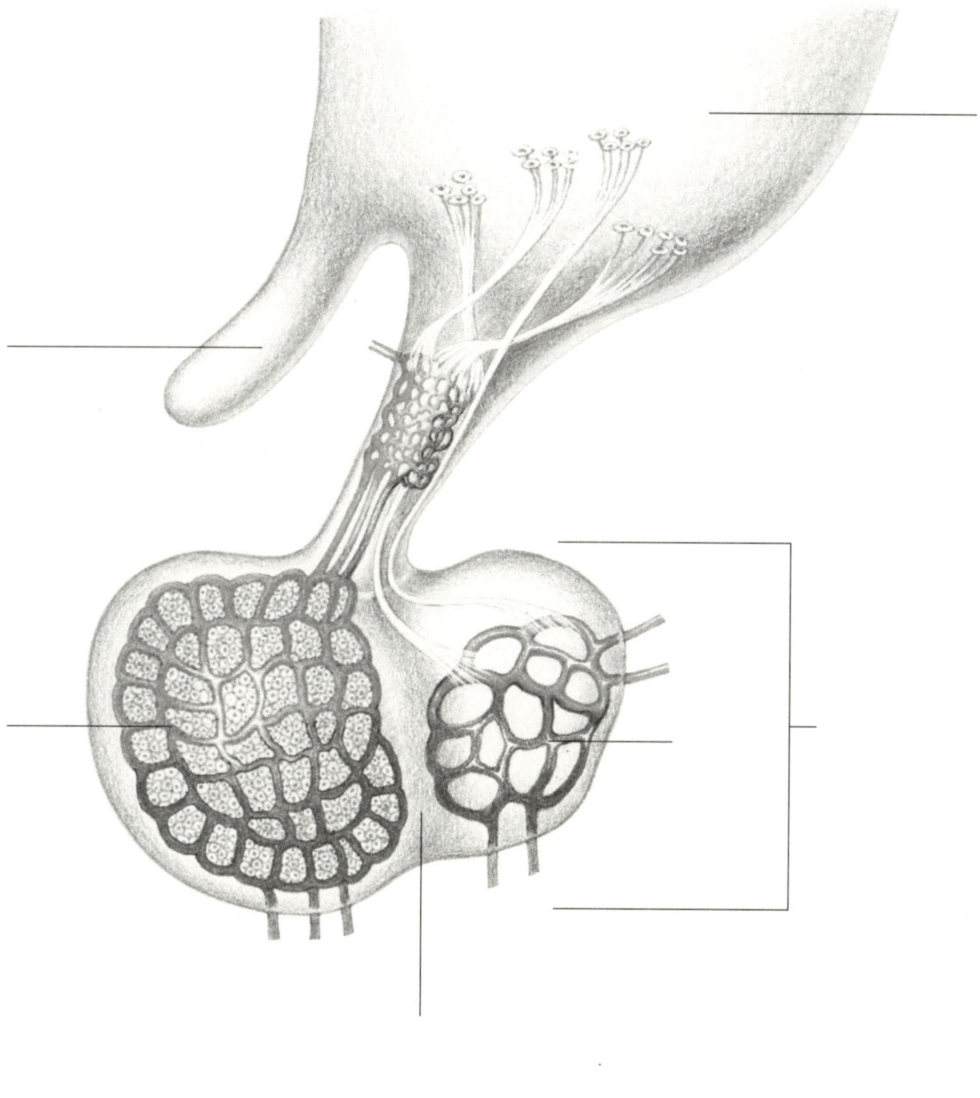

02 갑상샘과 부갑상샘

갑상샘	길이 4cm, 폭 3cm, 두께 2cm, 무게 30g의 나비넥타이 형태 T3, T4 (골격성장, 중추신경계의 성숙, 기초대사량 증가) 칼시토닌(혈중 Ca^{2+}치 저하)
부갑상샘	길이 3~8mm, 폭 2mm, 두께 1~2mm, 무게 0.05~0.3g. 갑상샘 뒤면 4개 부갑상샘호르몬(혈중 Ca^{2+}치 상승)

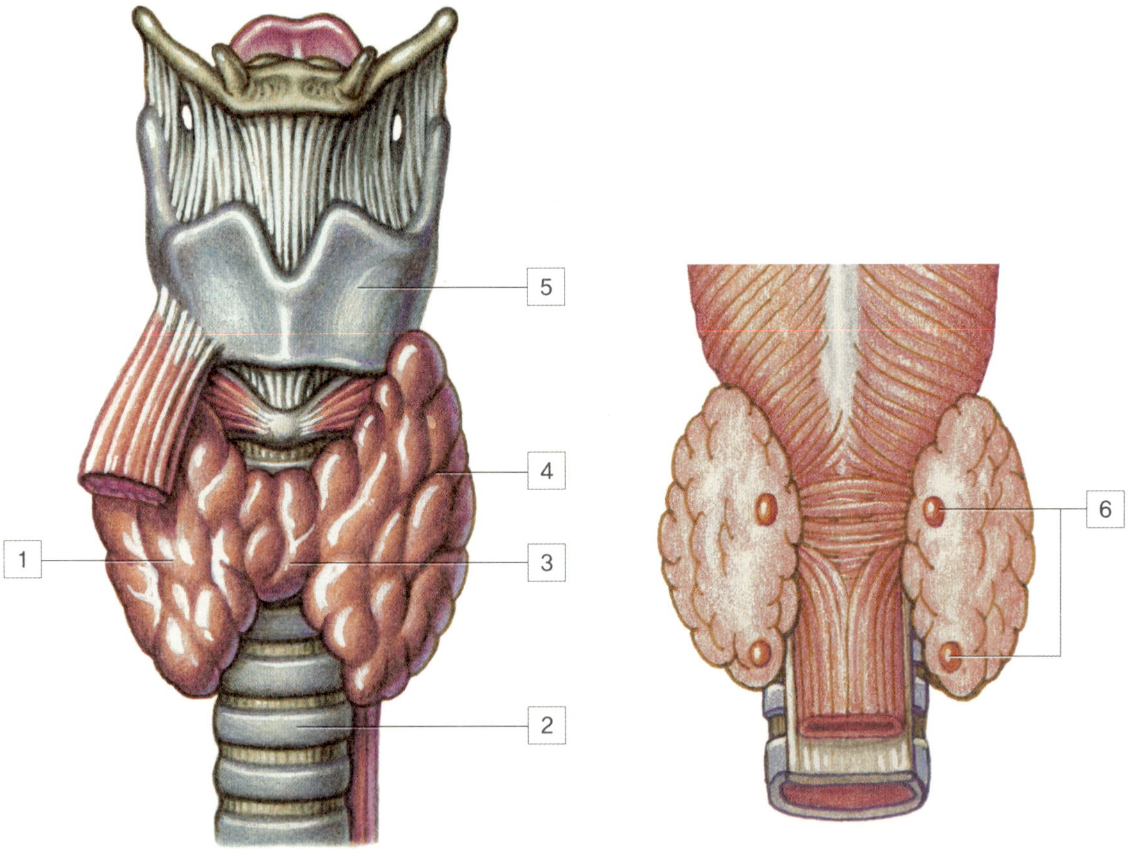

1 갑상샘오른엽
(갑상선우엽 / Right lobe of thyroid GL)

2 기관 (Trachea)

3 갑상샘잘록
(갑상선협부 / Isthmus of thyroid GL)

4 갑상샘왼엽
(갑상선좌엽 / Left lobe of thyroid GL)

5 방패연골 (갑상연골 / Thyroid cartilage)

6 부갑상샘 (부갑상선 / Parathyroid GL)

- 갑상샘, 부갑상샘과 주위 구조에 색칠한 후 관련 부위 명칭을 쓰시오.

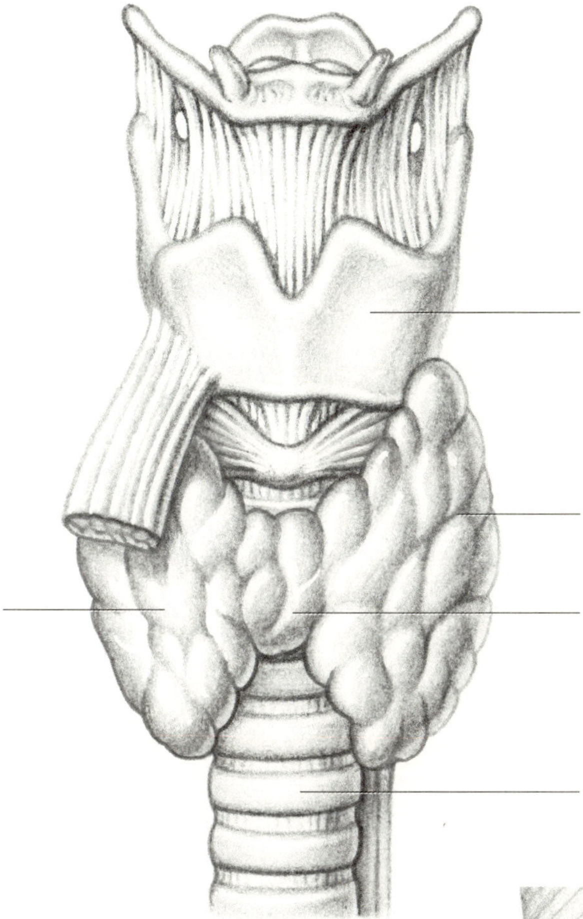

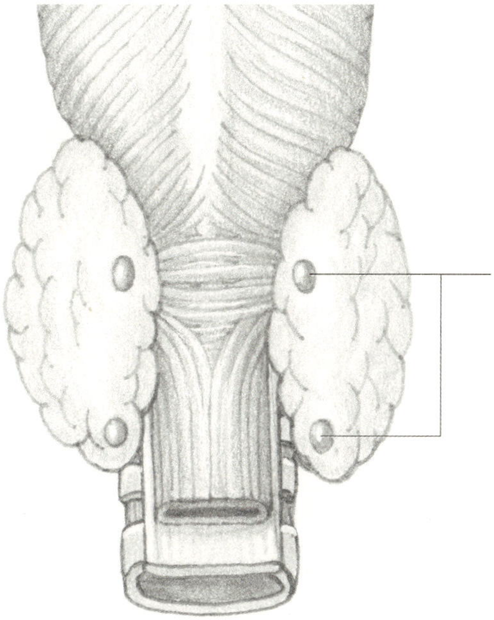

Chapter 05

비뇨계통

비뇨기관	소변의 생성과 분비(1일 180L 여과, 분당 125mL 여과, 1일 약 1.5L 배뇨) 콩팥 → 요관 → 방광 → 요도
콩팥	배막뒤기관, 1쌍의 완두형 장기, 100~150g, T11~L3 위치, 위에 부신 위치

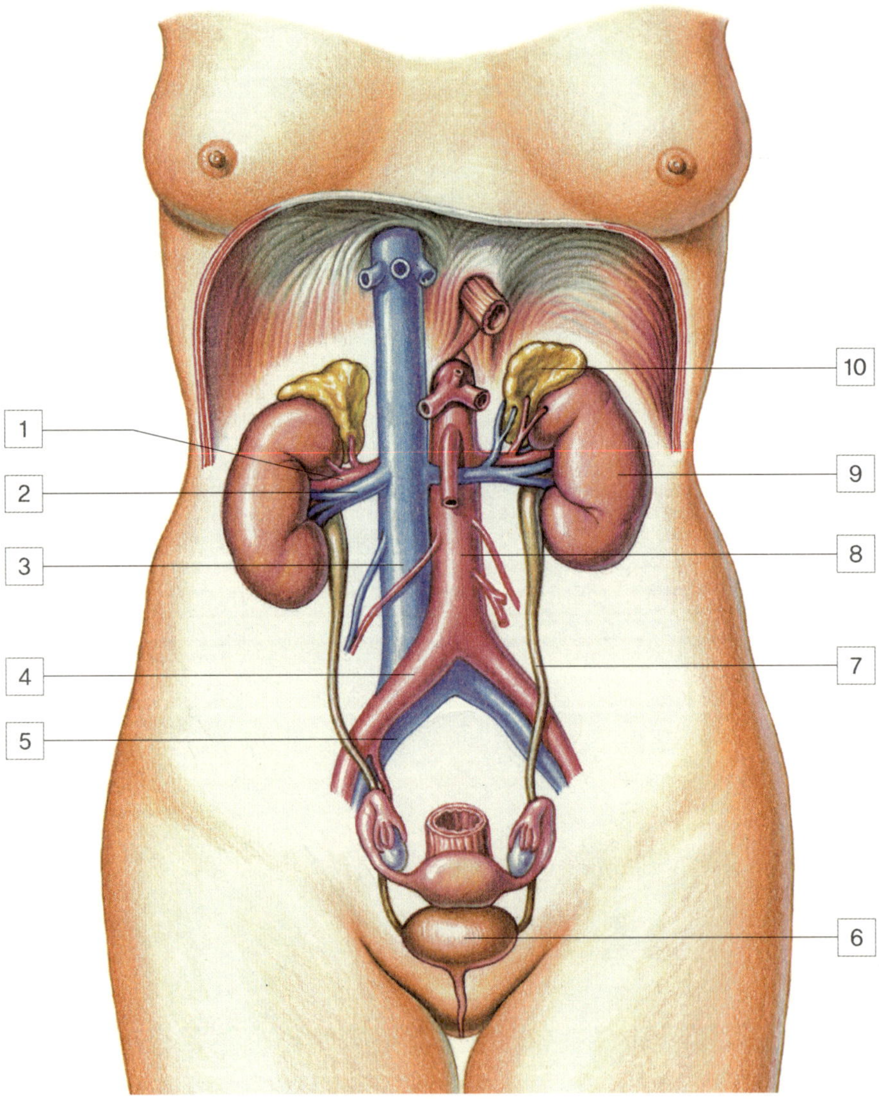

1 콩팥동맥 (신동맥 / Renal a.)
2 콩팥정맥 (신정맥 / Renal v.)
3 아래대정맥 (하대정맥 / Inferior vena cava)
4 온엉덩동맥 (총장골동맥 / Common iliac a.)
5 바깥엉덩정맥 (외장골정맥 / External iliac v.)
6 방광 (Urinary bladder)
7 요관 (Ureter)
8 배대동맥 (복대동맥 / Abdominal aorta)
9 콩팥; 신장 (Kidney)
10 부신; 콩팥위샘 (Suprarenal GL; Adrenal GL)

- 비뇨기관을 확인하고 소변의 생성과 흐름에 따라 색칠한 후 관련 부위 명칭을 쓰시오.

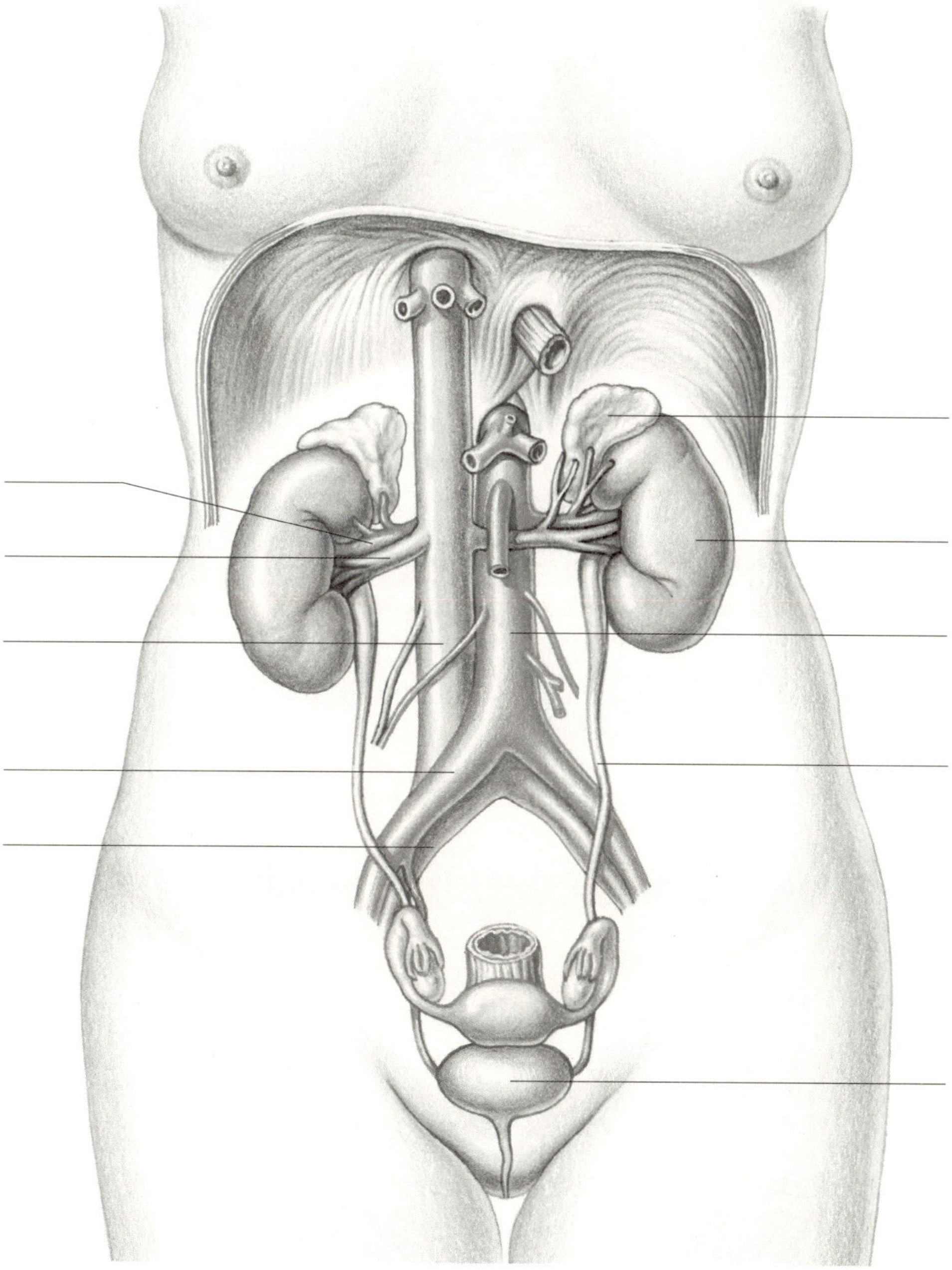

02 콩팥의 혈관

겉질	콩팥소체, 토리쪽 먼쪽 곱슬세관
속질	8~15개 피라미드(세관고리, 집합관)

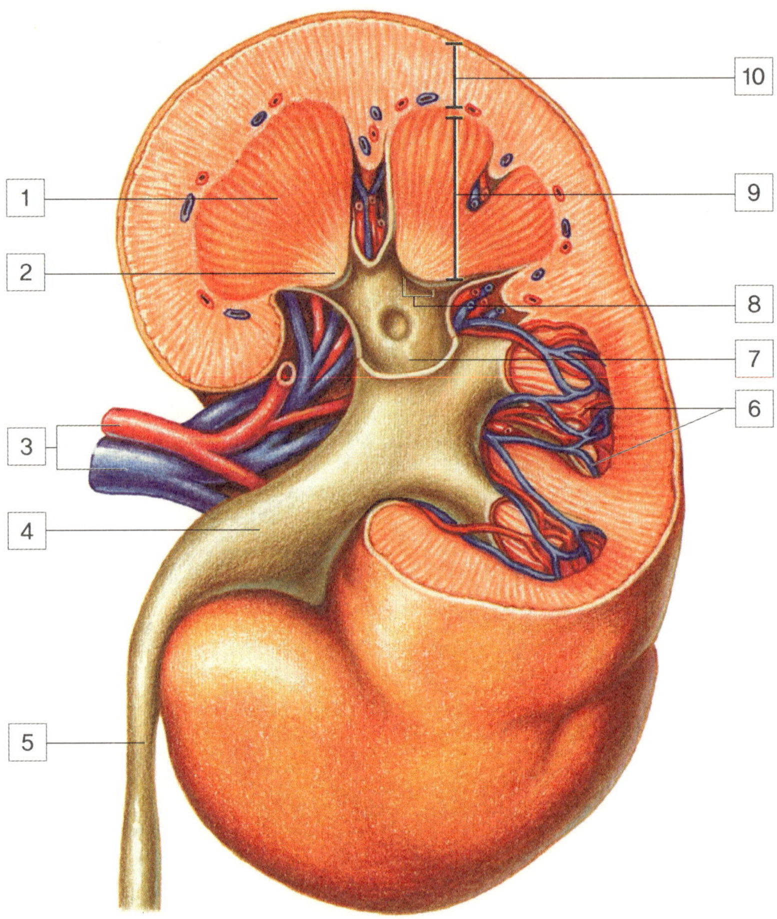

1 콩팥피라미드 (신추체 / Renal pyramids)
2 콩팥유두 (Renal papilla)
3 콩팥동맥 · 정맥 (신동맥 · 정맥 / Renal a. and v.)
4 콩팥깔때기 (신우 / Renal pelvis)
5 요관 (Ureter)
6 엽사이동맥 · 정맥 (엽간동맥 · 정맥 / Interlobar a. and v.)
7 큰콩팥잔 (대신배 / Major calices)
8 작은콩팥잔 (소신배 / Minor calices)
9 속질 (수질 / Medulla)
10 겉질 (피질 / Cortex)

- 콩팥의 겉질과 속질을 구분하여 내부구조물을 확인하고 색칠한 후 명칭을 쓰시오.

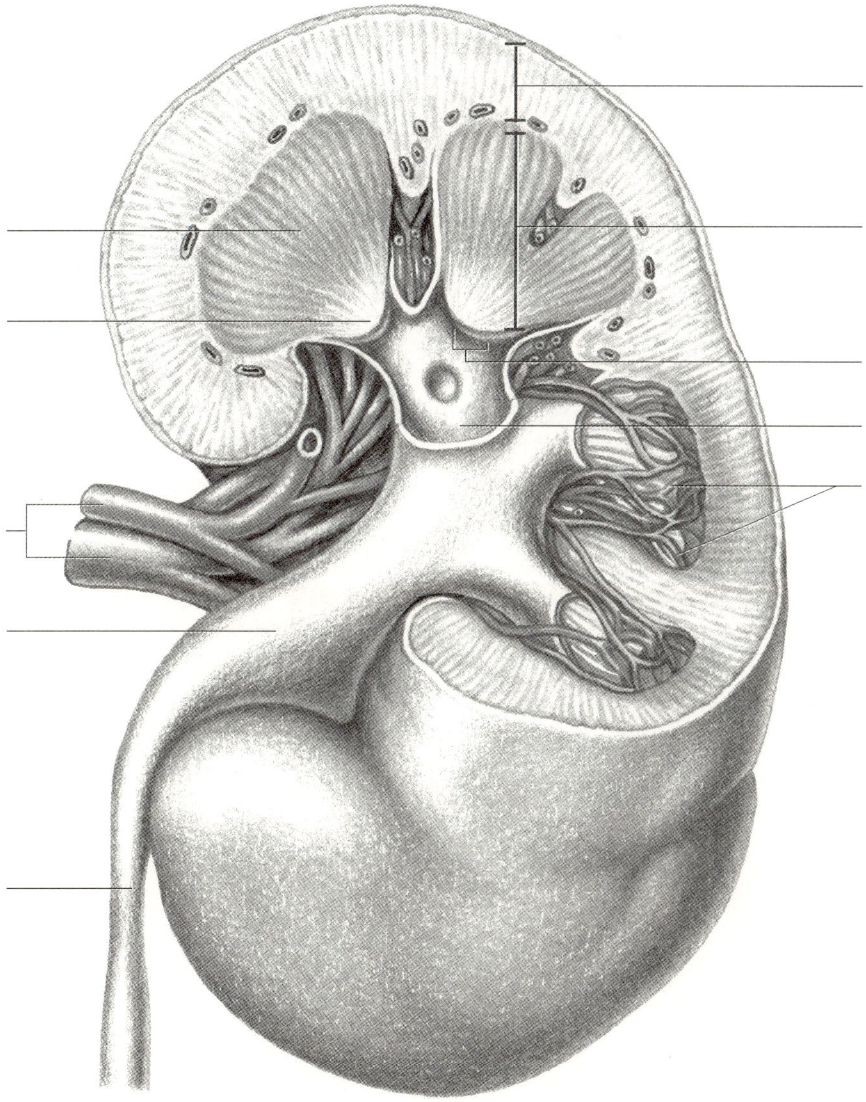

콩팥	콩팥문(혈관, 신경, 림프관, 요관의 통로), 콩팥깔때기(콩팥과 요관 연결부) 콩팥소체 → 토리쪽곱슬세관 → 요세관고리 → 먼쪽곱슬세관

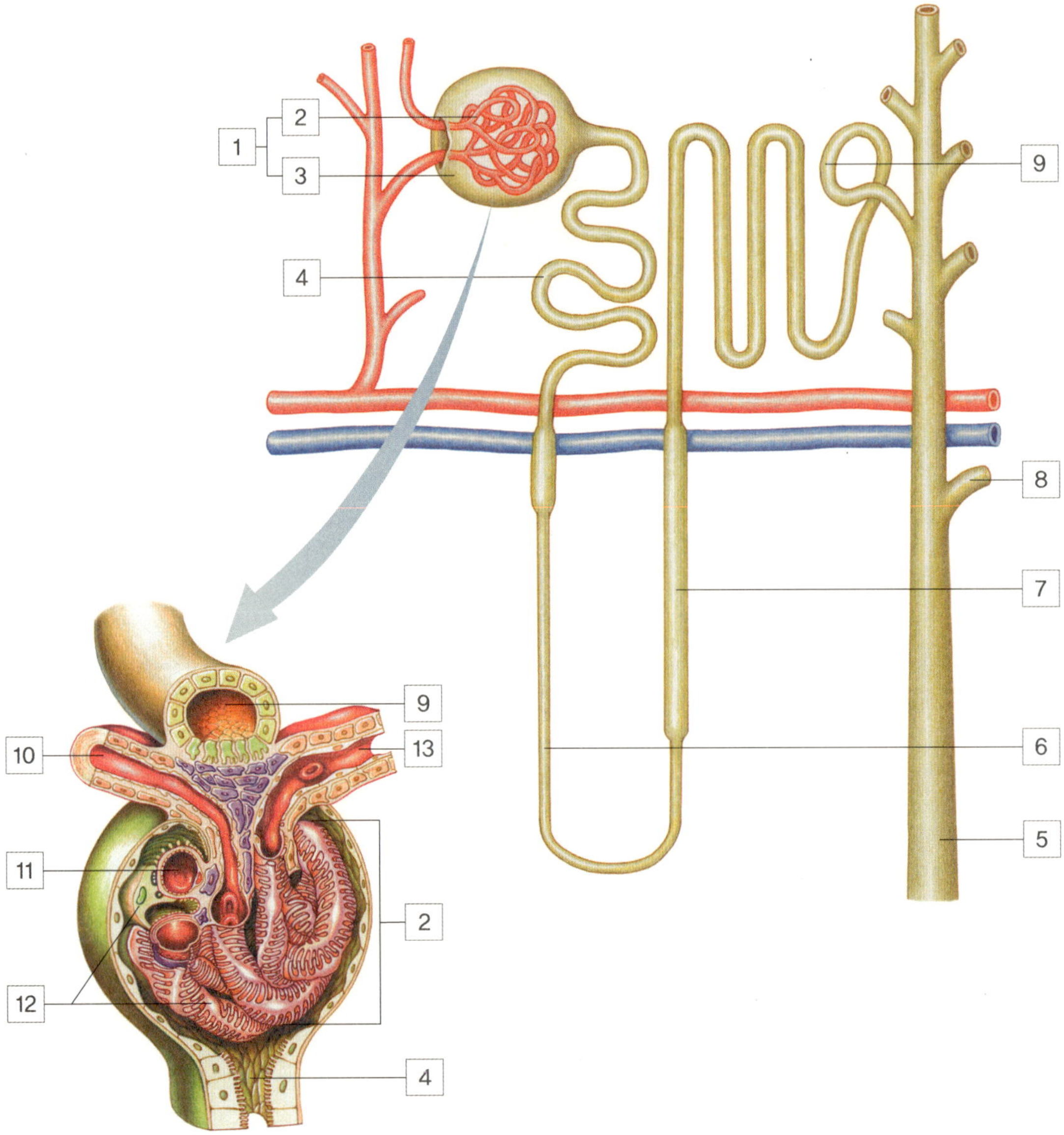

1 콩팥소체 (신소체 / Renal corpuscle)
2 토리 (사구; 사구체 / Glomerulus)
3 토리주머니 (사구체낭 / Glomerular capsule)
4 토리쪽곱슬세관 (근위곡요세관 / Proximal convoluted tubule)
5 유두관 (Papillary)
6 콩팥세관고리내림다리 (Descending limb of nephron loop)
7 콩팥세관고리오름다리 (Ascending limb of nephron loop)
8 집합관 (Collecting duct)
9 먼쪽곱슬세관 (원위곡요세관 / Distal convoluted tubule)
10 날세동맥 (수출세동맥 / Efferent arteriole)
11 토리모세혈관 (사구체모세혈관 / Glomerular capillary)
12 발세포 (족세포 / podocyte)
13 들세동맥 (수입세동맥 / Afferent arteriole)

- 콩팥소체 세부구조를 확인하고, 소변이 여과되는 경로를 따라 색칠한 후 명칭을 쓰시오.

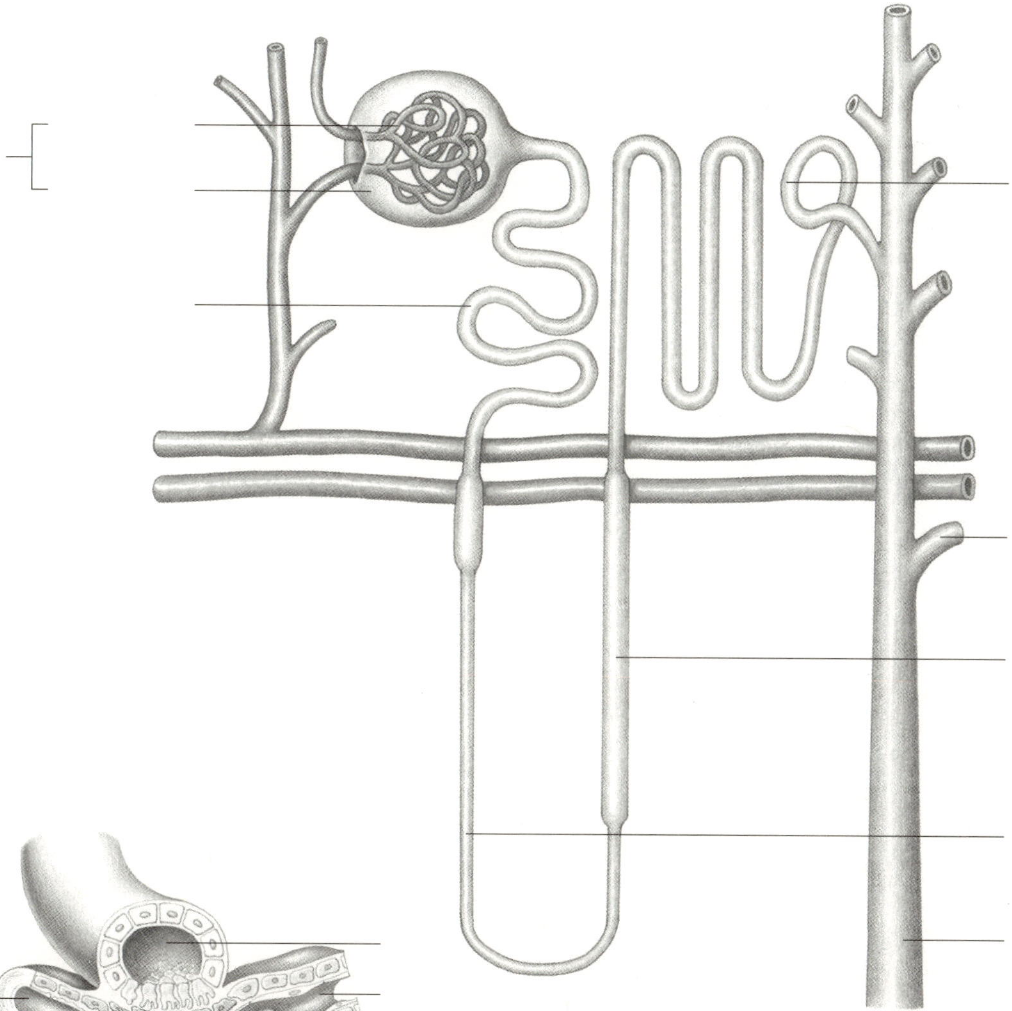

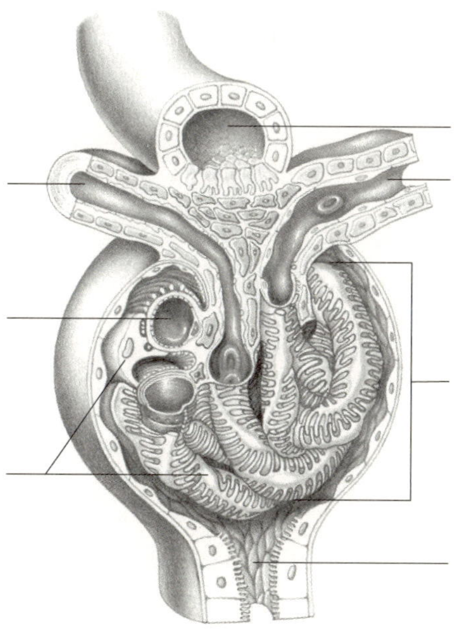

Chapter 06

생식계통

01 남성 생식기관의 시상단면

남성생식기	고환, 생식관, 부속샘(정낭, 전립샘, 망울요도샘), 남성 외부생식기관(음경)
고환	흰색을 띤 타원형 기관으로 음낭 내부에 위치 징자 생산과 남성호르몬(androgen) 생싱
부고환	고환 뒤쪽에 위치. 머리, 몸통, 꼬리로 구성되고 꼬리부분은 정관과 연결됨

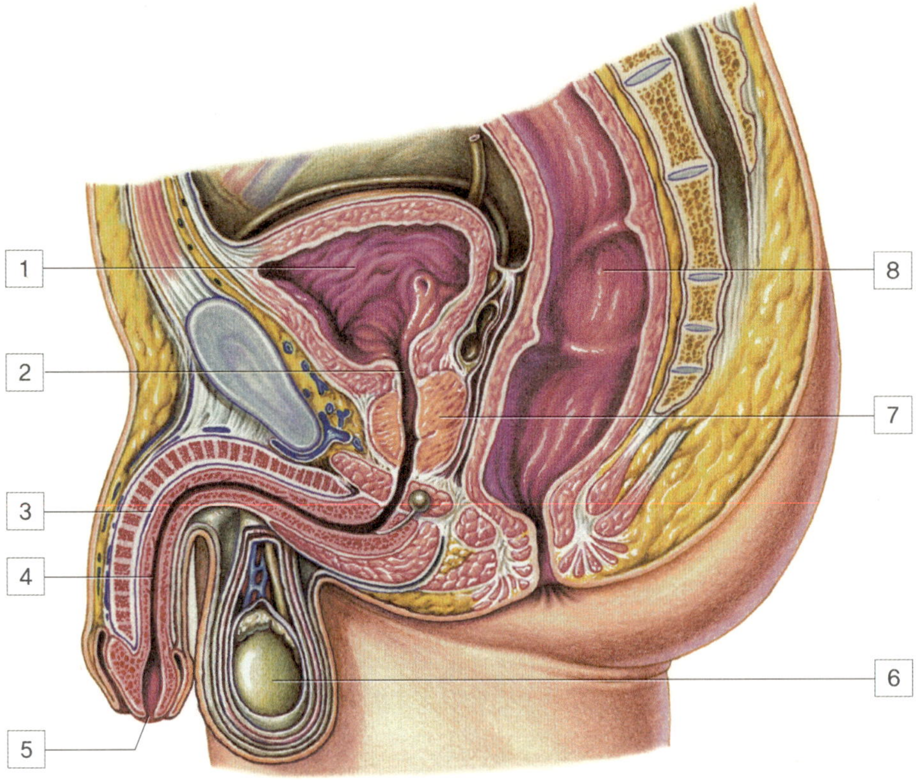

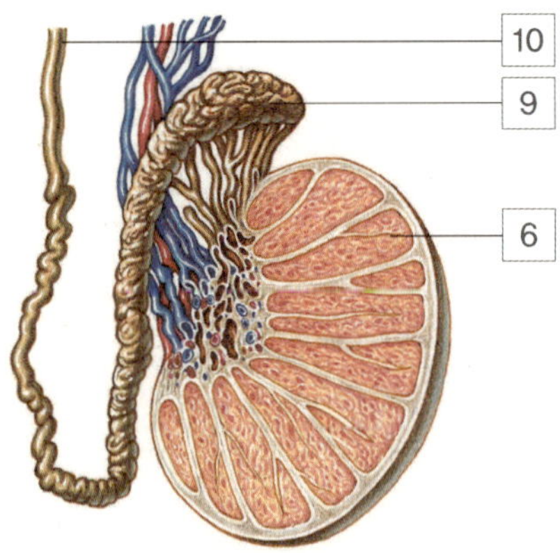

1 방광 (Urinary bladder)
2 속요도구멍 (내요도구 / Internal urethral orifice)
3 음경 (Penis)
4 요도 (Urethra)
5 바깥요도구멍 (외요도구 / External urethral orifice)
6 고환 (정소 / Testis)
7 전립샘 (전립선 / Prostate)
8 곧창자 (직장 / Rectum)
9 부고환 (Epididymis)
10 정관 (Ductus deferens; vas deference)

- 고환, 부고환, 정관, 정낭 및 음경을 색칠한 후 관련 부위 명칭을 쓰시오.

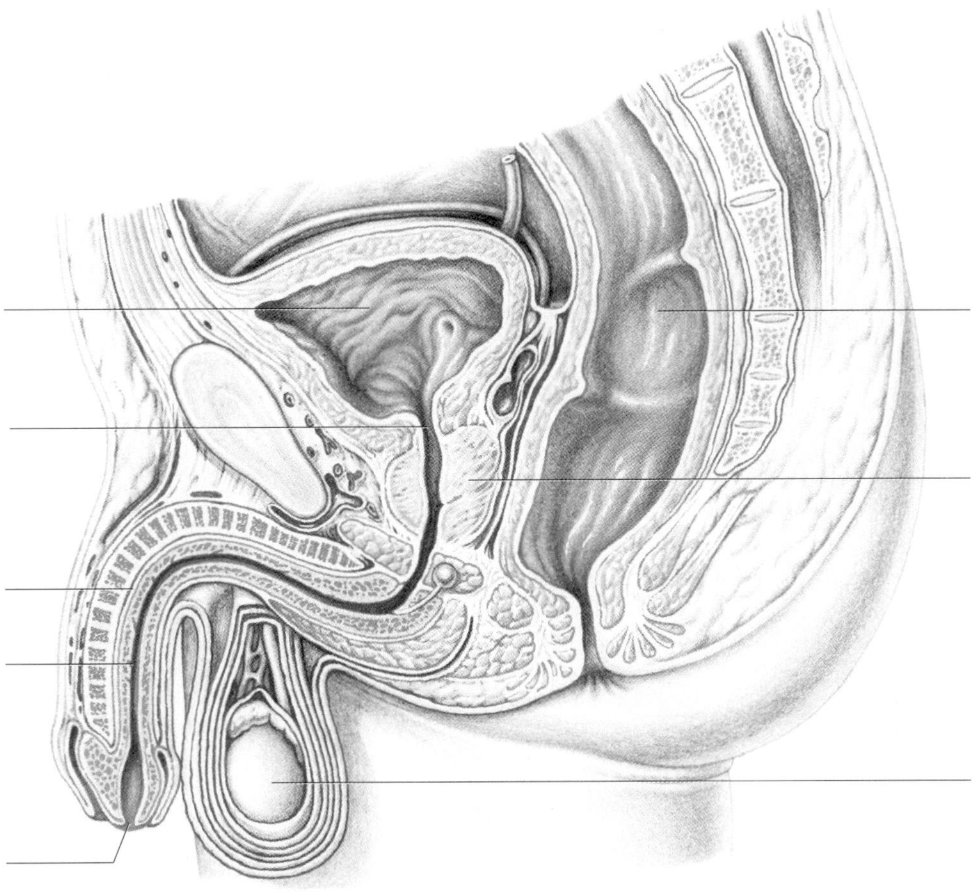

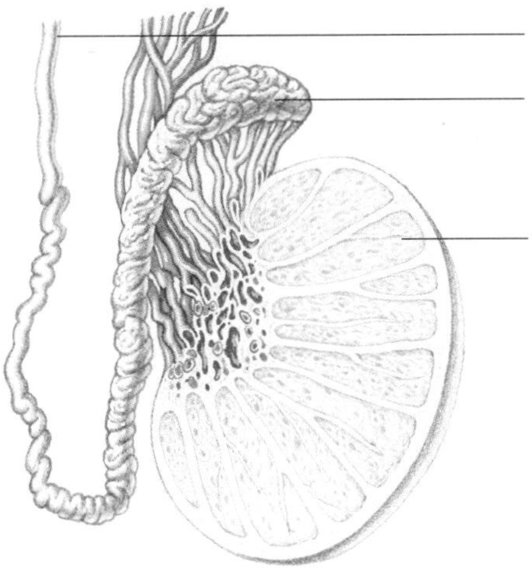

02 남성 생식기관

음경	뿌리, 몸통, 귀두, 음경다리로 구성
음경해면체	음경발기를 위한 해면구조. 발기 시 혈액이 충만하게 됨
요도해면체	발기 시 요도의 보호 및 발기 유지
전립샘	길이 7~8cm. 밤톨 형태. 방광 하부에서 요도를 둘러쌈. 정액 분비
망울요도샘	알칼리성 점액을 만들어 요도로 보내는 샘

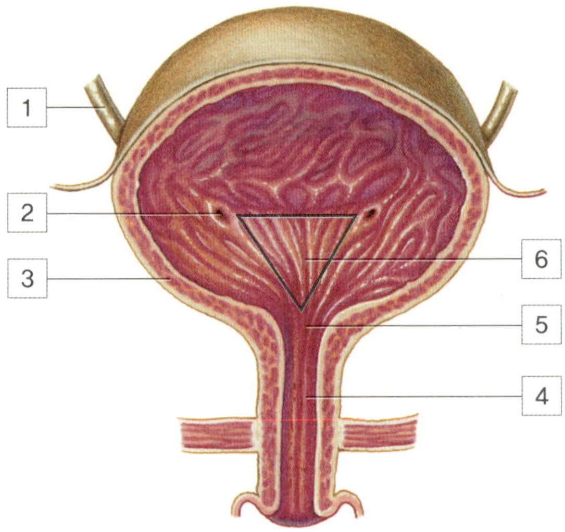

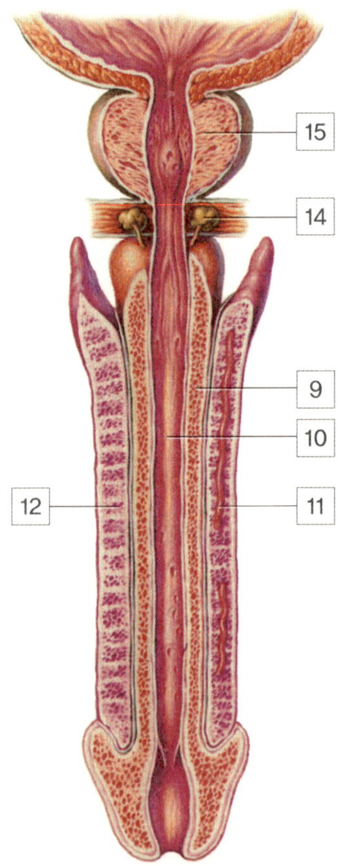

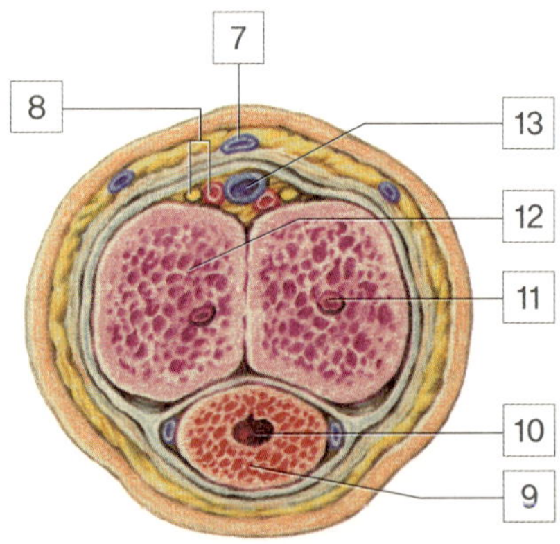

1 요관 (Ureter)
2 요관구멍 (요관구 / Ureteric orifice)
3 근육층 (근층 / Muscular layer)
4 요도 (Urethra)
5 방광목 (방광경 / Neck of bladder)
6 방광삼각 (Trigone of bladder)
7 얕은음경등정맥 (천음경배정맥 / Superficial dorsal v. of penis)
8 음경등동맥 · 신경 (음경배동맥 · 신경 / Dorsal a. and n. of penis)
9 요도해면체 (Corpus spongiosum of penis)
10 해면체요도 (요도해면체부 / Spongy urethra)
11 깊은음경동맥 (음경심동맥 / Deep a. of penis)
12 음경해면체 (Corpus cavernosum of penis)
13 깊은음경등정맥 (심음경배정맥 / Deep dorsal v. of penis)
14 망울요도샘 (요도구선 / Bulbourethral GL)
15 전립샘 (전립선 / Prostate)

- 방광, 전립샘, 고환, 부고환, 망울요도샘, 음경해면체 및 요도해면체 등을 색칠한 후 관련 부위 명칭을 쓰시오.

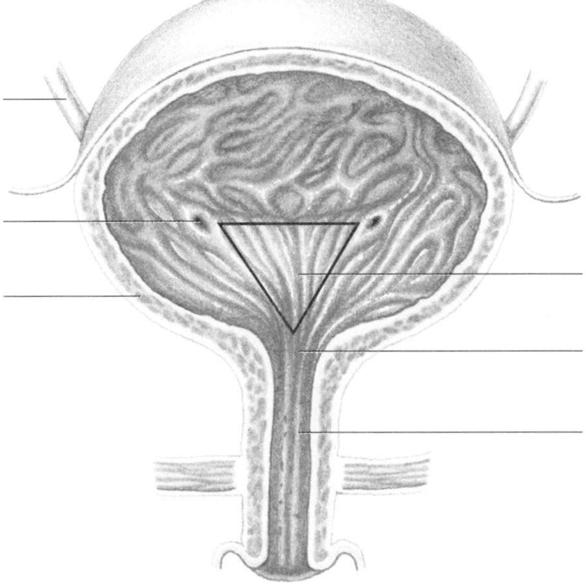

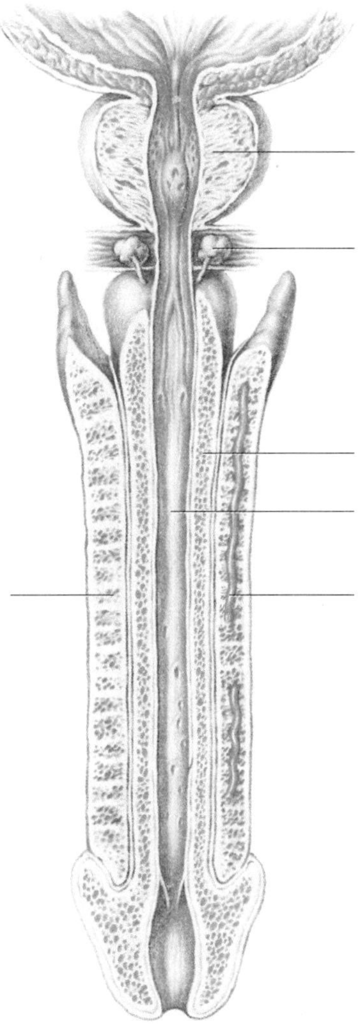

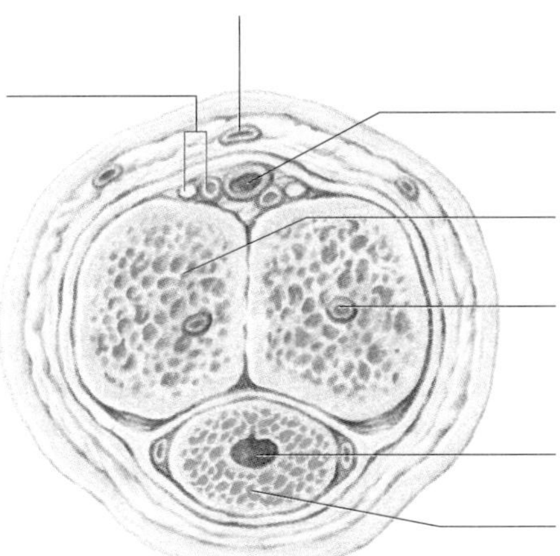

03 여성 생식기관의 시상단면

난소	난자 생산 및 여성호르몬 분비
자궁	태아의 발육기관. 자궁 앞에 방광, 자궁 뒤에 곧창자, 엉치뼈, 꼬리뼈 위치

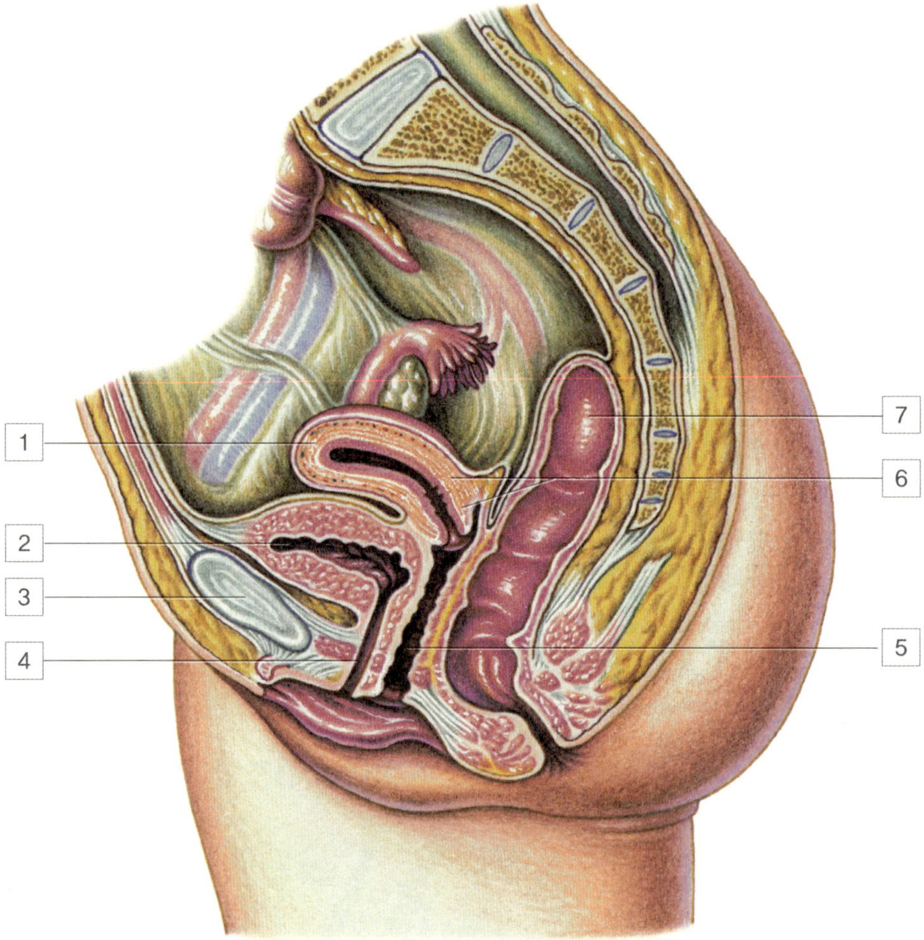

1 자궁 (Uterus)
2 방광 (Urinary bladder)
3 두덩결합 (치골결합 / Pubic symphysis)
4 요도 (Urethra)
5 질 (Vagina)
6 자궁목 (자궁경 / Cervix of uterus)
7 곧창자 (직장 / Rectum)

- 자궁, 방광, 곧창자를 색칠한 후 관련 부위 명칭을 쓰시오.

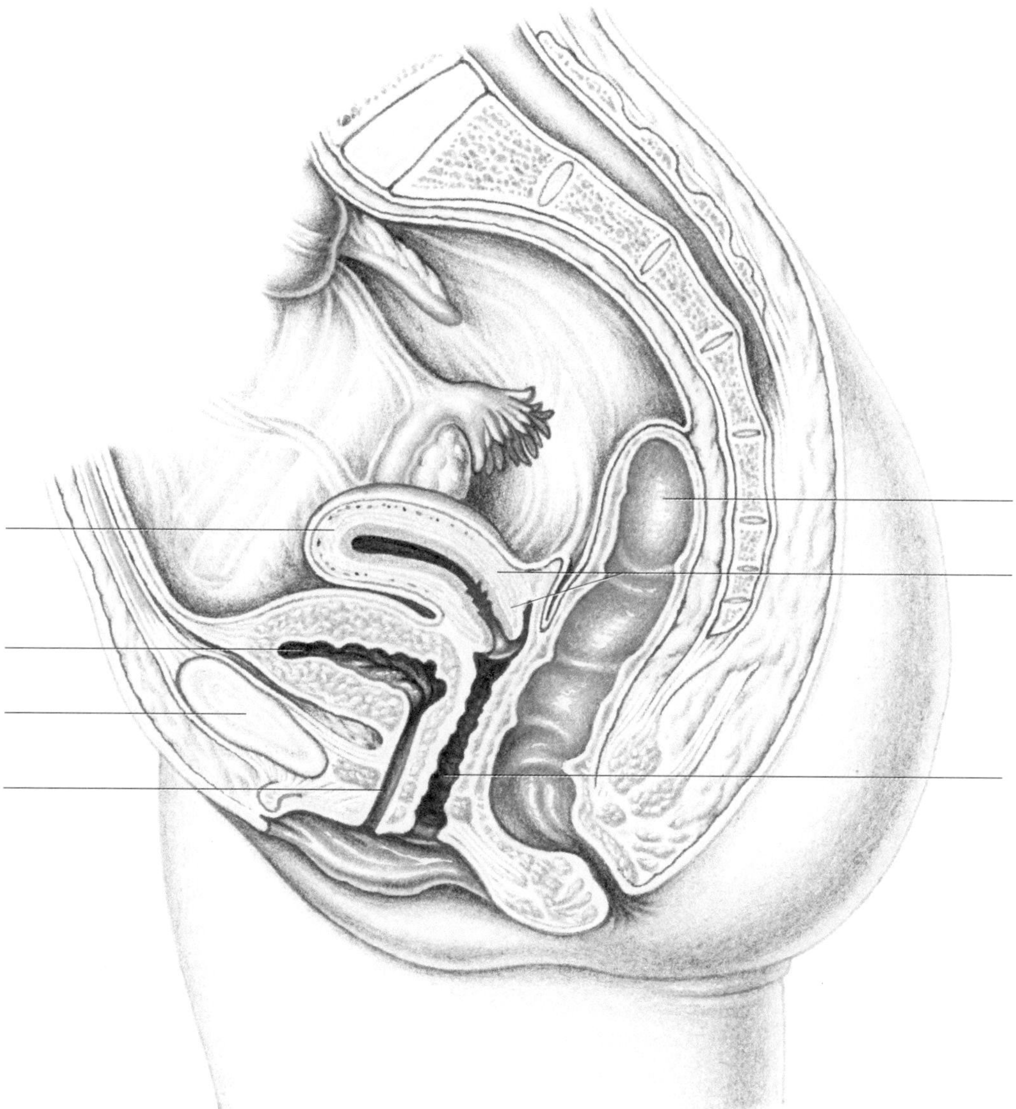

음핵	남성의 음경에 해당하는 발기하는 기관
궁둥해면체근	음핵을 압박하고 경직시켜서 발기를 유지함
망울해면체근	음핵발기를 돕고 질구멍을 좁힘

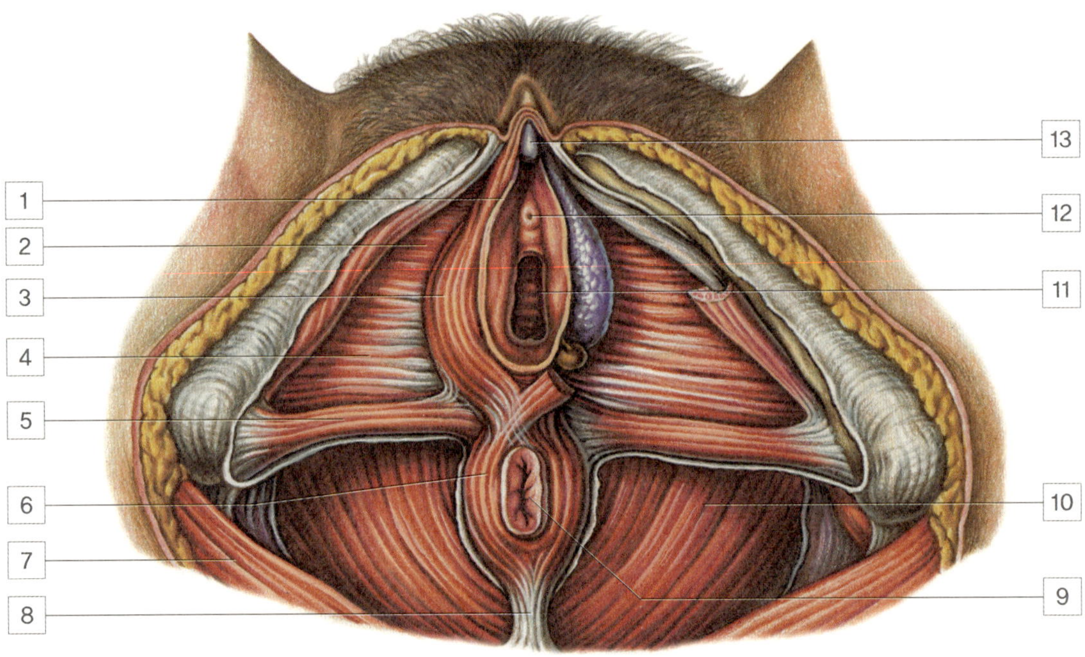

1 망울해면체근 (구해면체근 / Bulbospongiosus m.)
2 두덩정강근 (박근; 치골경골근 / Gracilis m.)
3 궁둥해면체근 (좌골해면체근 / Ischiocavernosus m.)
4 큰모음근 (대내전근 / Adductor magnus m.)
5 얕은샅가로근 (천회음횡근 / Supercial transverse perineal m.)
6 바깥항문조임근 (외항문괄약근 / External anal sphincter m.)
7 큰볼기근 (대둔근 / Gluteus maximus m.)
8 항문꼬리인대 (항문미골인대 / Anococcygeal L)
9 항문 (Anus)
10 항문올림근 (항문거근 / Levator ani m.)
11 질구멍 (질구 / Vaginal orifice)
12 바깥요도구멍 (외요도구 / External urethral orifice)
13 음핵 (Clitoris)

- 음핵, 바깥요도구멍, 질구멍을 확인하고 관련 부위 명칭을 쓰시오.
- 궁둥해면체근, 망울해면체근 등에 색칠한 후 관련 부위 명칭을 쓰시오.

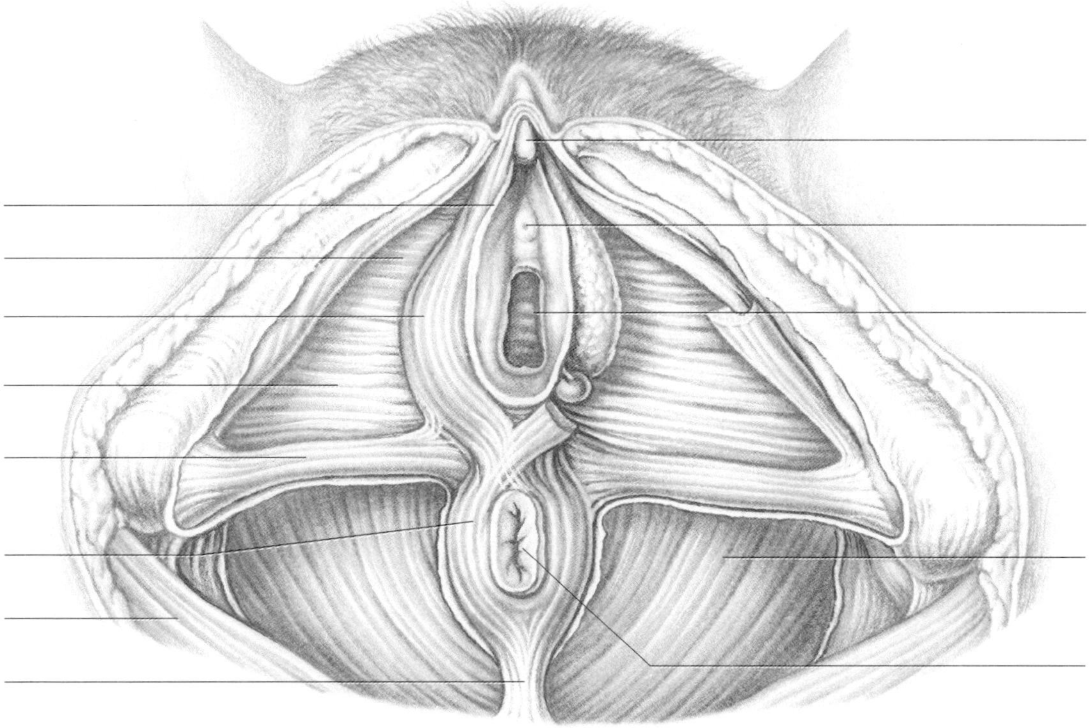

Chapter 07

순환계통

01 심장의 바깥구조

심장	4개의 chamber (2심방, 2심실), 자신의 주먹보다 약간 큼(250~300g) 꼭대기: R5와 R6 갈비뼈 사이, R5 갈비사이와 빗장뼈 중앙선상 바닥: T3, T4~복장뼈 자루, 복장뼈 몸통

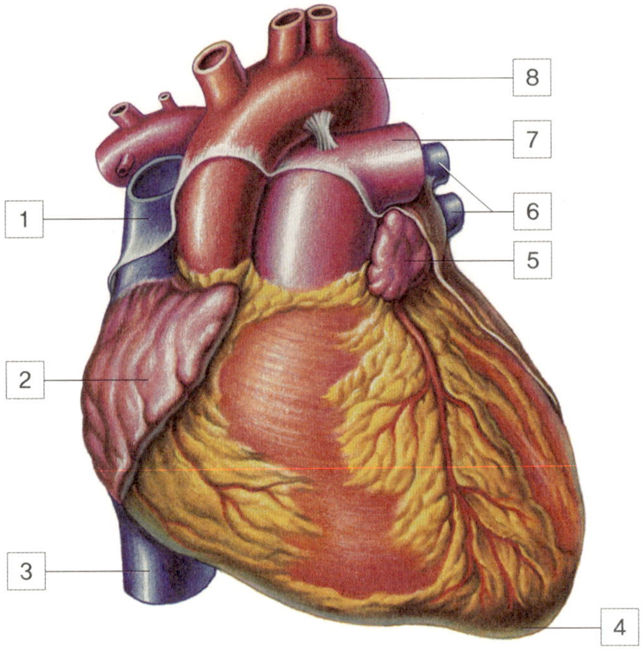

앞면

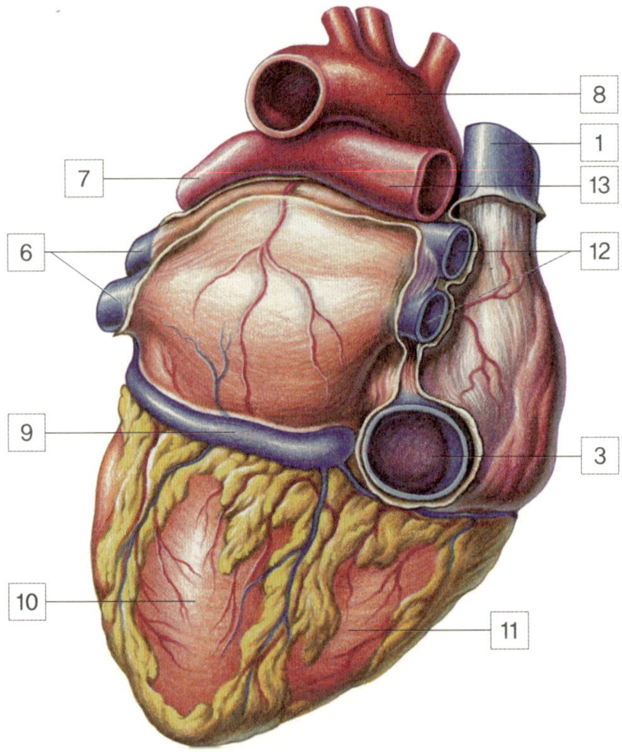

뒤면

1 위대정맥 (상대정맥 / Superior vena cava)
2 오른심방귀 (우심이 / Right auricle)
3 아래대정맥 (하대정맥 / Inferior vena cava)
4 심장꼭대기 (심첨 / Apex of heart)
5 왼심방귀 (좌심이 / Left auricle)
6 왼허파정맥 (좌폐정맥 / Left pulmonary vv.)
7 왼허파동맥 (좌폐동맥 / Left pulmonary a.)
8 대동맥활 (대동맥궁 / Aortic arch)
9 심장정맥굴 (관상정맥동 / Coronary sinus)
10 왼심실 (좌심실 / Left ventricle)
11 오른심실 (우심실 / Right ventricle)
12 오른허파정맥 (우폐정맥 / Right pulmonary veins)
13 오른허파동맥 (우폐동맥 / Right pulmonary a.)

- 심장의 대동맥, 위아래대정맥, 허파동정맥을 구분하여 색칠한 후 관련 부위 명칭을 쓰시오.

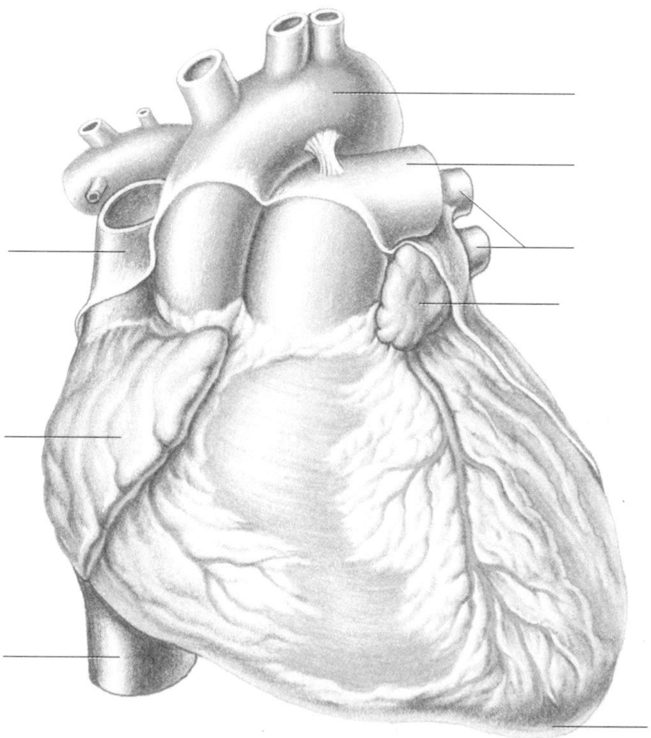

앞면

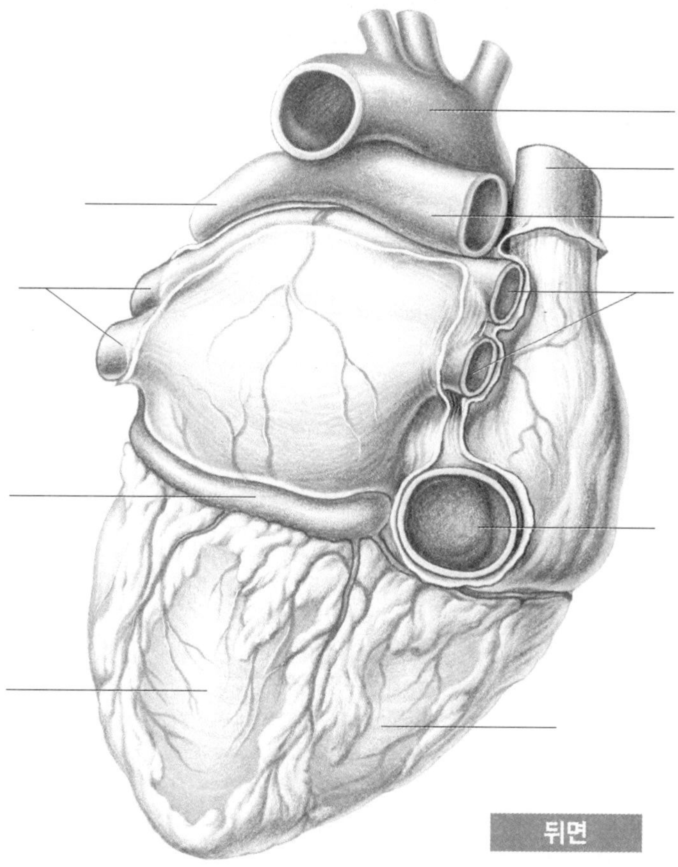

뒤면

02 오른심실과 심방

오른쪽	심방	위대정맥(상반신순환), 아래대정맥(하반신순환), 심장정맥굴(심장순환)
	심실	허파동맥(허파순환)
왼쪽	심방	허파정맥 4개, 타원오목(심방사이막)
	심실	대동맥(온몸순환)

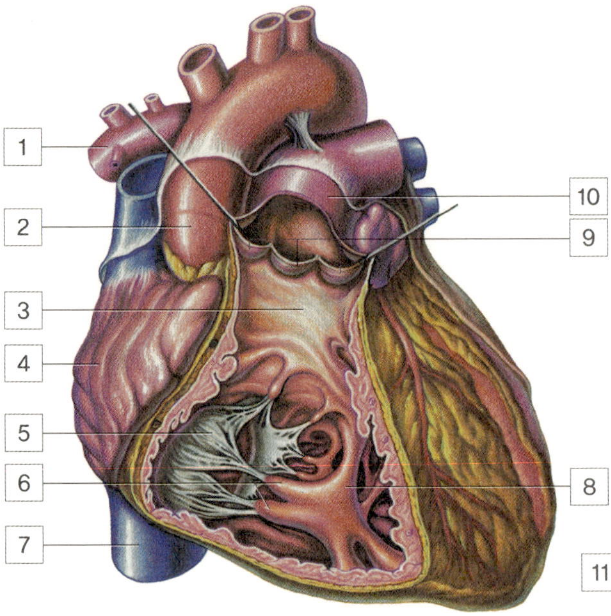

오른심실

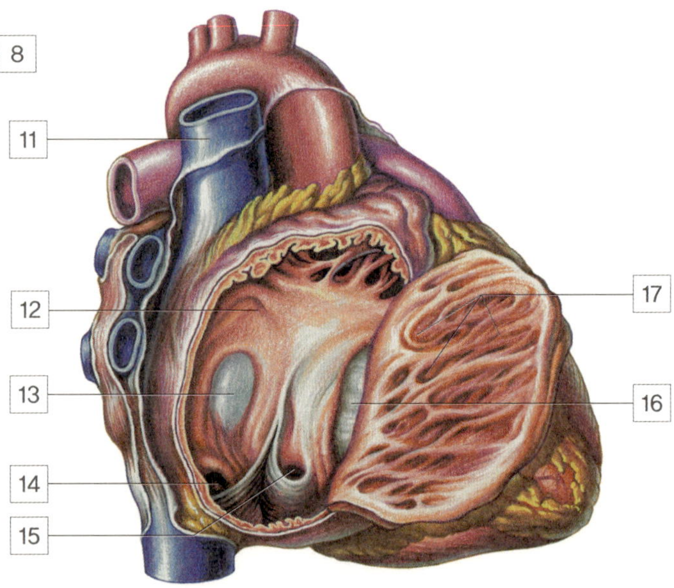

오른심방

1 오른허파동맥 (우폐동맥 / Right pulmonary a.)
2 대동맥 (Aorta)
3 동맥원뿔 (동맥원추 / Conus arteriosus)
4 오른심방 (우심방 / Right atrium)
5 앞첨판 (전첨 / Anterior cusp)
6 앞꼭지근 (전유두근 / Anterior papillary m.)
7 아래대정맥 (하대정맥 / Inferior vena cava)
8 사이막모서리기둥 (중격연주 / Septomarginal trabecula)
9 허파동맥판막 (폐동맥판 / Pulmonary arterial valve)
10 허파동맥 (폐동맥 / Pulmonary trunk)
11 위대정맥 (상대정맥 / Superior vena cava)
12 심방사이막 (심방중격 / Interatrial septum)
13 타원오목 (난원와 / Fossa ovalis)
14 아래대정맥구멍 (하대정맥구 / Opening of inferior vena cava)
15 심장정맥굴구멍 (관상정맥동구 / Opening of coronary sinus)
16 오른방실판막 (우방실판 / Right atrioventricular valve)
17 빗살근 (즐상근 / Pectinate m.)

- 심장과 주위 혈관들을 구분하여 색칠한 후 관련 부위 명칭을 쓰시오.

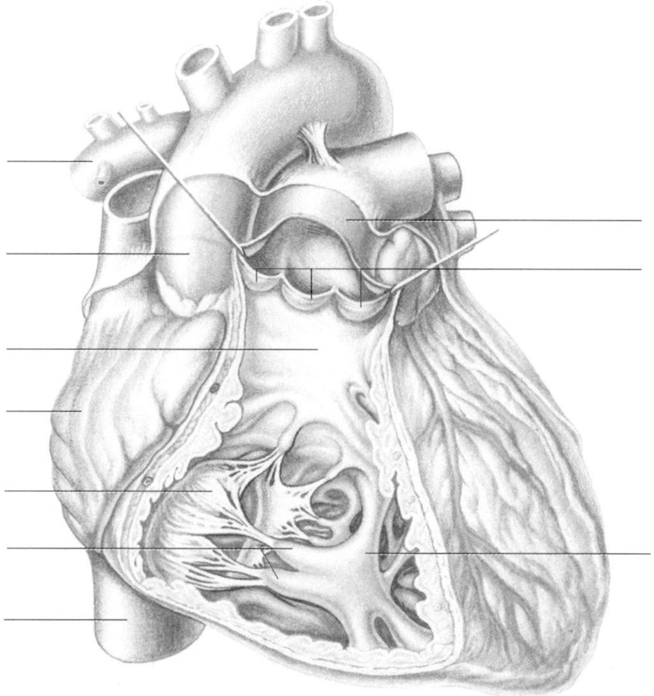

오른심실

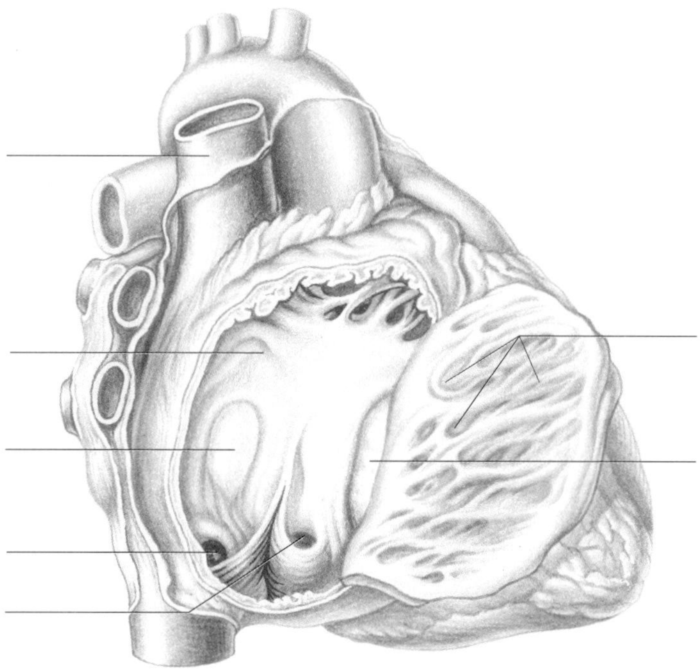

오른심방

판막	방실판막 - 왼방실판막(2첨판), 오른방실판막(3첨판), 힘줄끈과 꼭지근 있음
	반달판막 - 대동맥판막, 허파동맥판막

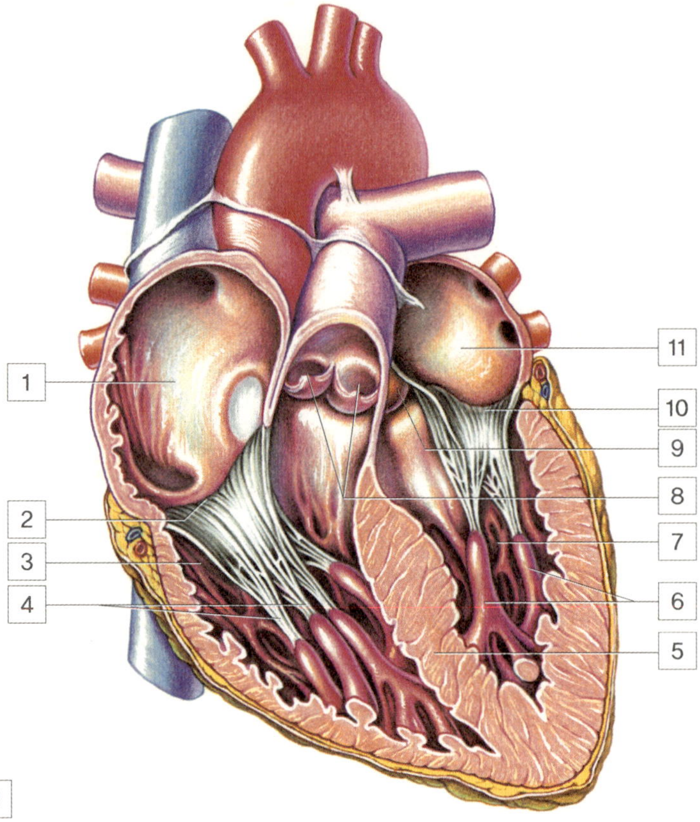

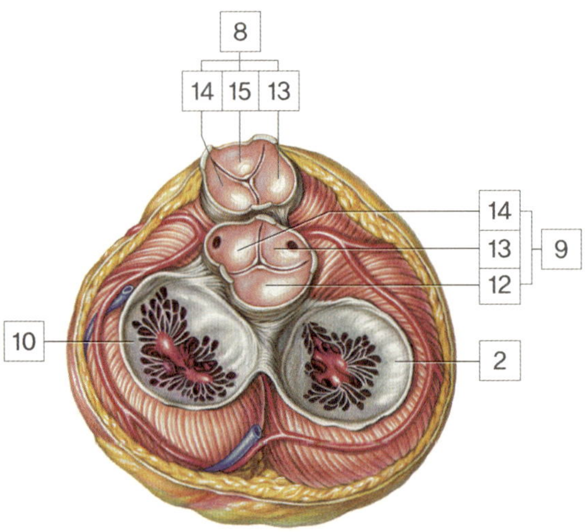

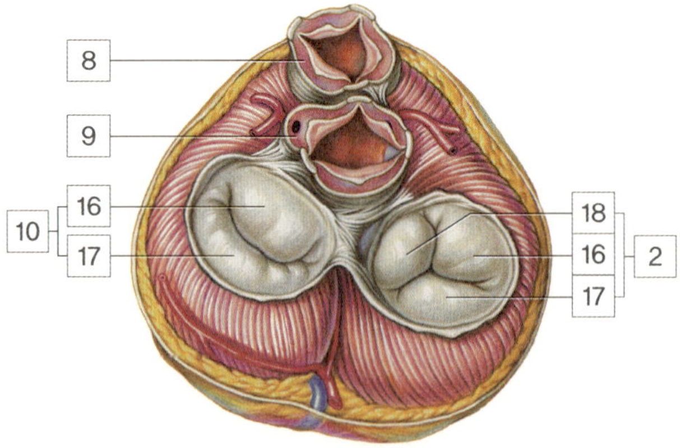

1 오른심방 (우심방 / Right atrium)
2 오른방실판막 (우방실판 / Right atrioventricular valve)
3 오른심실 (우심실 / Right ventricle)
4 힘줄끈 (건삭 / Chordae tendineae)
5 심실사이막 (심실중격 / Interventricular septum)
6 꼭지근 (유두근 / Papillary m.)
7 왼심실 (좌심실 / Left ventricle)
8 허파동맥판막 (폐동맥판 / Pulmonary arterial valve)
9 대동맥판막 (대동맥판 / Aortic valve)
10 왼방실판막 (좌방실판 / Left atrioventricular valve)
11 왼심방 (좌심방 / Left atrium)
12 뒤반달첨판 (후반월판 / Posterior semilunar cusp)
13 오른반달첨판 (우반월판 / Right semilunar cusp)
14 왼반달첨판 (좌반월판 / Left semilunar cusp)
15 앞반달첨판 (전반월판 / Anterior semilunar cusp)
16 앞첨판 (전첨 / Anterior cusp)
17 뒤첨판 (후첨 / Posterior cusp)
18 사이막첨판 (중격첨 / Septal cusp)

- 심장의 혈관과 각 판막을 구분하여 색칠한 후 관련 부위 명칭을 쓰시오.

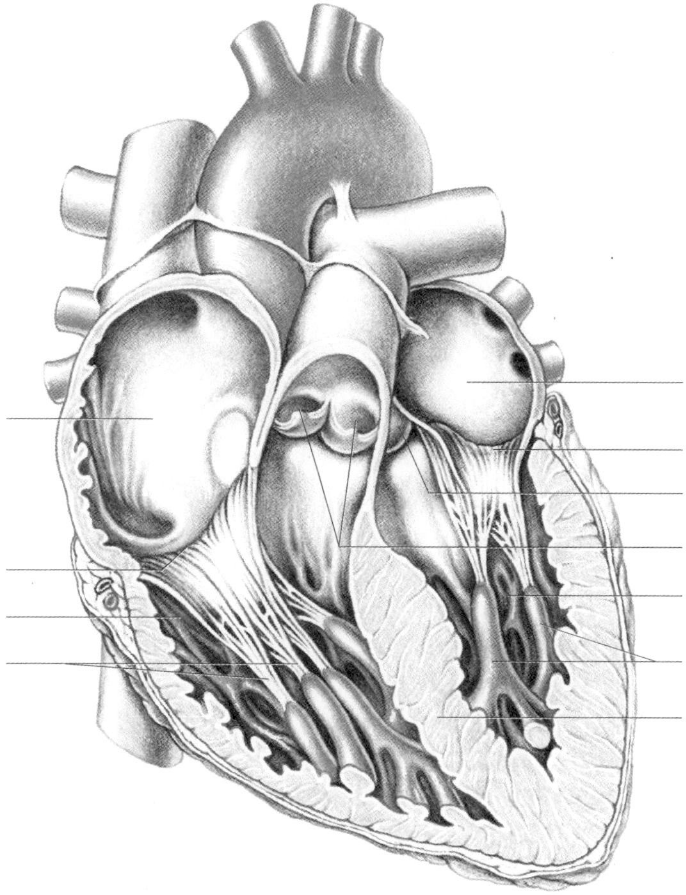

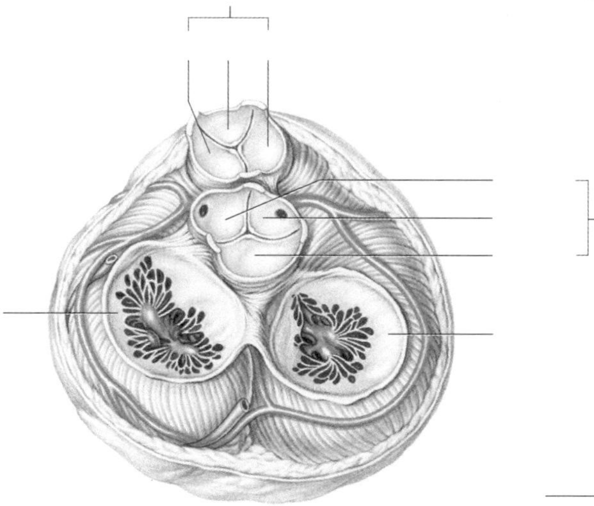

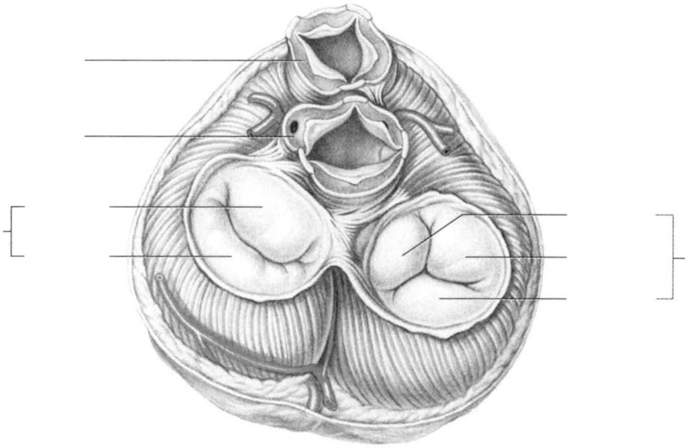

동맥	왼관상동맥(앞심실사이동맥, 휘돌이가지), 오른관상동맥(뒤심실사이동맥, 휘돌이가지)
정맥	심장정맥굴 합류 - 큰 · 중간 · 작은심장정맥 오른심방 유입 - 앞심장정맥

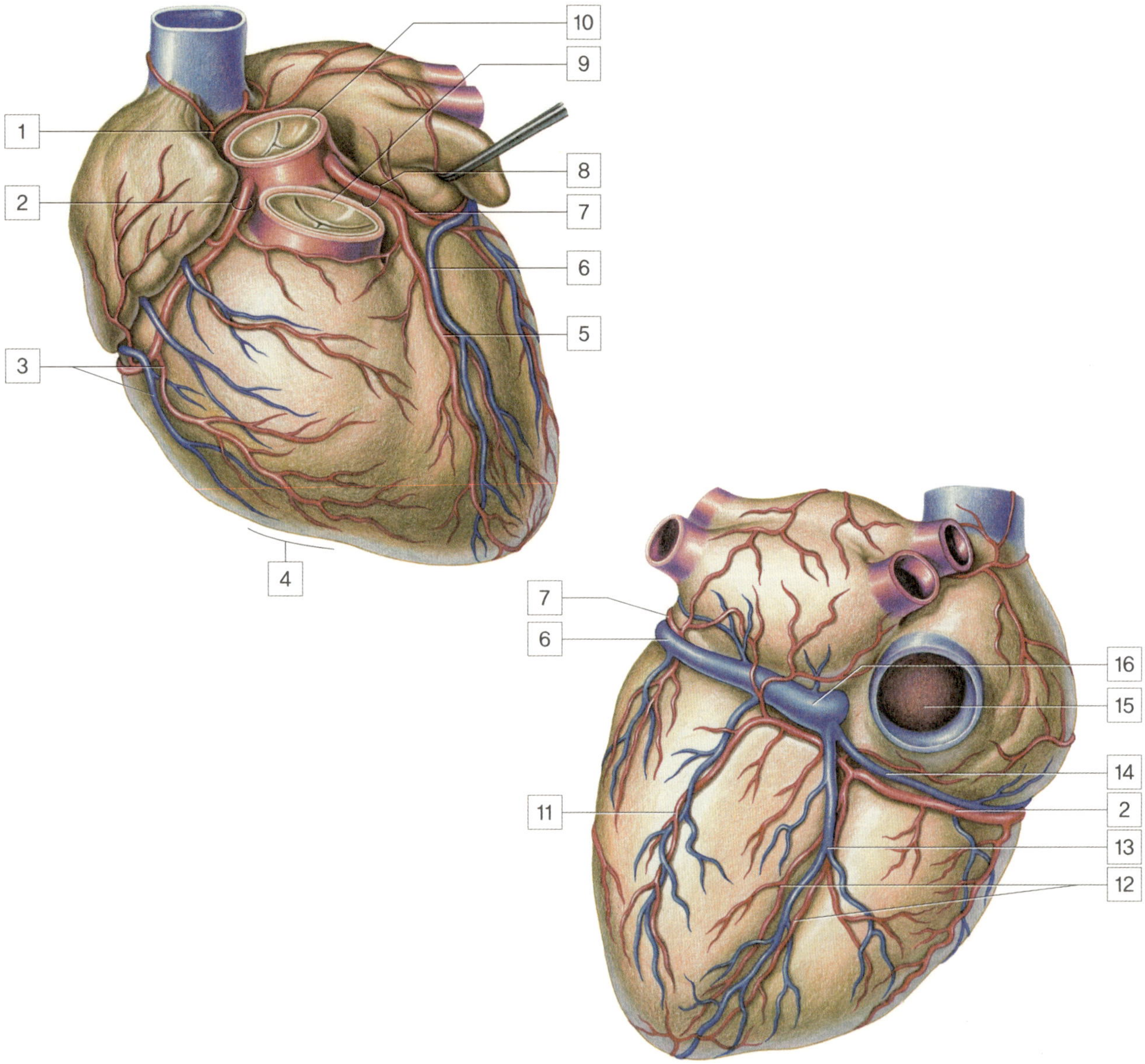

1 굴심방결절가지 (동방결절지 / Sinuatrial nodal br.)
2 오른심장동맥; 오른관상동맥 (우관상동맥 / Right coronary a.)
3 오른모서리가지 · 정맥 (우연지 · 정맥 / Right marginal a. and v.)
4 오른심실 (우심실 / Right ventricle)
5 앞심실사이가지 (전실간지 / Anterior interventricular br.)
6 큰심장정맥 (대심장정맥 / Great cardiac v.)
7 휘돌이가지 (회선지 / Circumex br.)
8 왼심장동맥; 왼관상동맥 (좌관상동맥 / Left coronary a.)
9 허파동맥 (폐동맥 / Pulmonary trunk)
10 오름대동맥 (상행대동맥 / Ascending aorta)
11 오른뒤가쪽가지 (우후외측지 / Right posterolateral br.)
12 뒤심실사이가지 (후실간지 / Posterior interventricular br.)
13 중간심장정맥 (중심장정맥 / Middle cardiac v.)
14 작은심장정맥 (소심장정맥 / Small cardiac v.)
15 아래대정맥 (하대정맥 / Inferior vena cava)
16 심장정맥굴 (관상정맥동 / Coronary sinus)

- 심장의 앞뒤 동맥과 정맥을 구분하여 색칠한 후 관련 부위 명칭을 쓰시오.

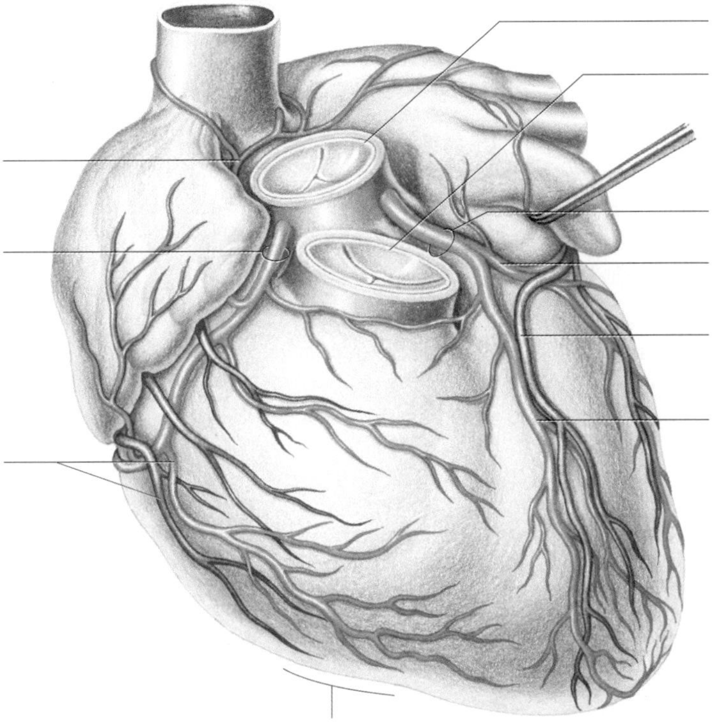

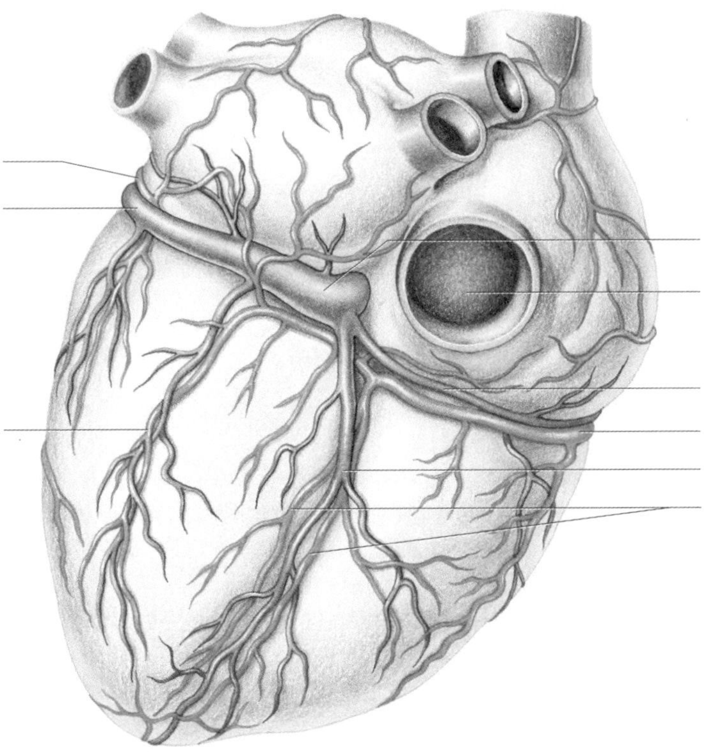

오름대동맥	왼심실→둘째갈비연골 높이, 대동맥굴(왼 · 오름관상동맥 분기)
대동맥활	둘째갈비연골→넷째등뼈 높이, 팔머리동맥, 왼온목동맥, 왼빗장밑동맥 분기

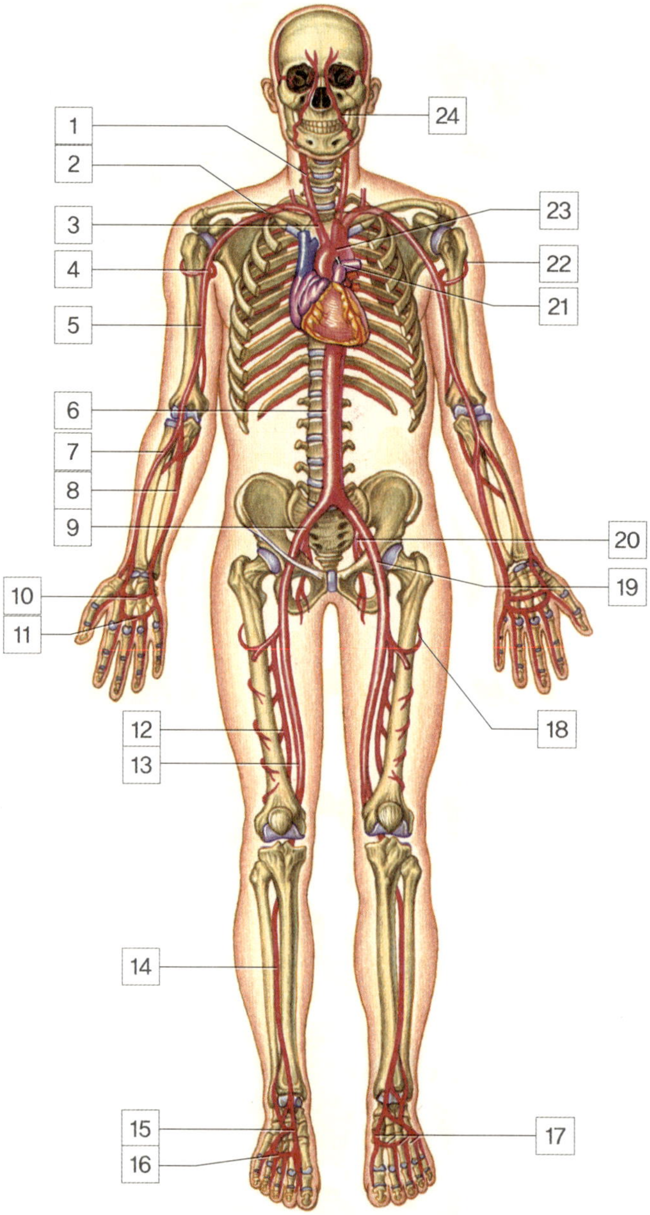

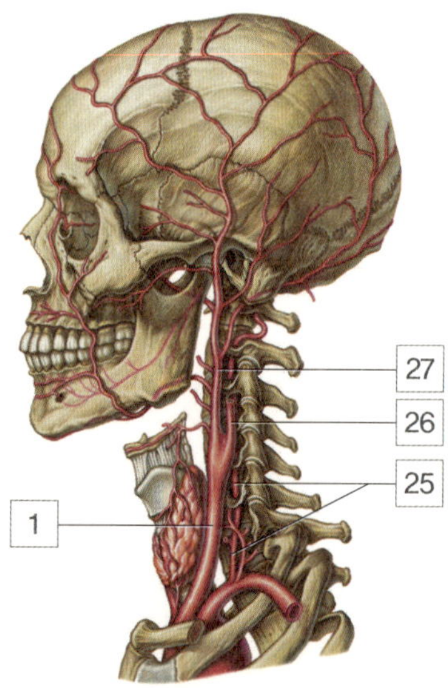

1 온목동맥 (총경동맥 / Common carotid a.)
2 빗장밑동맥 (쇄골하동맥 / Subclavian a.)
3 팔머리동맥 (완두동맥 / Brachiocephalic trunk)
4 겨드랑동맥 (액와동맥 / Axillary a.)
5 위팔동맥 (상완동맥 / Brachial a.)
6 배대동맥 (복대동맥 / Abdominal aorta)
7 노동맥 (요골동맥 / Radial a.)
8 자동맥 (척골동맥 / Ulnar a.)
9 온엉덩동맥 (총장골동맥 / Common iliac a.)
10 깊은손바닥동맥활 (심장동맥궁 / Deep palmar arch)
11 얕은손바닥동맥활 (천장동맥궁 / Supercial palmar arch)
12 깊은넙다리동맥 (대퇴심동맥 / Deep femoral a.)
13 넙다리동맥 (대퇴동맥 / Femoral a.)
14 앞정강동맥 (전경골동맥 / Anterior tibial a.)
15 발등동맥 (족배동맥 / Dorsal a. of foot)
16 활꼴동맥 (궁상동맥 / Arcuate a.)
17 등쪽발허리동맥 (배측중족동맥 / Dorsal metatarsal a.)
18 가쪽넙다리휘돌이동맥 (외측대퇴회선동맥 / Lateral femoral circumex a.)
19 바깥엉덩동맥 (외장골동맥 / External iliac a.)
20 속엉덩동맥 (내장골동맥 / Internal iliac a.)
21 허파동맥 (폐동맥 / Pulmonary trunk)
22 앞위팔휘돌이동맥 (전상완회선동맥 / Anterior circumex humeral a.)
23 대동맥활 (대동맥궁 / Arch of aorta)
24 얼굴동맥 (안면동맥 / Facial a.)
25 척추동맥 (추골동맥 / Vertebral a.)
26 속목동맥 (내경동맥 / Internal carotid a.)
27 바깥목동맥 (외경동맥 / External carotid a.)

- 전신부위에 따른 동맥의 순환을 확인하여 색칠한 후 명칭을 쓰시오.

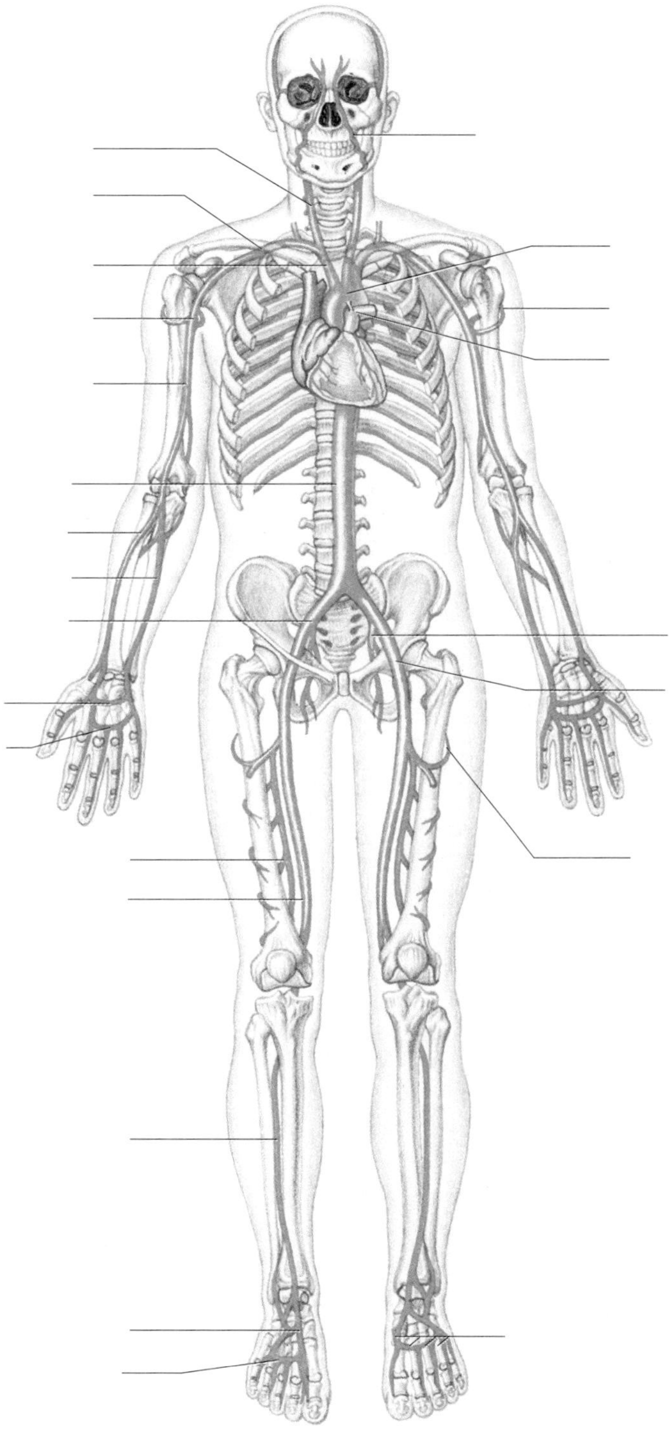

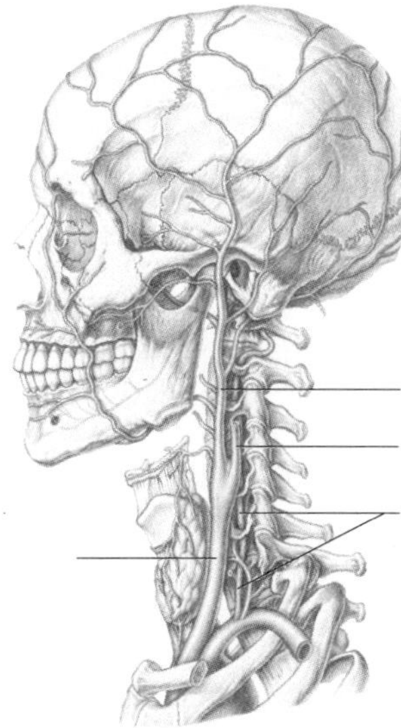

06 머리와 목의 동맥

대동맥활	오른팔머리동맥→오른온목동맥(→속·바깥목동맥) & 오른빗장밑동맥(→척추동맥) 왼온목동맥(→속·바깥목동맥) & 왼빗장밑동맥(→척추동맥)
바깥목동맥	위갑상샘동맥, 혀동맥, 얼굴동맥, 뒤통수동맥, 뒤귓바퀴동맥, 오름인두동맥, 위턱동맥, 얕은관자동맥

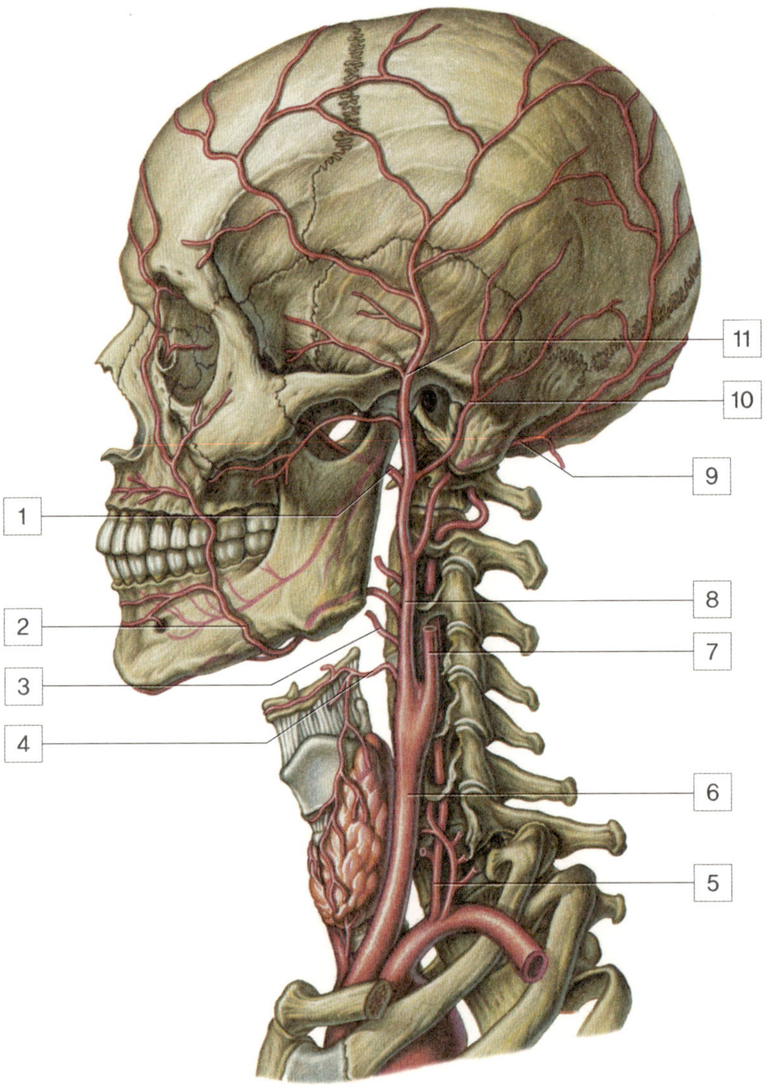

1 위턱동맥 (악동맥 / Maxillary a.)
2 얼굴동맥 (안면동맥 / Facial a.)
3 혀동맥 (설동맥 / Lingual a.)
4 위갑상동맥 (상갑상선동맥 / Superior thyroid a.)
5 척추동맥 (추골동맥 / Vertebral a.)
6 온목동맥 (총경동맥 / Common carotid a.)
7 속목동맥 (내경동맥 / Internal carotid a.)
8 바깥목동맥 (외경동맥 / External carotid a.)
9 뒤통수동맥 (후두동맥 / Occipital a.)
10 뒤귓바퀴동맥 (후이개동맥 / Posterior auricular a.)
11 얕은관자동맥 (천측두동맥 / Supercial temporal a.)

- 목과 머리의 동맥을 확인하여 색칠한 후 관련 부위 명칭을 쓰시오.

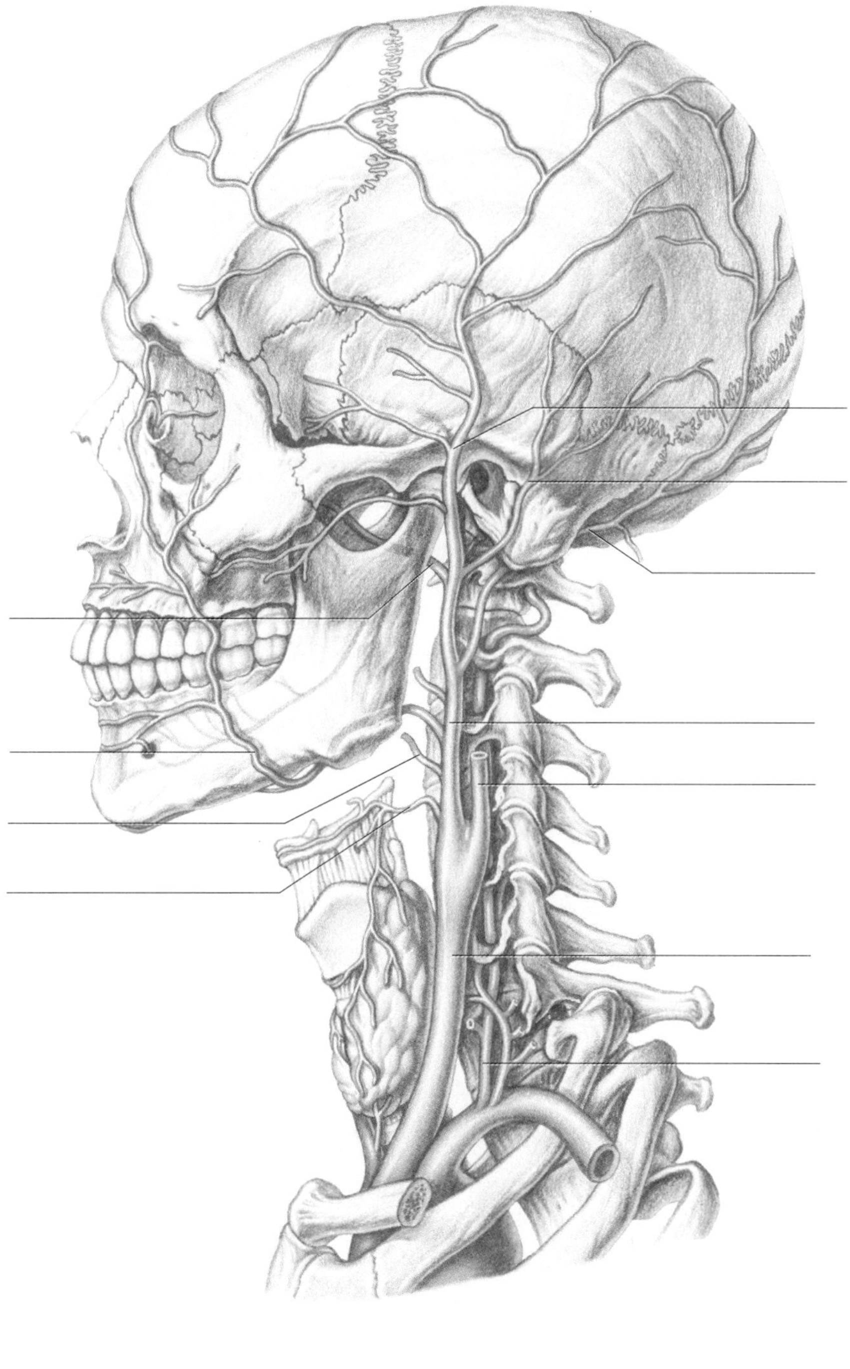

대뇌동맥고리	안장주변을 둘러싸는 뇌의 곁순환. 혈류량 일정하게 유지함 앞 · 중간대뇌동맥, 앞 · 뒤교통동맥, 뒤대뇌동맥

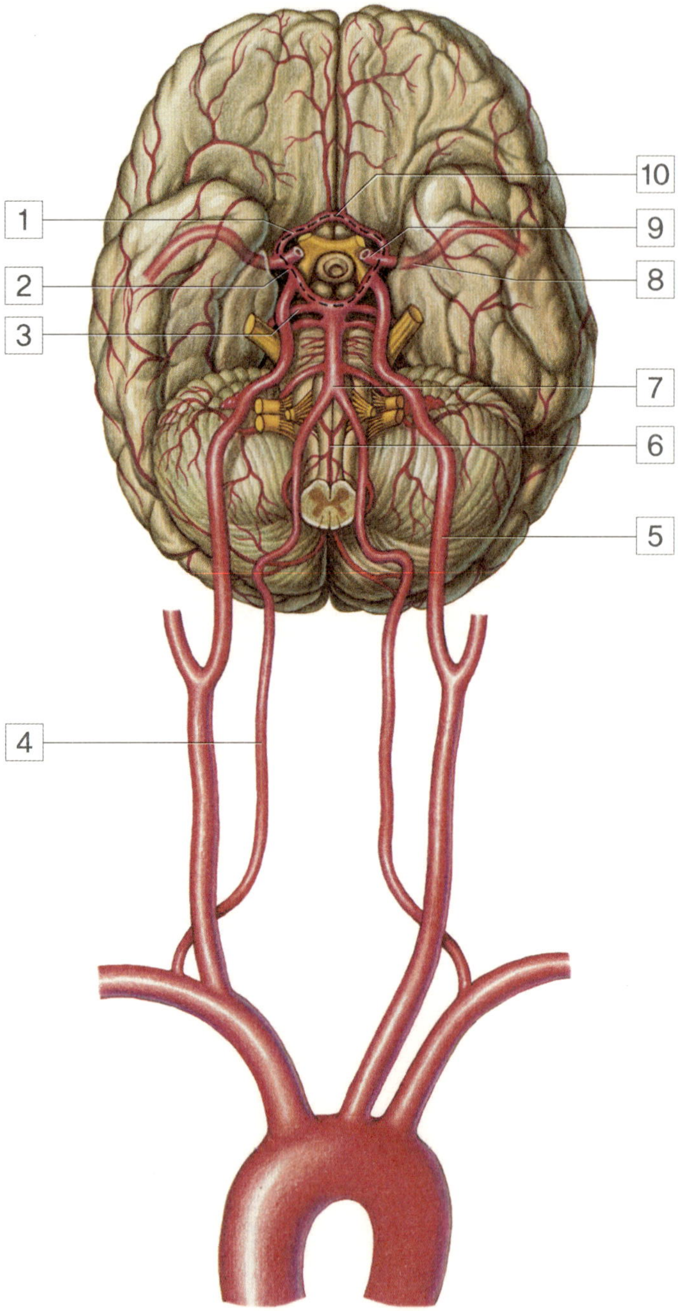

1 앞대뇌동맥 (전대뇌동맥 / Anterior cerebral a.)
2 뒤교통동맥 (후교통동맥 / Posterior communicating a.)
3 뒤대뇌동맥 (후대뇌동맥 / Posterior cerebral a.)
4 척추동맥 (추골동맥 / Vertebral a.)
5 속목동맥 (내경동맥 / Internal carotid a.)
6 앞척수동맥 (전척수동맥 / Anterior spinal a.)
7 뇌바닥동맥 (뇌저동맥 / Basilar a.)
8 중간대뇌동맥 (중대뇌동맥 / Middle cerebral a.)
9 속목동맥 (내경동맥 / Internal carotid a.)
10 앞교통동맥 (전교통동맥 / Anterior communicating a.)

- 대뇌의 동맥고리를 확인하여 색칠한 후 관련 부위 명칭을 쓰시오.

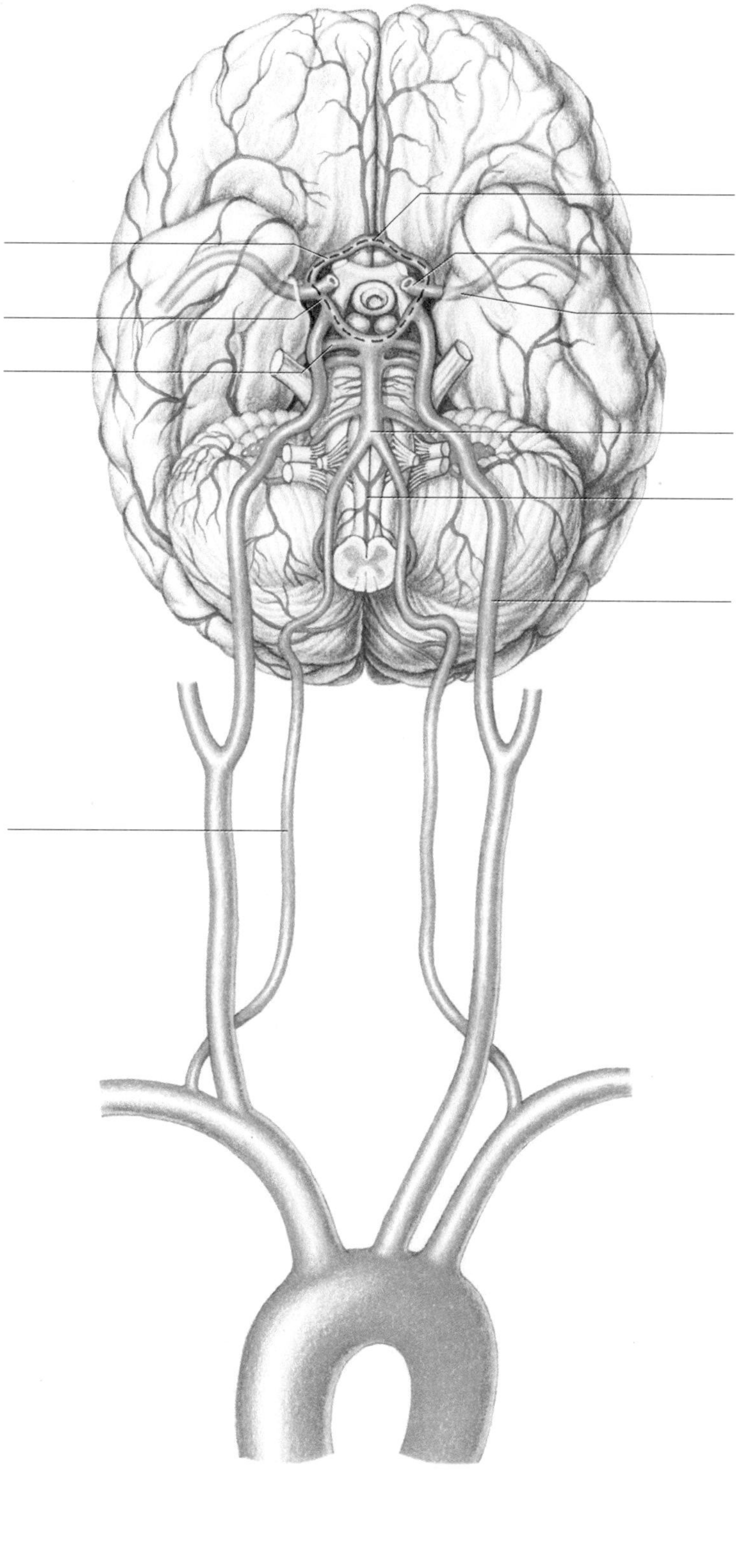

08 팔의 동맥

팔의 동맥	빗장밑동맥→겨드랑동맥→위팔동맥→노동맥, 자동맥→손의 동맥

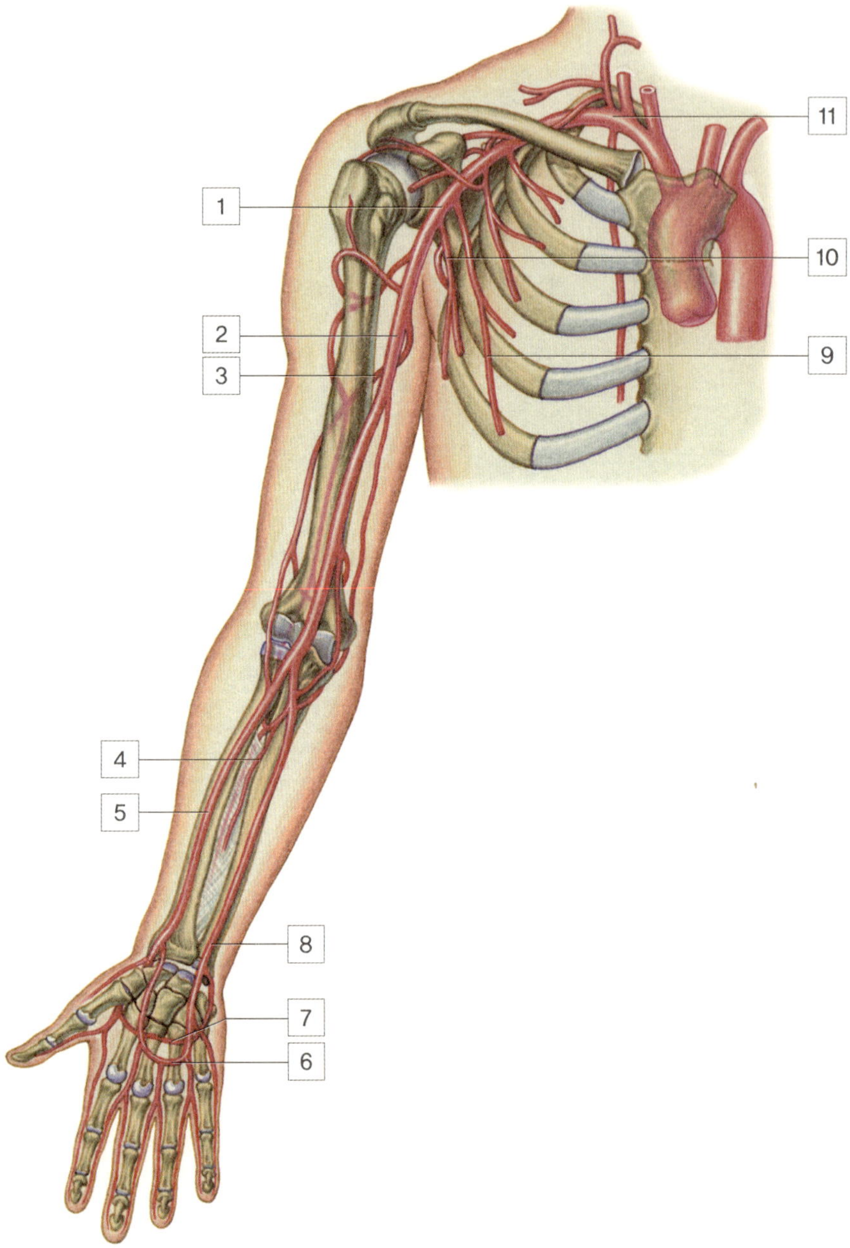

1 겨드랑동맥 (액와동맥 / Axillary a.)
2 위팔동맥 (상완동맥 / Brachial a.)
3 깊은위팔동맥 (상완심동맥 / Profunda brachii a.)
4 뒤뼈사이동맥 (후골간동맥 / Posterior interosseous a.)
5 노동맥 (요골동맥 / Radial a.)
6 얕은손바닥동맥활 (천장동맥궁 / Superficial palmar arch)
7 깊은손바닥동맥활 (심장동맥궁 / Deep palmar arch)
8 자동맥 (척골동맥 / Ulnar a.)
9 가쪽가슴동맥 (외측흉동맥 / Lateral thoracic a.)
10 가슴등동맥 (흉배동맥 / Thoracodorsal a.)
11 빗장밑동맥 (쇄골하동맥 / Subclavian a.)

- 팔의 동맥을 확인하여 색칠한 후 관련 부위 명칭을 쓰시오.

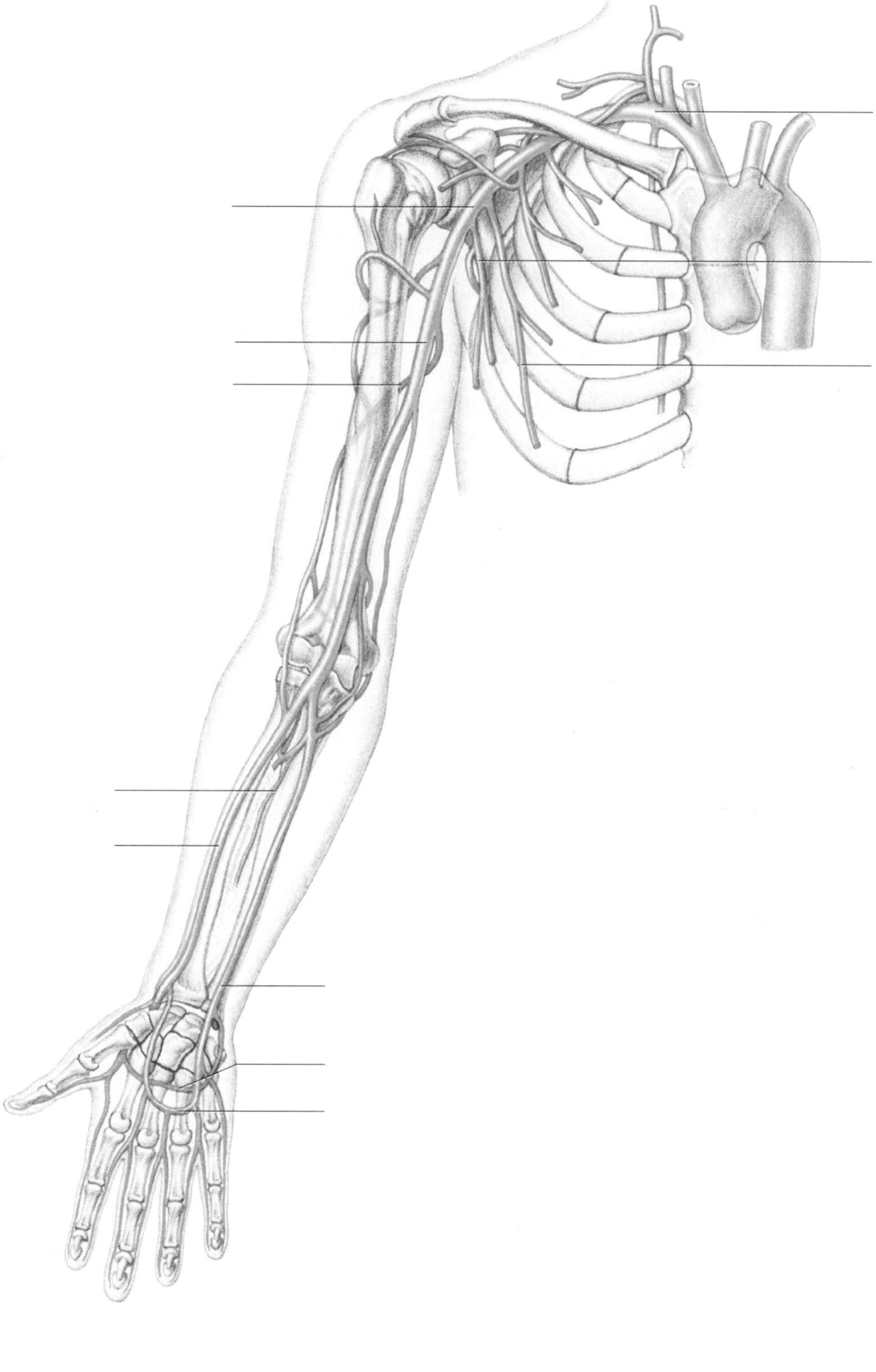

가슴대동맥	넷째등뼈→열두째등뼈 높이, 내림대동맥의 상부
배대동맥	가로막→넷째허리뼈 높이, 왼·오른온엉덩동맥으로 분지
벽가지	뒤갈비사이동맥(9쌍), 갈비밑동맥(1쌍), 위가로막동맥
내장가지	기관지동맥(2~3개), 식도동맥, 심장막가지

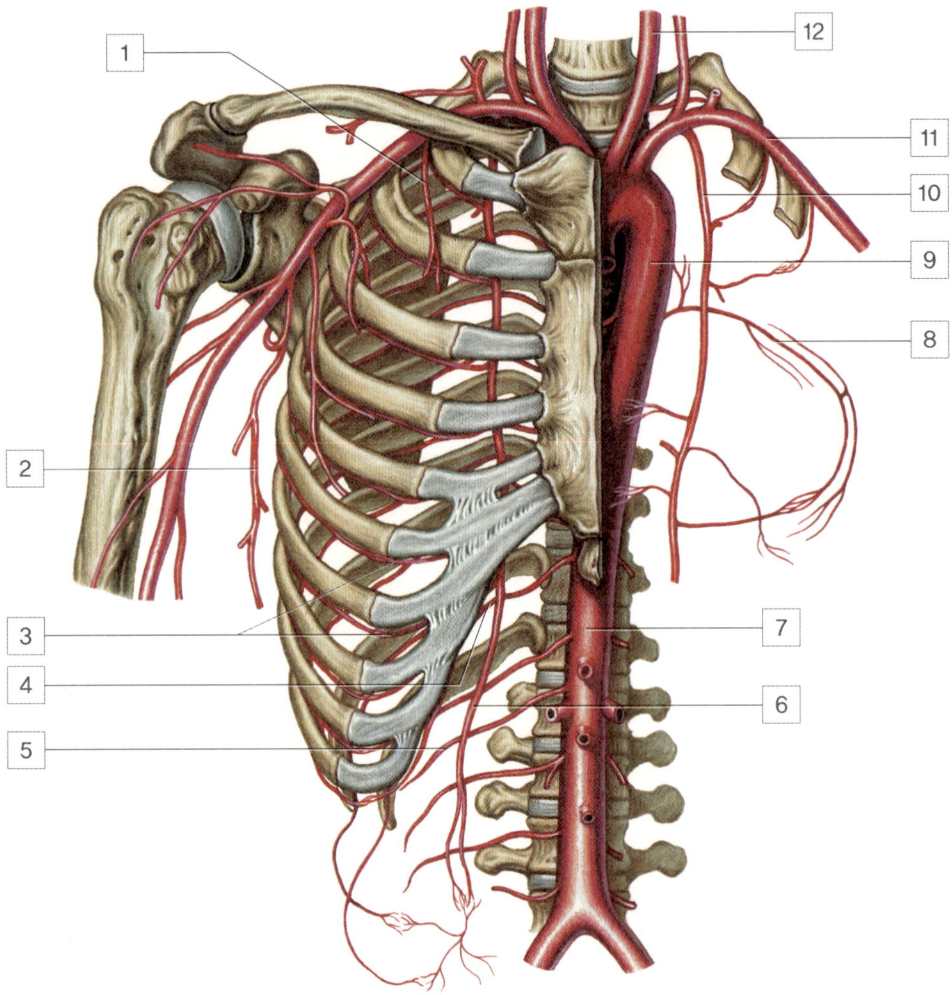

1 위가슴동맥 (상흉동맥 / Superior thoracic a.)
2 가쪽가슴동맥 (외측흉동맥 / Lateral thoracic a.)
3 앞갈비사이가지 (전늑간지 / Anterior intercostal br.)
4 근육가로막동맥 (근횡격동맥 / Musculophrenic a.)
5 갈비밑동맥 (늑하동맥 / Subcostal a.)
6 위배벽동맥 (상복벽동맥 / Superior epigastric a.)
7 배대동맥 (복대동맥 / Abdominal aorta)
8 뒤갈비사이동맥 (후늑간동맥 / Posterior intercostal a.)
9 가슴대동맥 (흉대동맥 / Thoracic aorta)
10 속가슴동맥 (내흉동맥 / Internal thoracic a.)
11 빗장밑동맥 (쇄골하동맥 / Subclavian a.)
12 온목동맥 (총경동맥 / Common carotid a.)

- 가슴의 동맥을 구분하여 색칠한 후 관련 부위 명칭을 쓰시오.

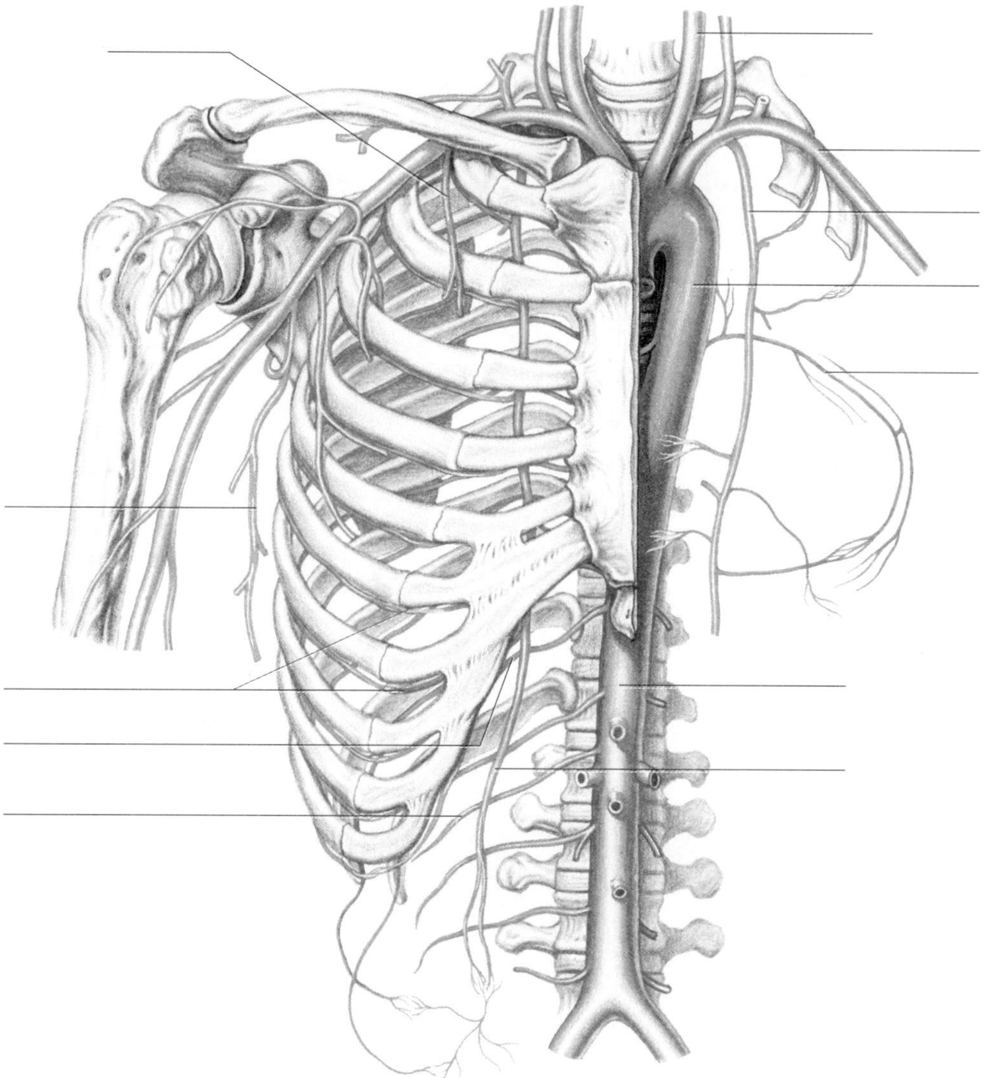

10 배의 동맥

벽가지	아래가로막동맥(1쌍), 허리동맥(4쌍), 정중엉치동맥
내장가지	복강동맥, 위창자간막동맥(왼위동맥, 지라동맥, 온간동맥), 아래창자간막동맥, 중간부신동맥, 콩팥동맥, 고환동맥, 난소동맥

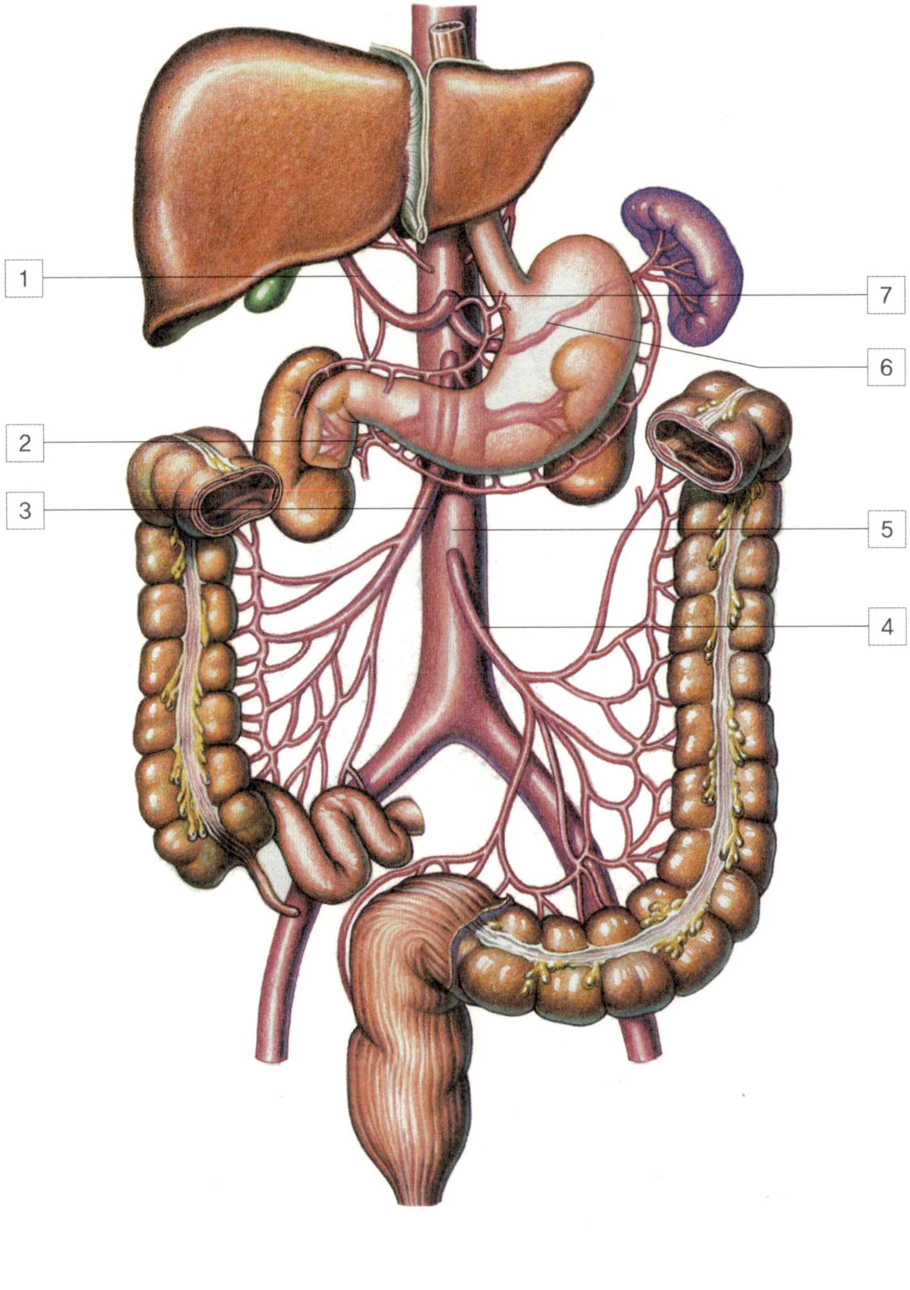

1 고유간동맥 (Proper hepatic a.)
2 콩팥동맥 (신동맥 / Renal a.)
3 위창자간막동맥 (상장간막동맥 / Superior mesenteric a.)
4 아래창자간막동맥 (하장간막동맥 / Inferior mesenteric a.)
5 배대동맥 (복대동맥 / Abdominal aorta)
6 지라동맥 (비동맥 / Splenic a.)
7 복강동맥 (Celiac trunk)

- 배의 동맥을 구분하여 색칠한 후 관련 부위 명칭을 쓰시오.

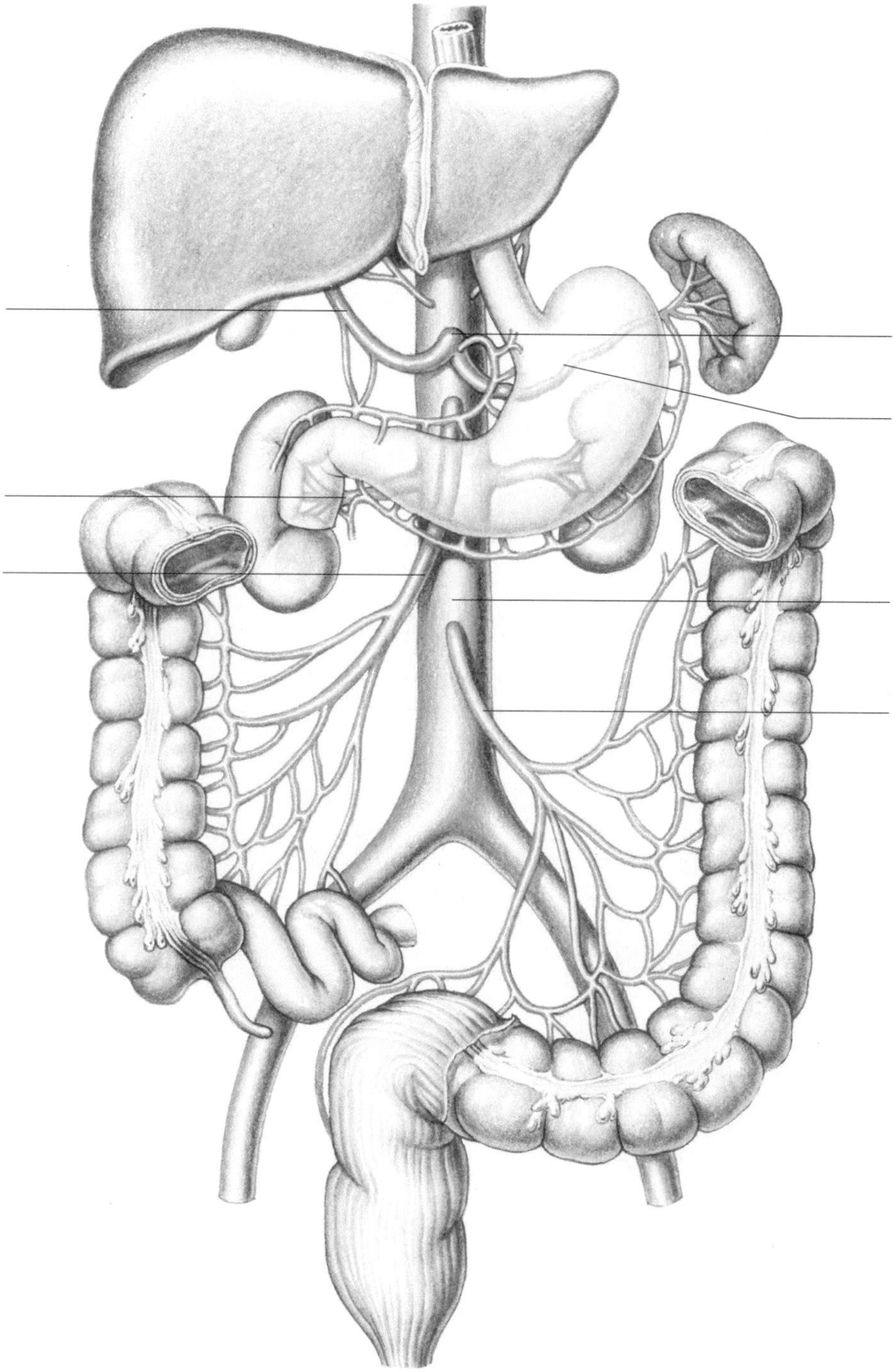

온엉덩동맥	속엉덩동맥: 배꼽동맥, 방광동맥, 자궁동맥, 폐쇄동맥, 속음부동맥, 위·아래볼기동맥
	바깥엉덩동맥: 다리에 혈액공급

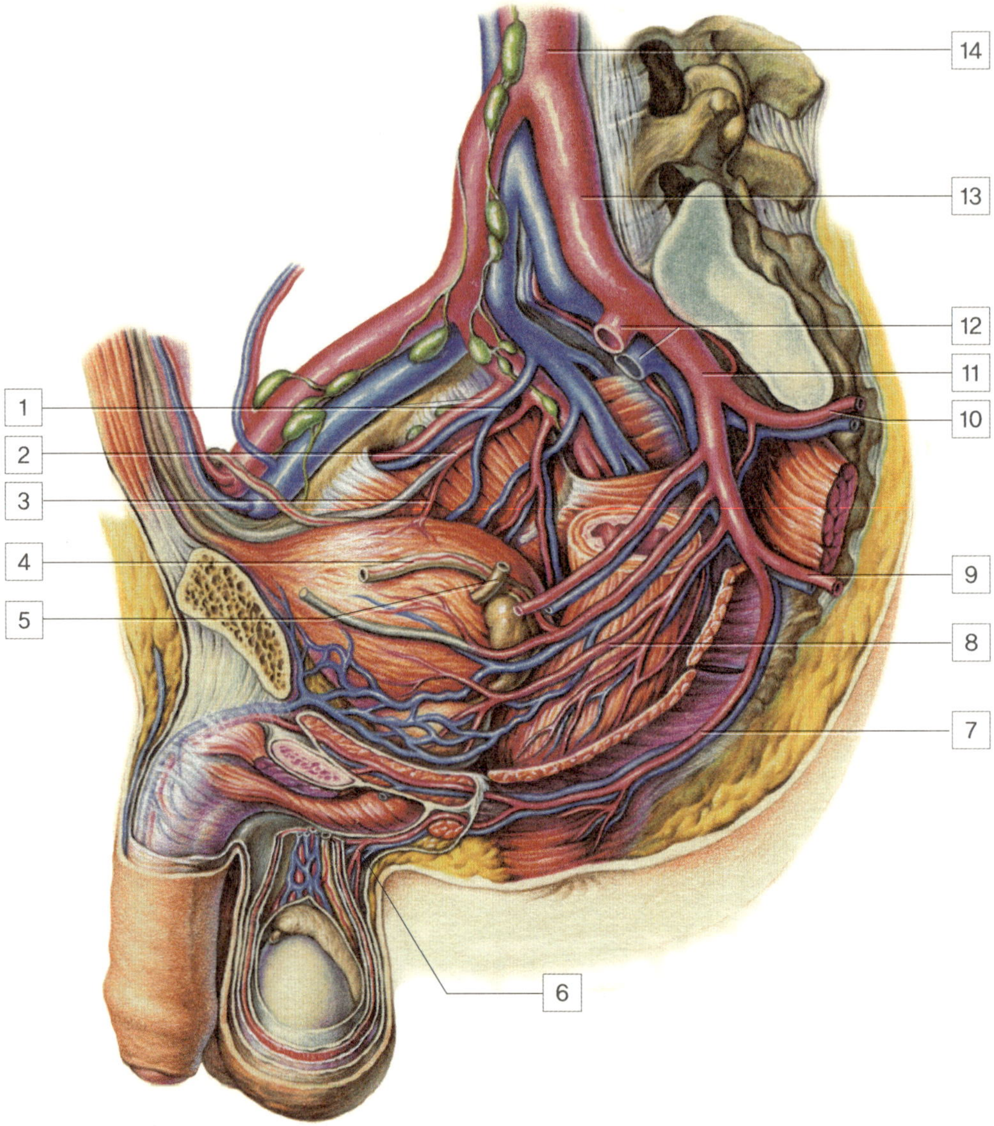

1 폐쇄동맥 · 정맥 (Obturator a. and v.)
2 배꼽동맥 (제동맥 / Umbilical a.)
3 위방광동맥 (상방광동맥 / Superior vesical aa.)
4 정관과 동맥 (Vas deferens and a.)
5 요관 (Ureter)
6 고환혈관 (Testicular vessels)
7 속음부동맥 (내음부동맥 / Internal pudendal a.)
8 아래방광동맥, 중간곧창자동맥 (Inferior vesical a., Middle rectal a.)
9 아래볼기동맥 (하둔동맥 / Inferior gluteal a.)
10 위볼기동맥 (상둔동맥 / Superior gluteal a.)
11 속엉덩동맥 · 정맥 (내장골동맥 · 정맥 / Internal iliac a. and v.)
12 바깥엉덩동맥 · 정맥 (외장골동맥 · 정맥 / External iliac a. and v.)
13 온엉덩동맥 (총장골동맥 / Common iliac a.)
14 배대동맥 (복대동맥 / Abdominal aorta)

- 골반의 동맥을 확인하고 색칠한 후 관련 부위 명칭을 쓰시오.

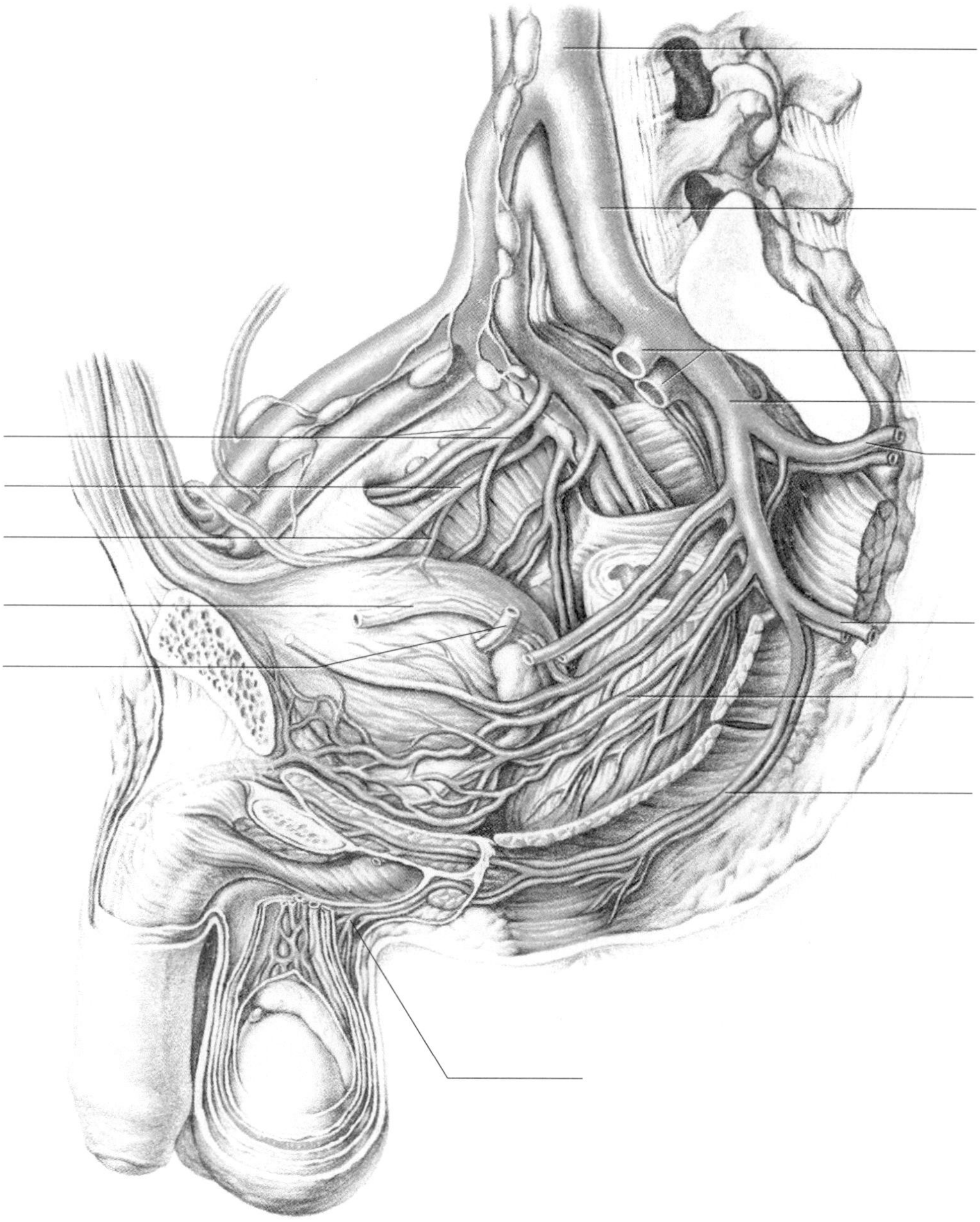

바깥엉덩동맥 → 넙다리동맥 → 오금동맥 →	앞정강동맥 → 발등동맥 뒤정강동맥 → 종아리동맥 & 발바닥동맥

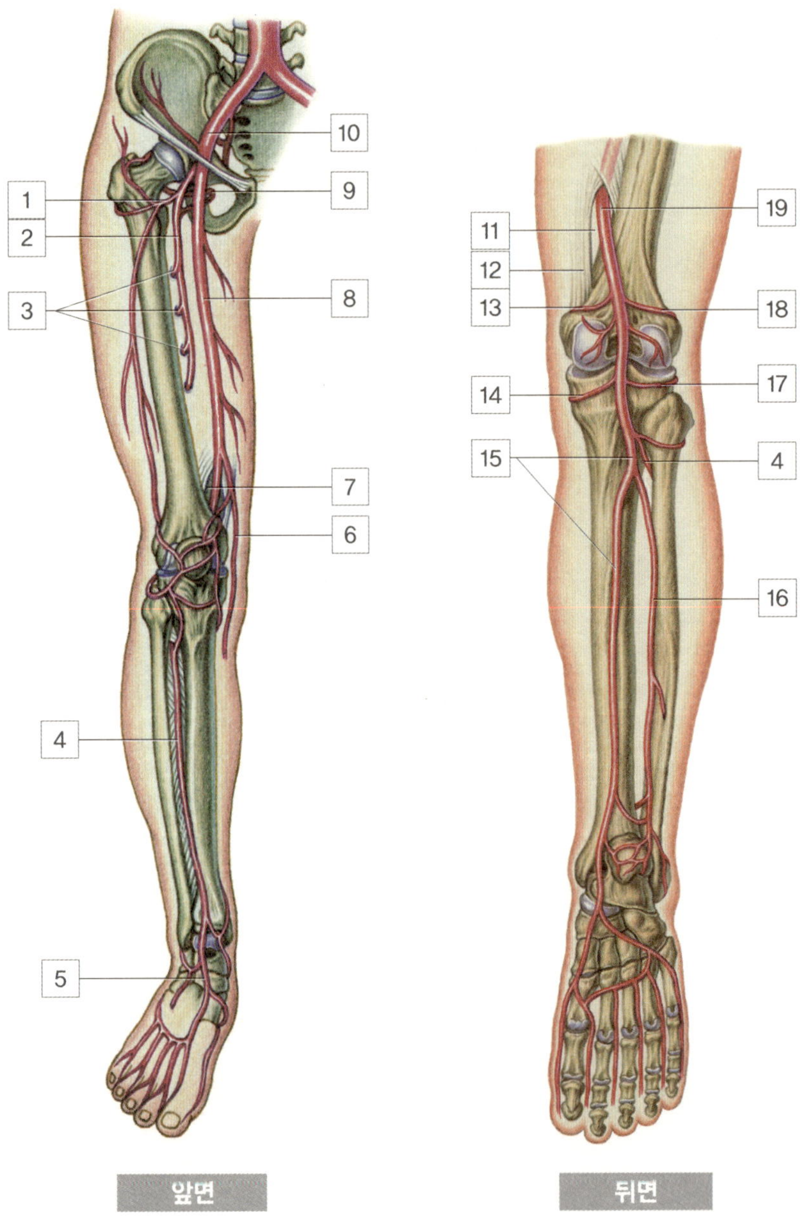

1 가쪽넙다리휘돌이동맥 (외측대퇴회선동맥 / Lateral circumflex femoral a.)
2 깊은넙다리동맥 (대퇴심동맥 / Deep femoral a.)
3 첫째–셋째관통동맥 (제1-3관통동맥 / Perforating aa.)
4 앞정강동맥 (전경골동맥 / Anterior tibial a.)
5 발등동맥 (족배동맥 / Dorsal a. of foot)
6 무릎내림동맥 (Descending genicular a.)
7 모음근굴 (내전근관 / Adductor canal)
8 넙다리동맥 (대퇴동맥 / Femoral a.)
9 안쪽넙다리휘돌이동맥 (내측대퇴회선동맥 / Medial circumflex femoral a.)
10 바깥엉덩동맥 (외장골동맥 / External iliac a.)
11 모음근구멍 (내전근열공 / Adductor hiatus)
12 큰모음근 (대내전근 / Adductor magnus m.)
13 안쪽위무릎동맥 (내측상슬동맥 / Superior medial genicular a.)
14 안쪽아래무릎동맥 (내측하슬동맥 / Inferior medial genicular a.)
15 뒤정강동맥 (후경골동맥 / Posterior tibial a.)
16 종아리동맥 (비골동맥 / Fibular a.)
17 가쪽아래무릎동맥 (외측하슬동맥 / Inferior lateral genicular a.)
18 가쪽위무릎동맥 (외측상슬동맥 / Superior lateral genicular a.)
19 오금동맥 (슬와동맥 / Popliteal a.)

- 다리의 동맥을 확인하고 색칠한 후 관련 부위 명칭을 쓰시오.

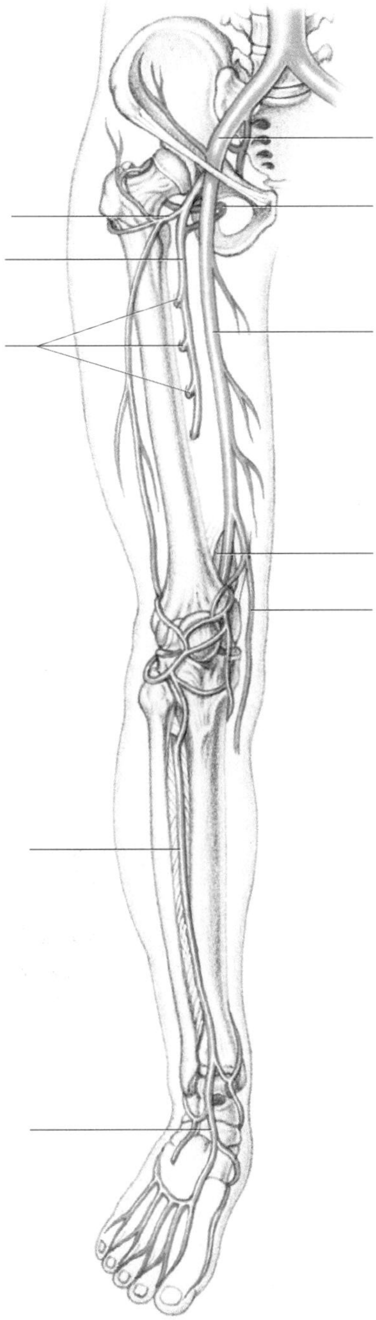

앞면

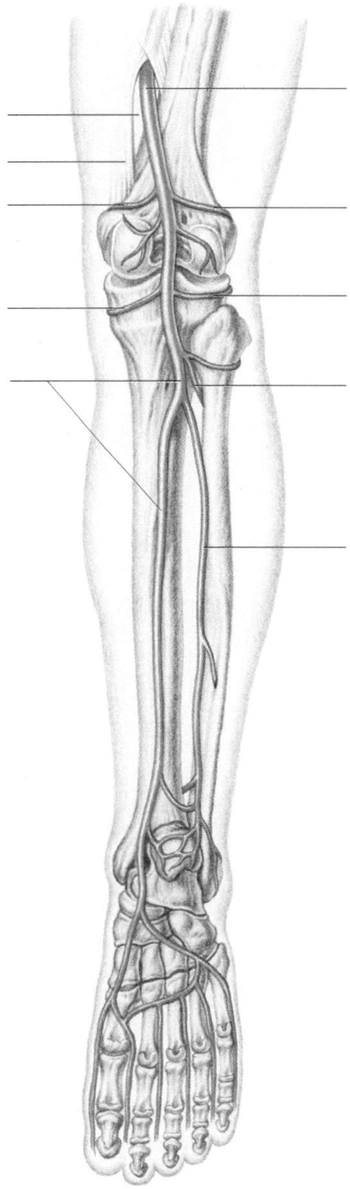

뒤면

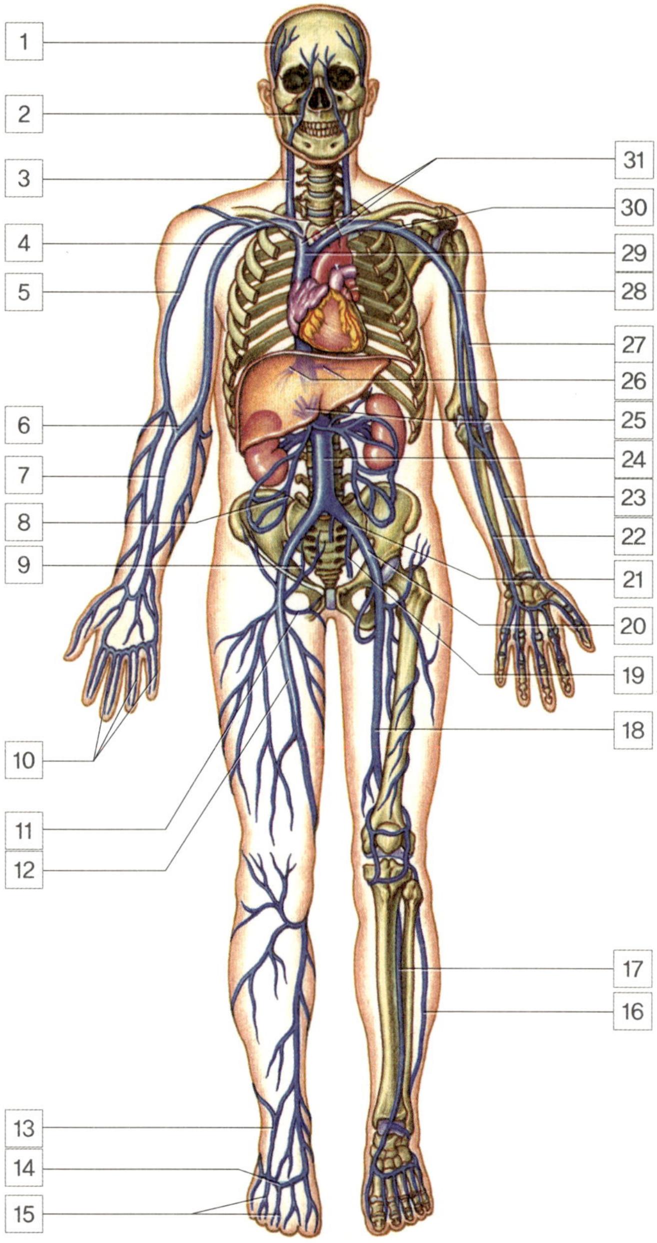

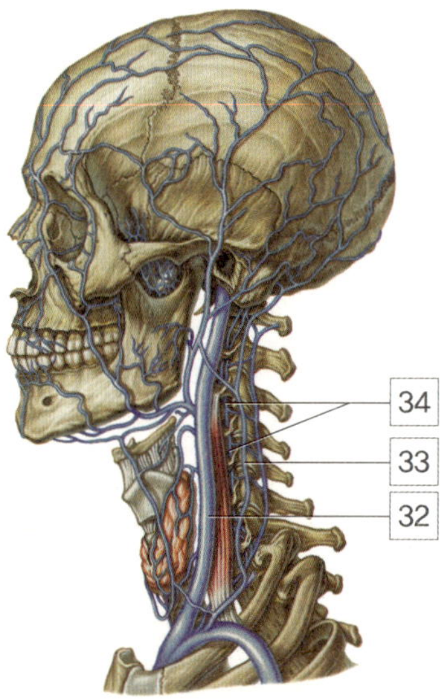

1 얕은관자정맥 (천측두정맥 / Superficial temporal v.)
2 얼굴정맥 (안면정맥 / Facial v.)
3 목정맥 (경정맥 / Jugular v.)
4 자쪽피부정맥 (척측피정맥 / Basilic v.)
5 노쪽피부정맥 (요측피정맥 / Cephalic v.)
6 팔오금중간정맥 (주중간피정맥 / Median cubital v.)
7 아래팔중간정맥 (전완정중피정맥 / Median antebrachial v.)
8 위창자간막정맥 (상장간막정맥 / Superior mesenteric v.)
9 얕은배벽정맥 (천복벽정맥 / Superficial epigastric v.)
10 바닥쪽손가락정맥 (수장지정맥 / Palmar digital v.)
11 바깥음부정맥 (외음부정맥 / External pudendal v.)
12 큰두렁정맥 (대복재정맥 / Great saphenous v.)
13 작은두렁정맥 (소복재정맥 / Small saphenous v.)
14 발등정맥활 (족배정맥궁 / Dorsal venous arch)
15 등쪽발가락정맥 (배측지정맥 / Dorsal digital v.)
16 종아리정맥 (비골정맥 / Fibular v.)
17 앞정강정맥 (전경골정맥 / Anterior tibial v.)
18 넙다리정맥 (대퇴정맥 / Femoral v.)
19 속엉덩정맥 (내장골정맥 / Internal iliac v.)
20 바깥엉덩정맥 (외장골정맥 / External iliac v.)
21 온엉덩정맥 (총장골정맥 / Common iliac v.)
22 자정맥 (척골정맥 / Ulnar v.)
23 노정맥 (요골정맥 / Radial v.)
24 아래대정맥 (하대정맥 / Inferior vena cava)
25 간문맥 (Hepatic portal v.)
26 간정맥 (Hepatic v.)
27 위팔정맥 (상완정맥 / Brachial v.)
28 겨드랑정맥 (액와정맥 / Axillary v.)
29 위대정맥 (상대정맥 / Superior vena cava)
30 빗장밑정맥 (쇄골하정맥 / Subclavian v.)
31 팔머리정맥 (완두정맥 / Brachiocephalic v.)
32 속목정맥 (내경정맥 / Internal jugular v.)
33 바깥목정맥 (외경정맥 / External jugular v.)
34 척추정맥 (추골정맥 / Vertebral v.)

- 위대정맥 아래대정맥을 확인하여 색칠한 후 관련 부위 명칭을 쓰시오.

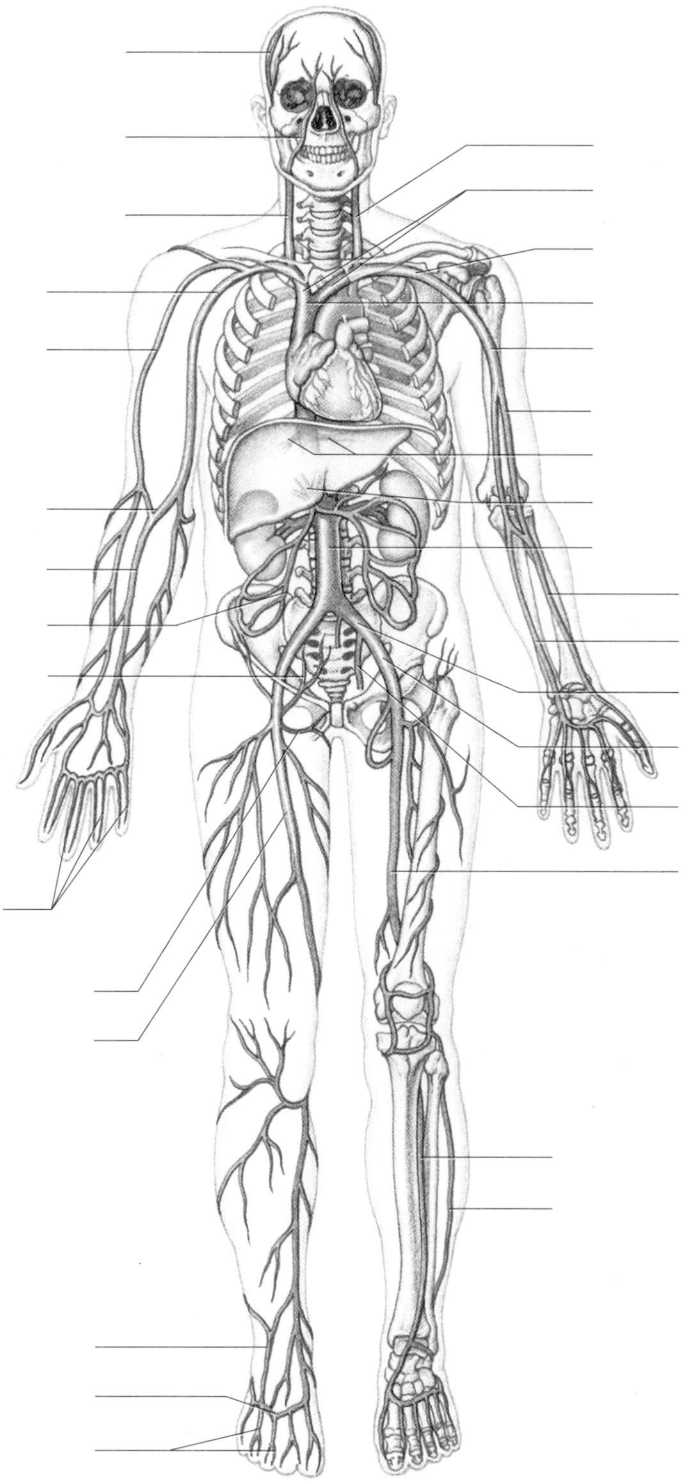

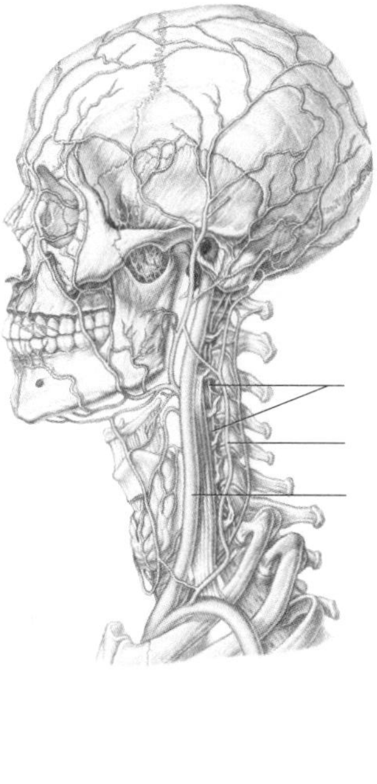

14 머리의 정맥

<table>
<tr><td rowspan="3">팔머리정맥</td><td colspan="2">← 속목정맥(뇌, 머리, 목의 깊은정맥 혈액회수)</td></tr>
<tr><td rowspan="2">← 빗장밑정맥</td><td>← 바깥목정맥(두피의 얕은정맥, 얼굴의 깊은정맥 혈액회수)</td></tr>
<tr><td>← 척추정맥(목부위 척수, 머리뼈 뒤면 혈액회수)</td></tr>
</table>

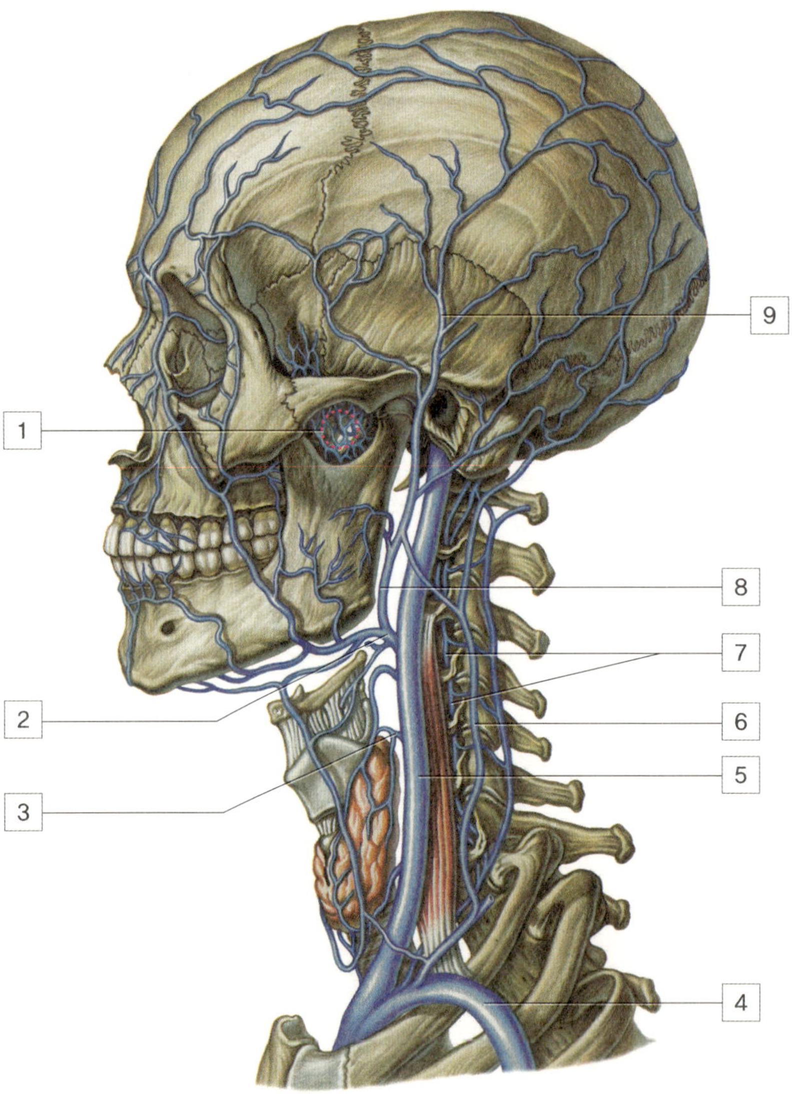

1 날개근정맥얼기 (익돌근정맥총 / Pterygoid plexus)
2 온얼굴정맥 (총안면정맥 / Common facial v.)
3 위갑상정맥 (상갑상선정맥 / Superior thyroid v.)
4 빗장밑정맥 (쇄골하정맥 / Subclavian v.)
5 속목정맥 (내경정맥 / Internal jugular v.)
6 바깥목정맥 (외경정맥 / External jugular v.)
7 척추정맥 (추골정맥 / Vertebral v.)
8 아래턱뒤정맥 (하악후정맥 / Retromandibular v.)
9 얕은관자정맥 (천측두정맥 / Superficial temporal v.)

- 머리의 정맥을 구분하여 색칠한 후 관련 부위 명칭을 쓰시오.

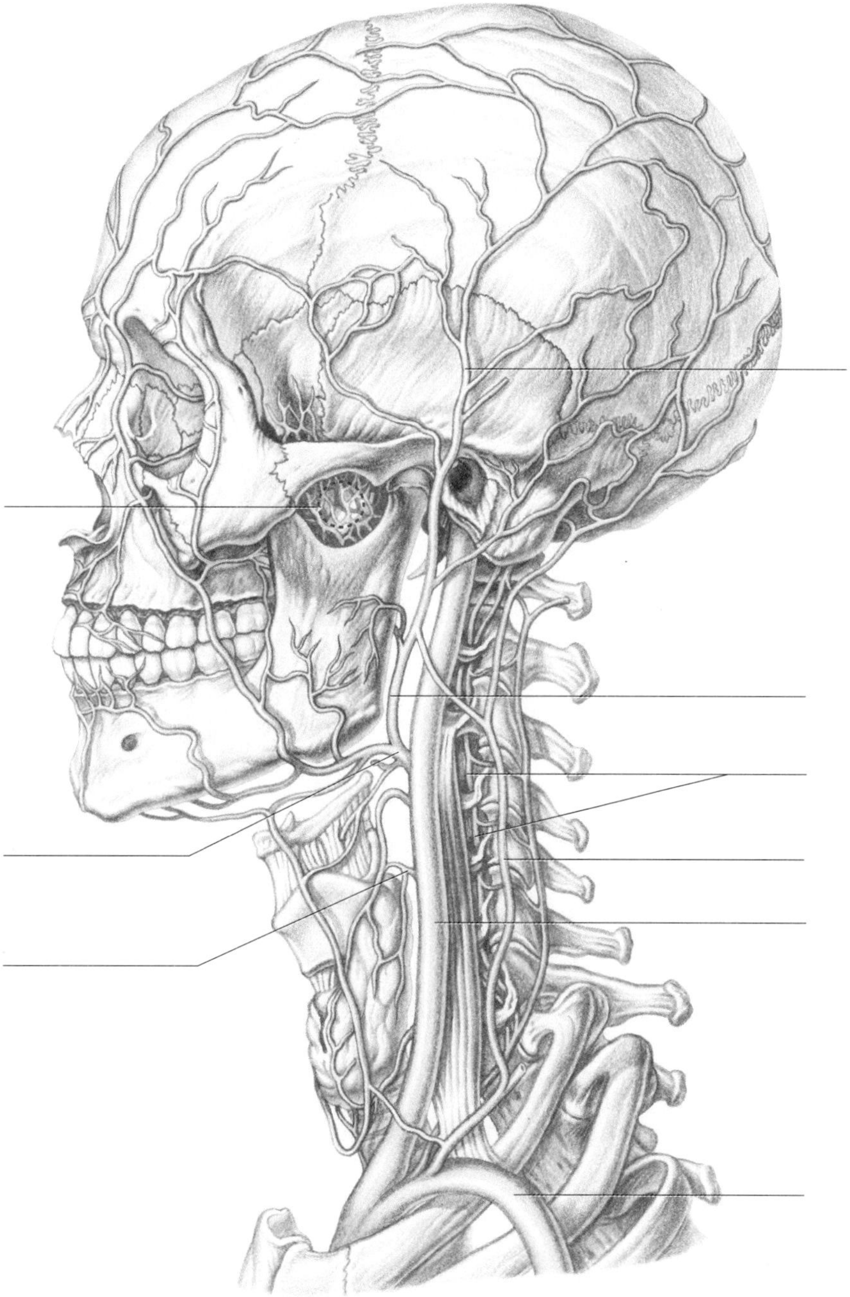

15 경질막 정맥굴

정맥굴	머리강내 정맥혈을 속목정맥으로 유입시키는 곁순환
	위·아래시상정맥굴, 가로정맥굴, 곧은정맥굴, 구불정맥굴, 정맥굴합류, 해면정맥굴

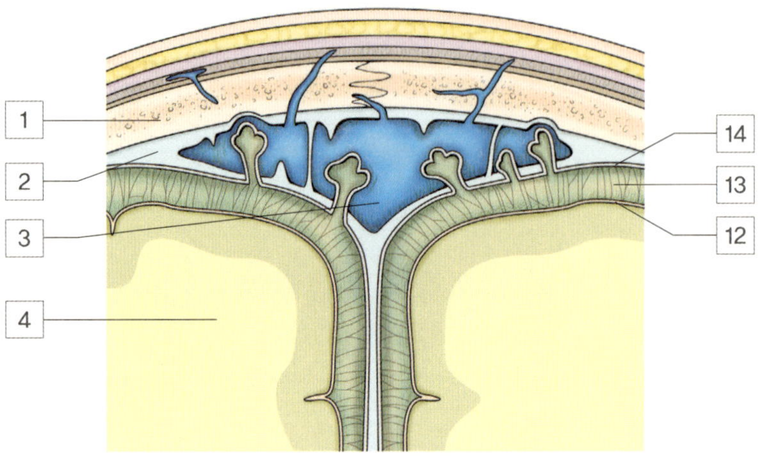

머리덮개와 뇌막의 단면

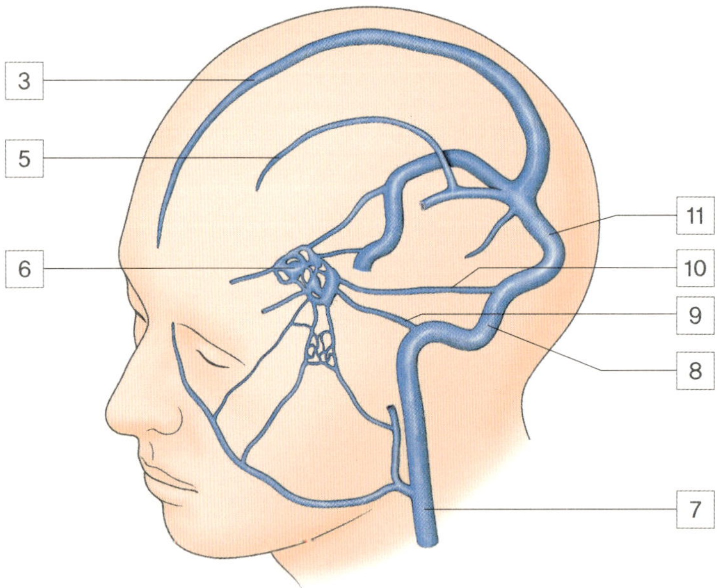

경질막 정맥굴

1 마루뼈 (두정골 / Parietal B)
2 경막; 경수막 (경질막 / Dura mater)
3 위시상정맥굴 (상시상정맥동 / Superior sagittal sinus)
4 대뇌 (Cerebrum)
5 아래시상정맥굴 (하시상정맥동 / Inferior sagittal sinus)
6 해면정맥굴 (해면정맥동 / Cavernous sinus)
7 속목정맥 (내경정맥 / Internal jugular v.)
8 구불정맥굴 (S상정맥동 / Sigmoid sinus)
9 아래바위정맥굴 (하추체정맥동 / Inferior petrosal sinus)
10 위바위정맥굴 (상추체정맥동 / Superior petrosal sinus)
11 가로정맥굴 (횡정맥동 / Transverse sinus)
12 연막; 연수막 (연질막 / Pia mater)
13 거미막밑공간 (지주막하강 / Subarachnoid space)
14 거미막 (지주막 / Arachnoid mater)

- 정맥굴을 구분하여 색칠한 후 관련 부위 명칭을 쓰시오.

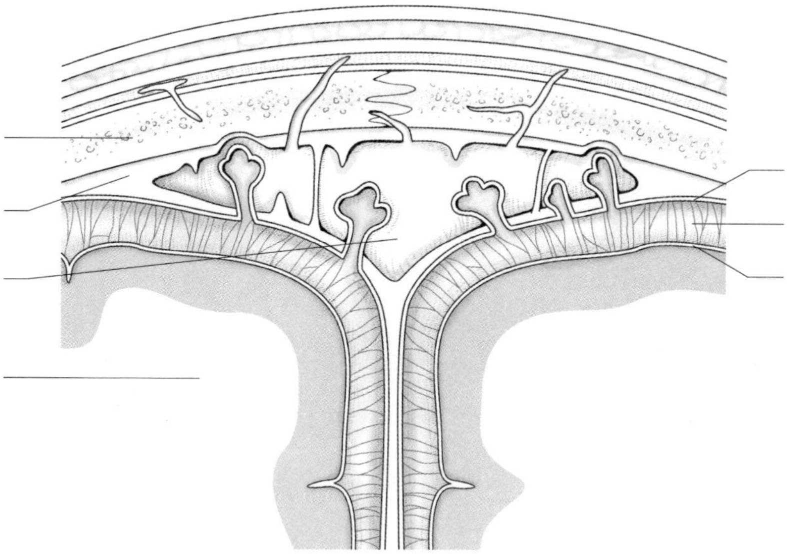

머리덮개와 뇌막의 단면

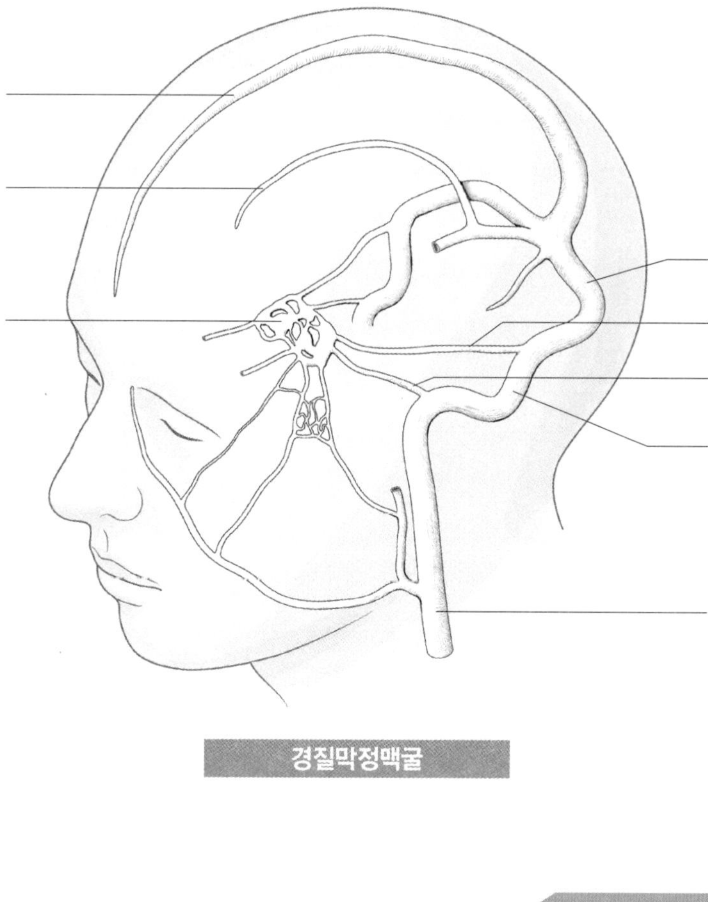

경질막정맥굴

16 팔의 얕은정맥과 깊은정맥

깊은정맥	빗장밑정맥 ← 겨드랑정맥 ← 위팔정맥 ← 노 · 자정맥 ← 손바닥 · 손등정맥활
얕은정맥	노쪽피부정맥(겨드랑정맥으로 유입), 자쪽피부정맥(위팔정맥으로 유입)

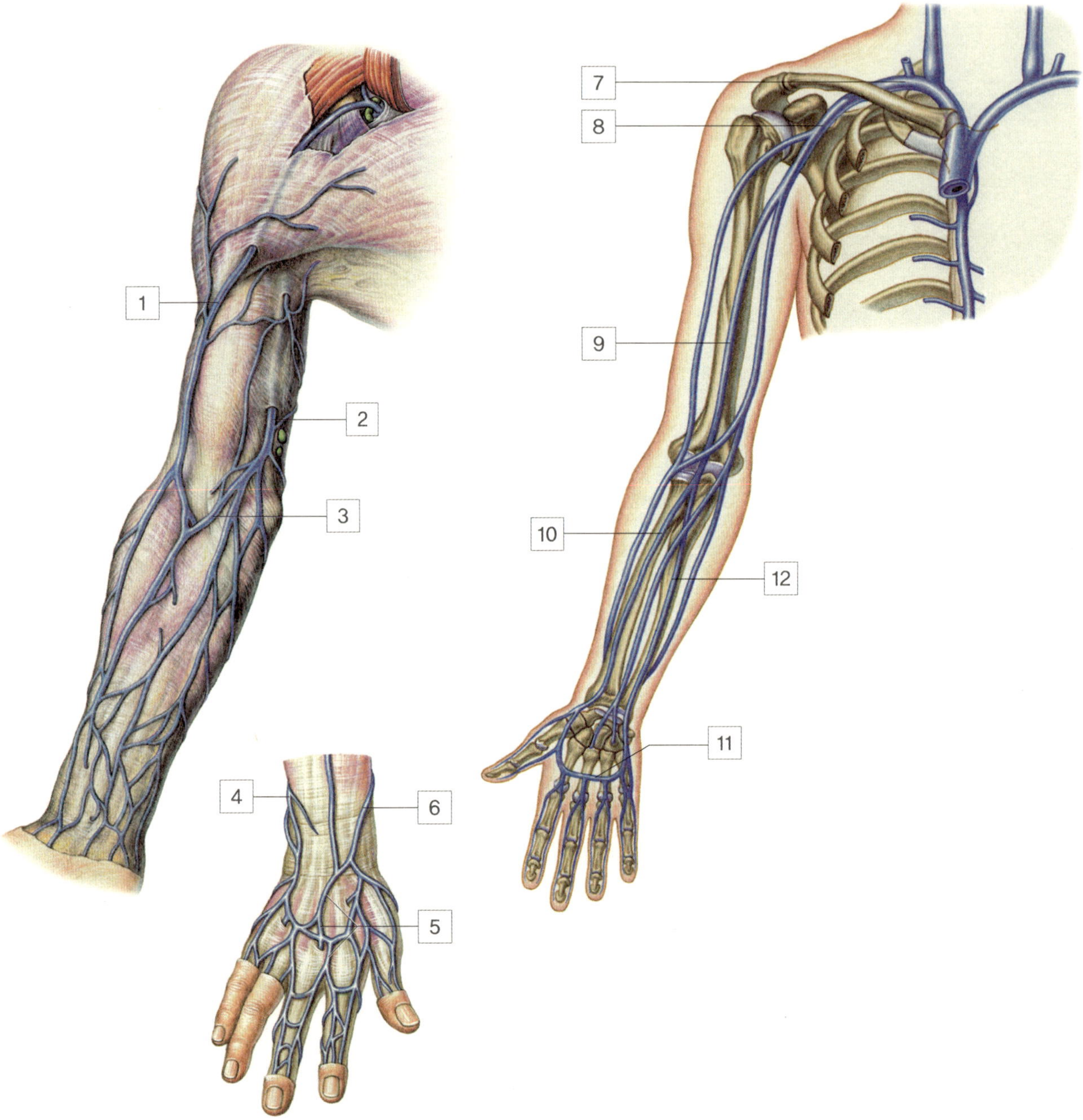

1 노쪽피부정맥 (요측피정맥 / Cephalic v.)
2 자쪽피부정맥 (척측피정맥 / Basilic v.)
3 팔오금중간피부정맥 (주정중피정맥 / Median cubital v.)
4 아래팔자쪽피부정맥 (전완척측피정맥/ Basilic v. of forearm)
5 손등정맥그물 (수배정맥망 / Dorsal venous network of hand)
6 아래팔노쪽피부정맥 (전완요측피정맥/Cephalic v. of forearm)
7 빗장밑정맥 (쇄골하정맥 / Subclavian v.)
8 겨드랑정맥 (액와정맥 / Axillary v.)
9 위팔정맥 (상완정맥 / Brachial v.)
10 노정맥 (요골정맥 / Radial v.)
11 손바닥정맥활 (수장정맥궁 / Venous palmar arch)
12 자정맥 (척골정맥 / Ulnar v.)

- 팔의 깊은정맥과 얕은정맥을 구분하여 색칠한 후 관련 부위 명칭을 쓰시오.

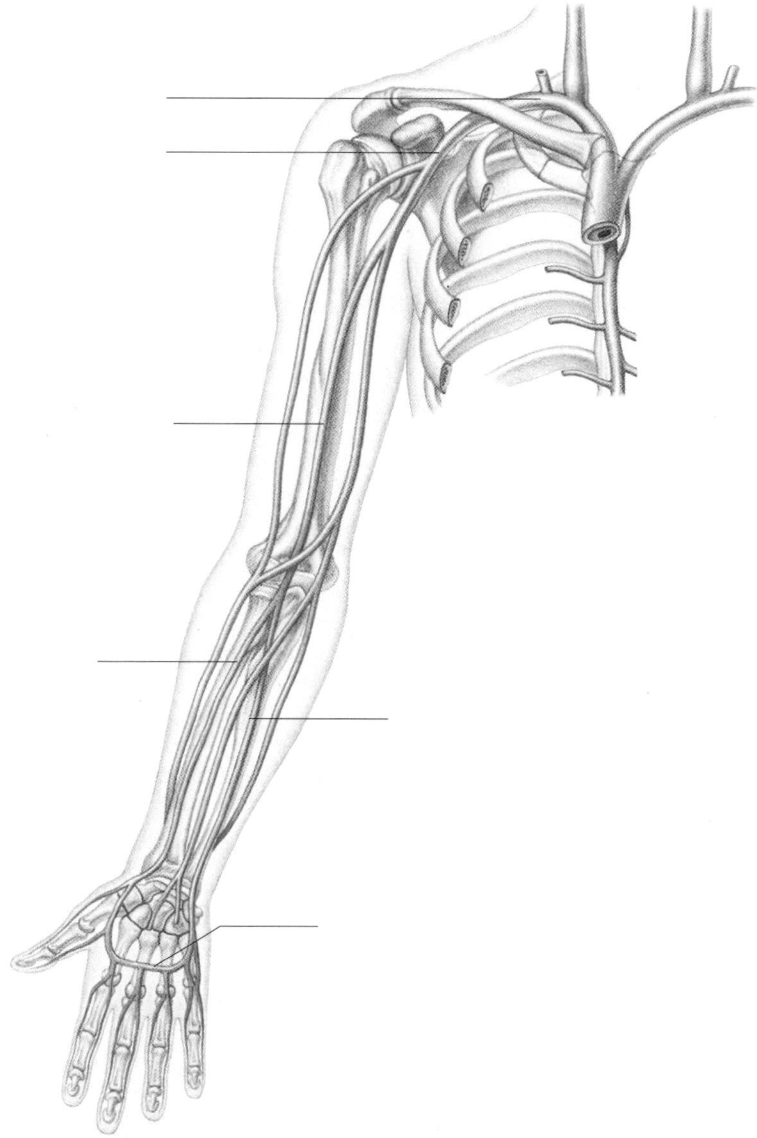

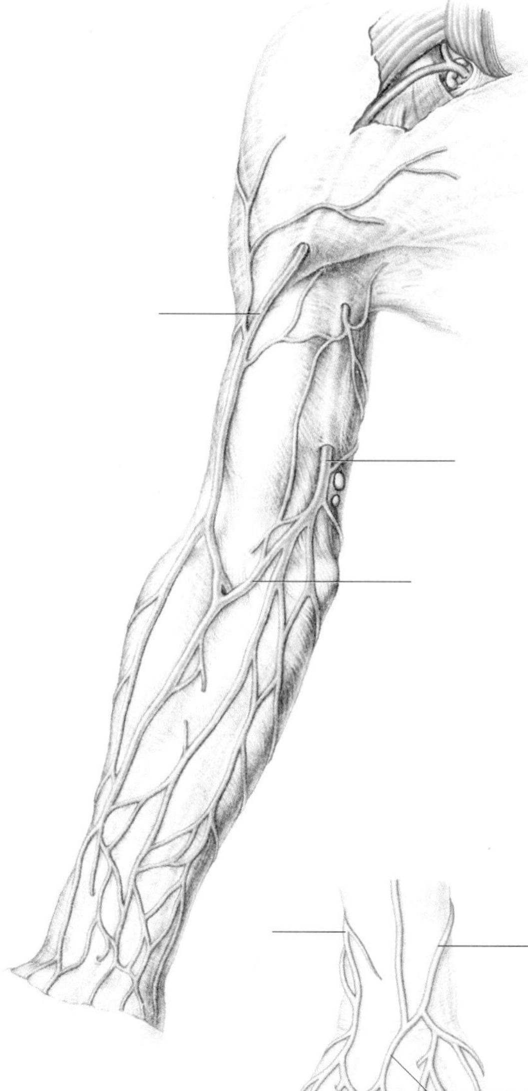

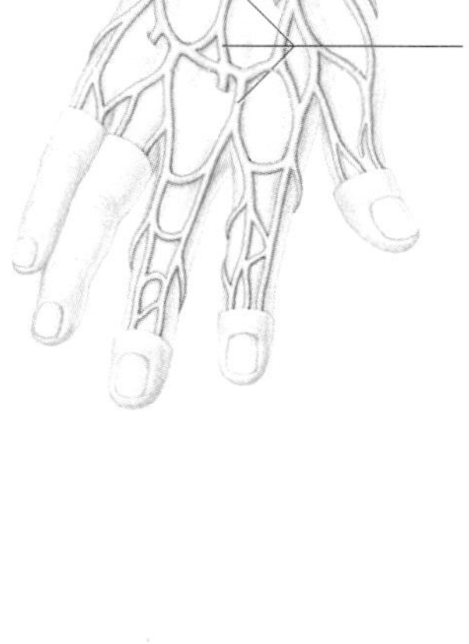

아래대정맥	왼·오른온엉덩정맥이 상행하여 형성된 정맥
홀정맥	아래대정맥의 곁순환. 가슴벽의 정맥혈을 위대정맥으로 운반함 오른쪽: 홀정맥 인쪽: 반홀정맥, 덧반홀정맥

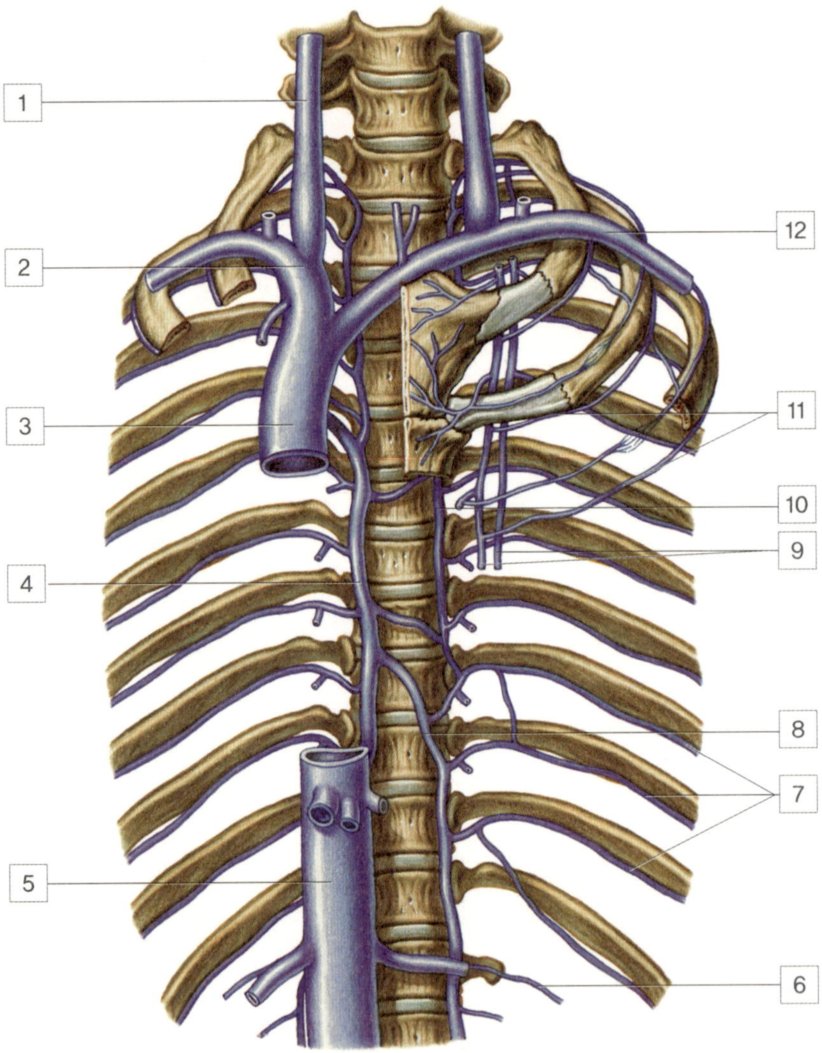

1 속목정맥 (내경정맥 / Internal jugular v.)
2 오른팔머리정맥 (우완두정맥 / Right brachiocephalic v.)
3 위대정맥 (상대정맥 / Superior vena cava)
4 홀정맥 (기정맥 / Azygos v.)
5 아래대정맥 (하대정맥 / Inferior vena cava)
6 첫째허리정맥 (제1요정맥 / 1st lumbar v.)
7 뒤갈비사이정맥 (후늑간정맥 / Posterior intercostal v.)
8 반홀정맥 (반기정맥 / Hemiazygos v.)
9 속가슴정맥 (내흉정맥 / Internal thoracic v.)
10 덧반홀정맥 (부반기정맥 / Accessory hemiazygos v.)
11 앞갈비사이정맥 (전늑간정맥 / Anterior intercostal v.)
12 빗장밑정맥 (쇄골하정맥 / Subclavian v.)

- 아래대정맥과 위대정맥을 확인하고 주위의 홀정맥의 흐름을 구분하여 색칠한 후 관련 부위 명칭을 쓰시오.

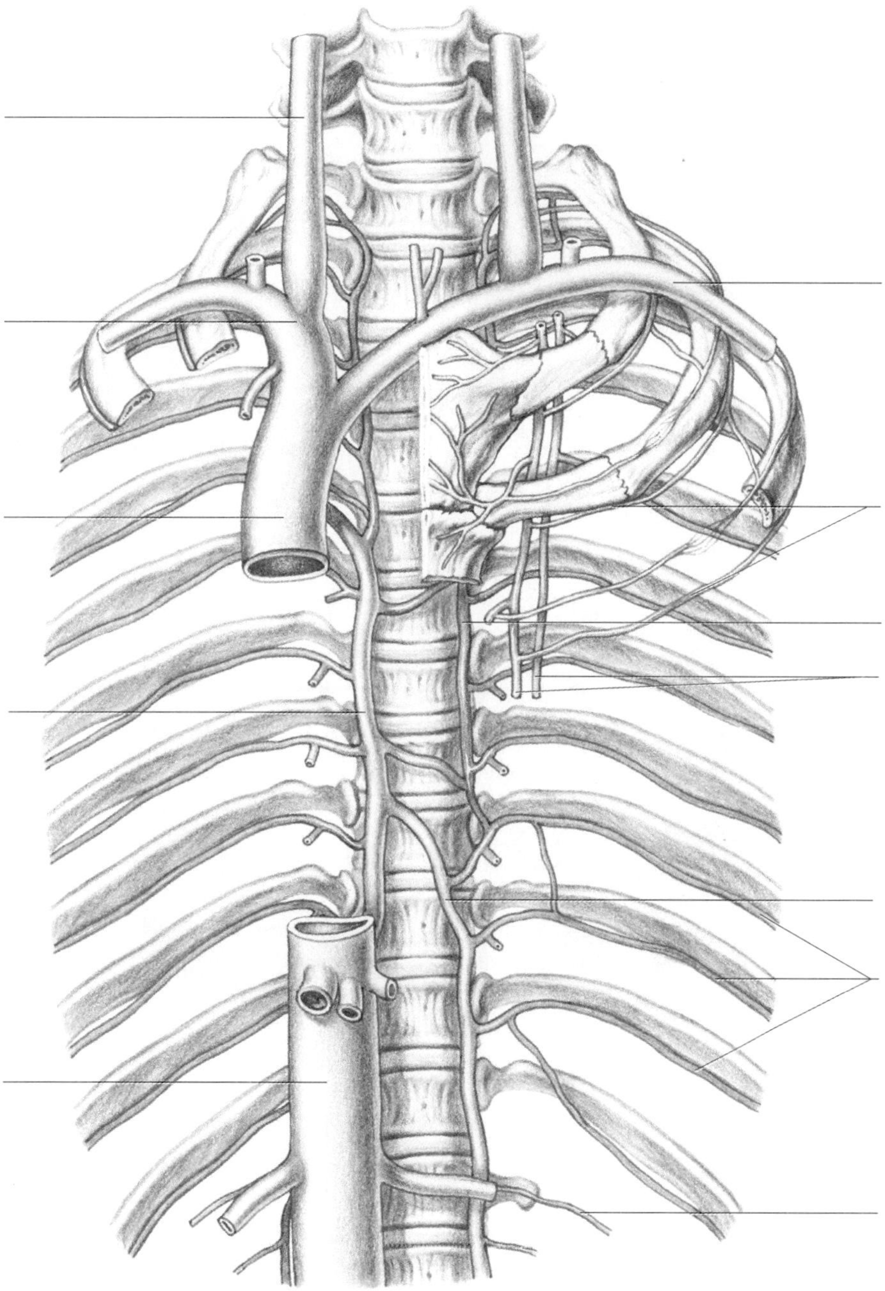

간문맥	유해물질 해독 & 영양분 간에 축적(굴모세혈관 재통과)
	(위정맥, 위·아래창자간막정맥, 지라정맥) → 간문맥 → 간 → 간정맥 → 아래대정맥

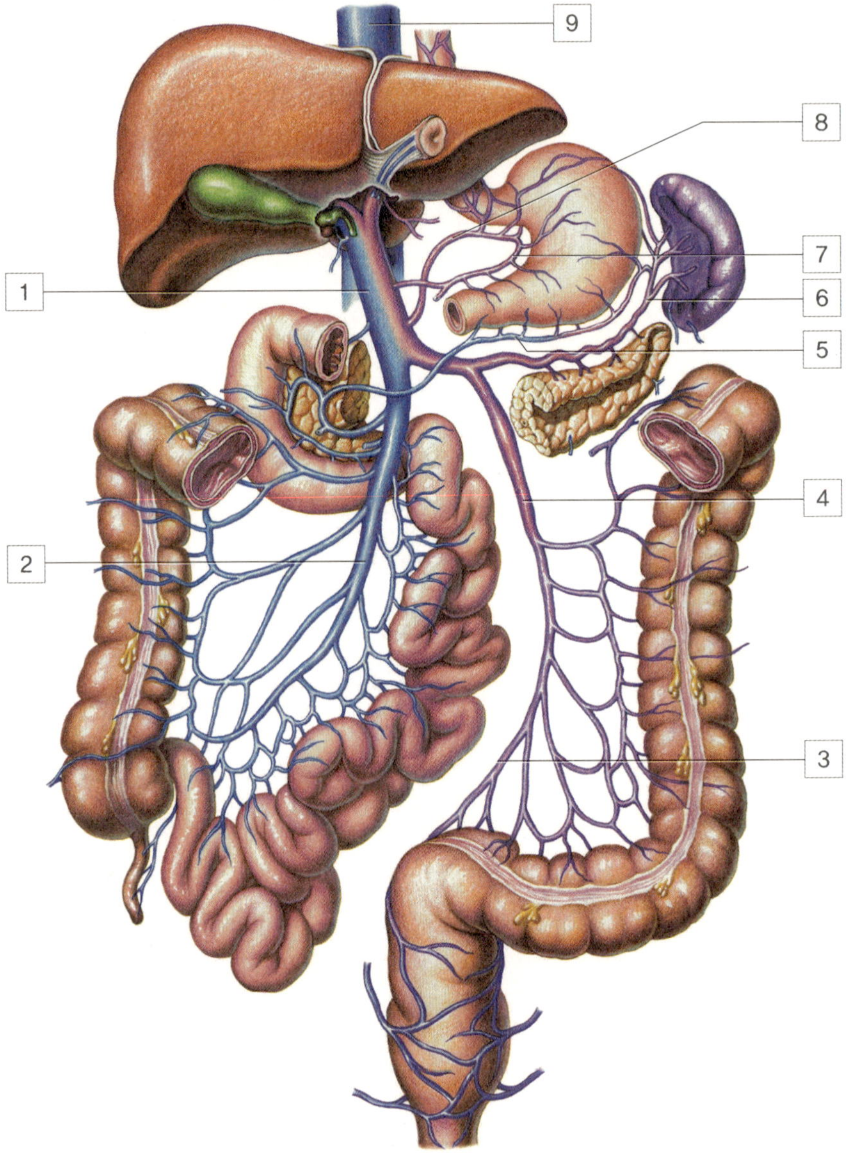

1 간문맥 (Hepatic portal v.)

2 위창자간막정맥 (상장간막정맥 / Superior mesenteric v.)

3 위곧창자정맥 (상직장정맥 / Superior rectal v.)

4 아래창자간막정맥 (하장간막정맥 / Inferior mesenteric v.)

5 오른위그물막정맥 (우위대망정맥 / Right gastroomental v.)

6 지라정맥 (비정맥 / Splenic v.)

7 오른위정맥 (우위정맥 / Right gastric v.)

8 왼위정맥, 식도정맥 (좌위정맥, 식도정맥 / Left gastric v., Esophageal v.)

9 아래대정맥 (하대정맥 / Inferior vena cava)

- 각 장기들을 확인하고 부위의 혈관들을 구분하여 색칠한 후 관련 부위 명칭을 쓰시오.

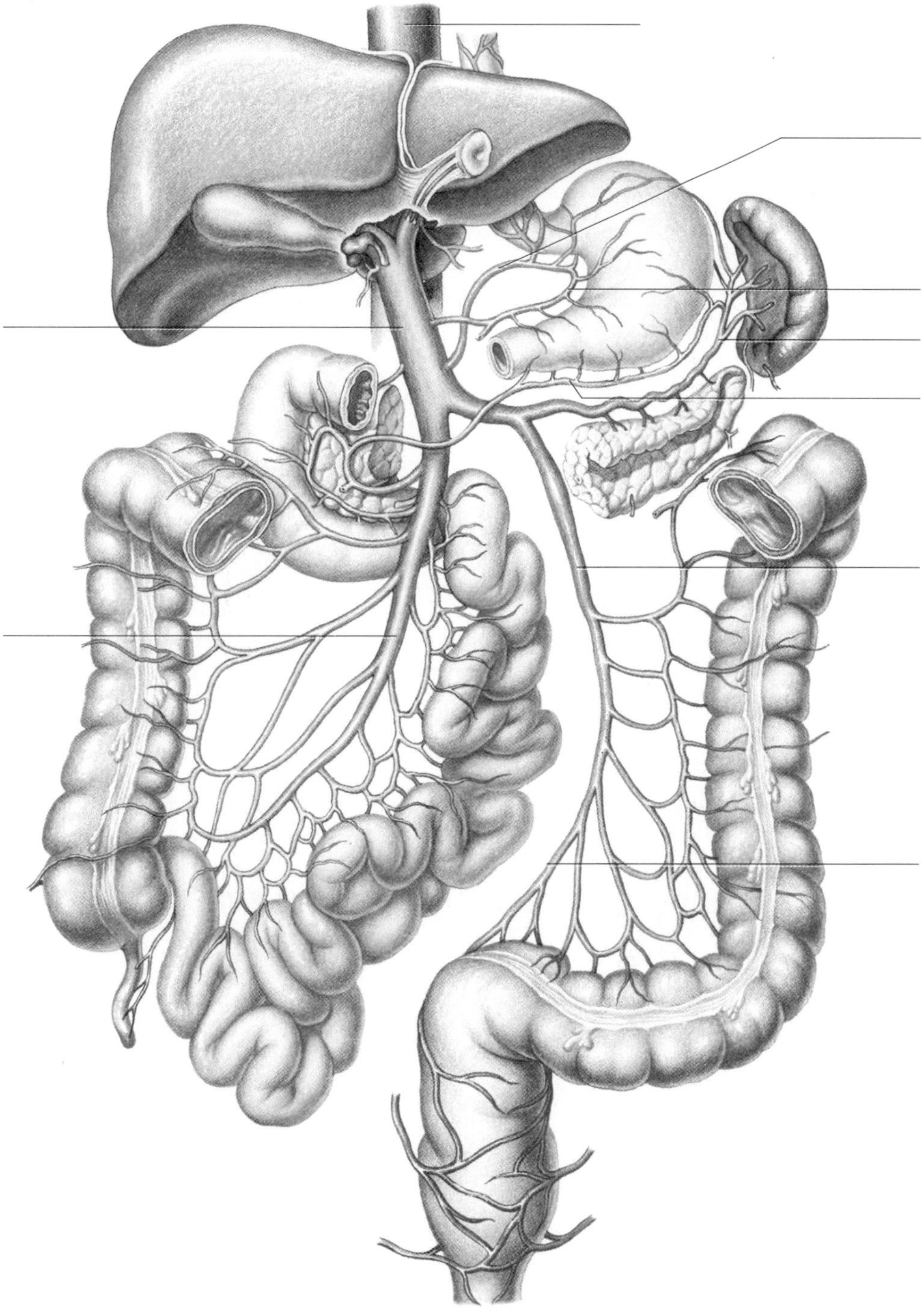

19 다리의 얕은정맥과 깊은정맥

깊은정맥	바깥엉덩정맥 ← 넙다리정맥 ← 오금정맥 ←	앞정강정맥 뒤정강정맥	← 발등정맥 ← 발바닥정맥
얕은정맥	큰두렁정맥(발등정맥 → 큰두렁정맥 → 넙다리정맥) 작은두렁정맥(발등정맥 → 작은두렁정맥 → 오금정맥)		

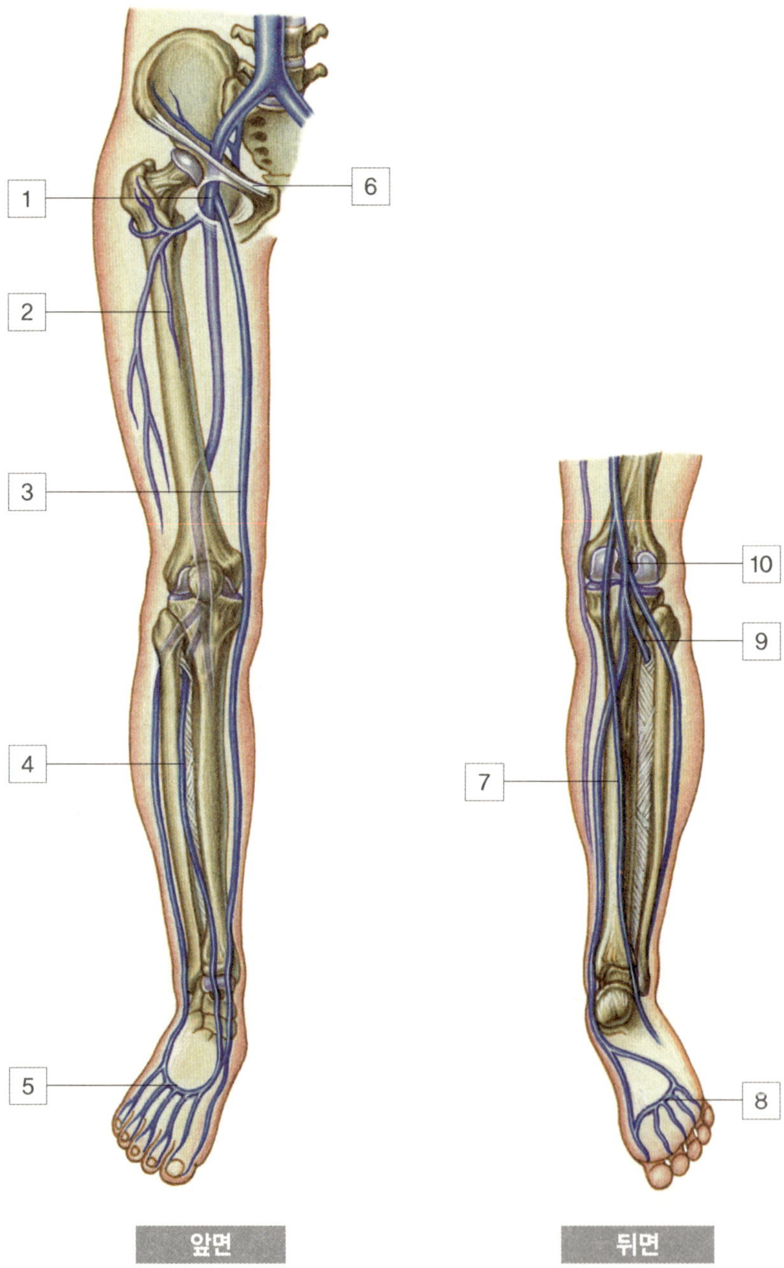

1 넙다리정맥 (대퇴정맥 / Femoral v.)
2 덧두렁정맥 (부복재정맥 / Accessory saphenous v.)
3 큰두렁정맥 (대복재정맥 / Great saphenous v.)
4 앞정강정맥 (전경골정맥 / Anterior tibial v.)
5 발등정맥활 (족배정맥궁 / Dorsal venous arch of foot)
6 샅고랑인대 (서혜인대 / Inguinal L)
7 뒤정강정맥 (후경골정맥 / Posterior tibial v.)
8 발바닥정맥활 (족저정맥궁 / Plantar venous arch)
9 종아리정맥 (비골정맥 / Peroneal v.)
10 오금정맥 (슬와정맥 / Popliteal v.)

- 다리의 깊은정맥과 얕은정맥을 구분하여 색칠한 후 관련 부위 명칭을 쓰시오.

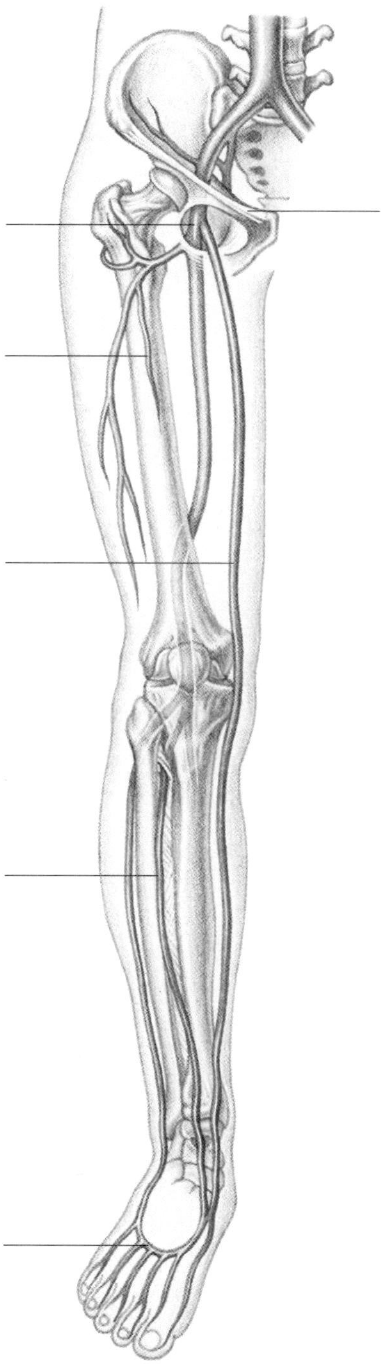

앞면

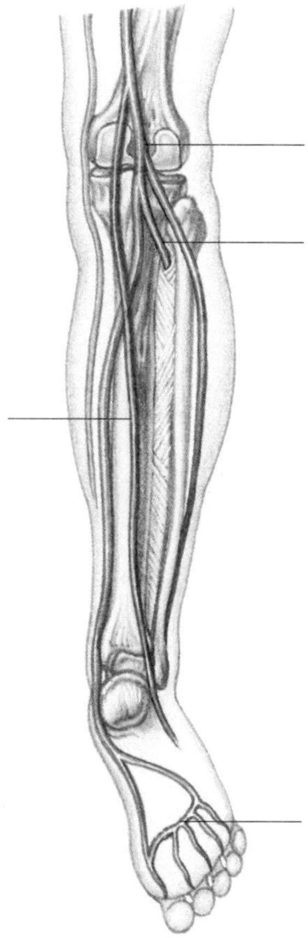

뒤면

림프		신체방어작용, 특수면역반응, 조직액을 혈류로 재유입, 림프관은 판막이 발달됨
림프순환	팔머리정맥	← 오른빗장밑정맥 ← 오른림프관 ← 오른목, 머리, 오른팔, 오른가슴 ← 왼빗장밑정맥 ← 가슴림프관 ← 왼 · 오른허리림프관 ← 조식액 ← 모세혈관

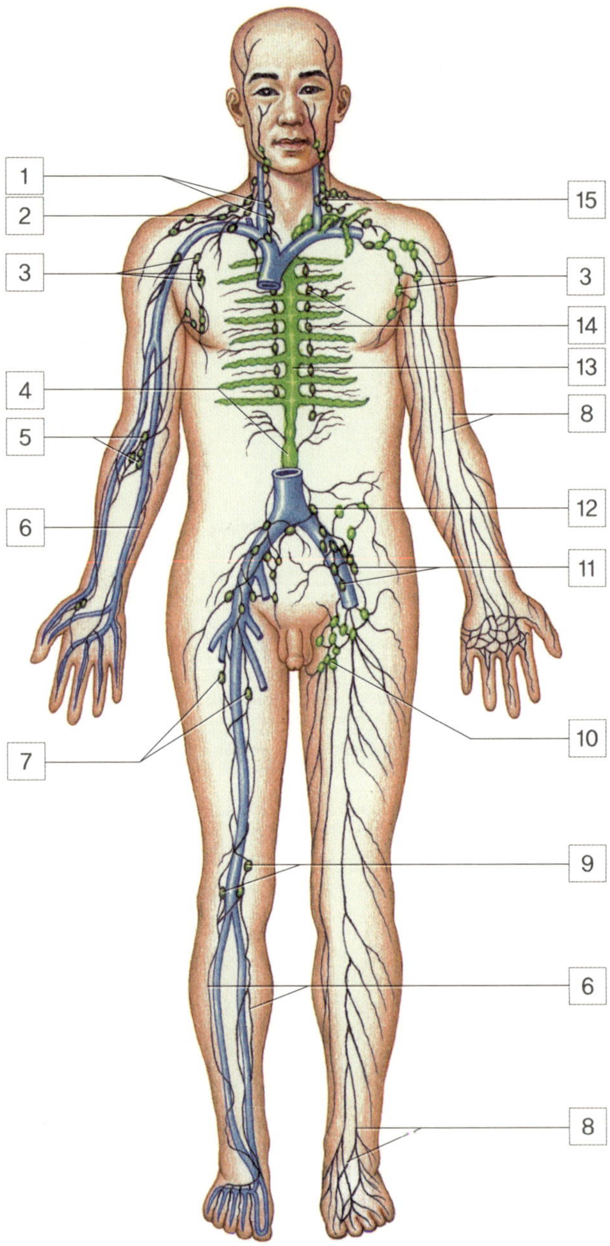

1 깊은목림프절 (심경부임파절 / Deep cervical lymph nodes)

2 오른림프관 (우임파본간 / Right lymphatic duct)

3 겨드랑림프절 (액와임파절 / Axillary lymph nodes)

4 가슴림프관팽대 (유미조 / Cisterna chyli; Chyle cistern)

5 팔오금림프절 (주와임파절 / Cubital nodes)

6 깊은림프관 (심림프관 / Deep lymph vessel)

7 깊은고샅림프절 (심서혜임파절 / Deep inguinal nodes)

8 얕은림프관 (천림프관 / Superficial lymph vessel)

9 오금림프절 (슬와임파절 / Popliteal nodes)

10 얕은고샅림프절 (천서혜임파절 / Superficial inguinal nodes)

11 엉덩림프절 (장골임파절 / Iliac lymph nodes)

12 허리림프절 (요임파절 / Lumbar lymph nodes)

13 가슴림프관 (흉관 / Thoracic duct)

14 뒤세로칸림프절 (후종격임파절 / Posterior mediastinal lymph nodes)

15 얕은목림프절 (천경부임파절 / Superficial cervical lymph nodes)

- 오른쪽 목, 머리, 가슴으로 유입되는 림프관과 그 외 나머지 왼몸과 하지에서 림프관으로 유입되는 림프순환을 구분하여 색칠한 후 관련 부위 명칭을 쓰시오.

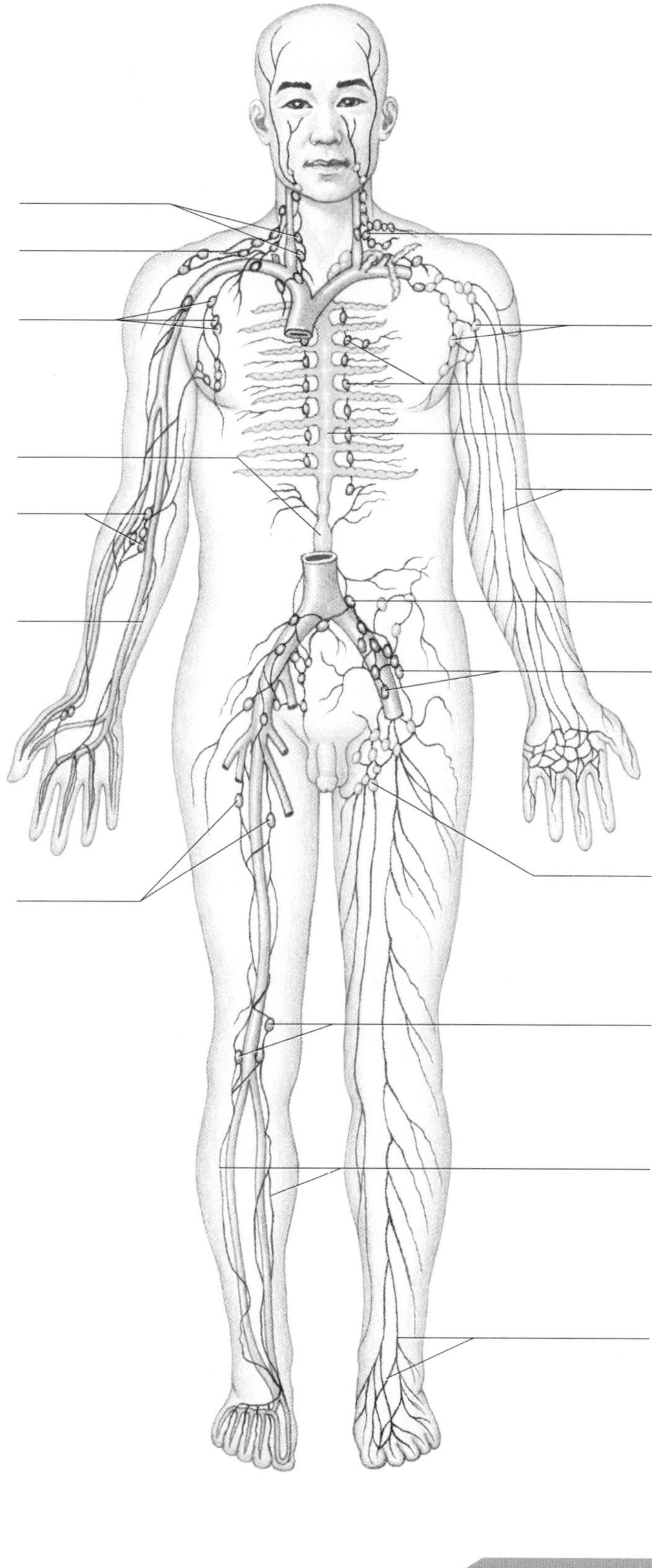

Chapter 08

골격계통

성인뼈대(206)	몸통뼈대(80) + 팔다리뼈대(126)
몸통뼈대(80)	머리뼈(29=8+14+6+1), 척주(26=7+12+5+1+1), 흉곽(25=1+24)
팔다리뼈대(126)	팔이음뼈(4), 팔뼈(60=6+54), 다리이음뼈(2), 다리뼈(60=8+52)

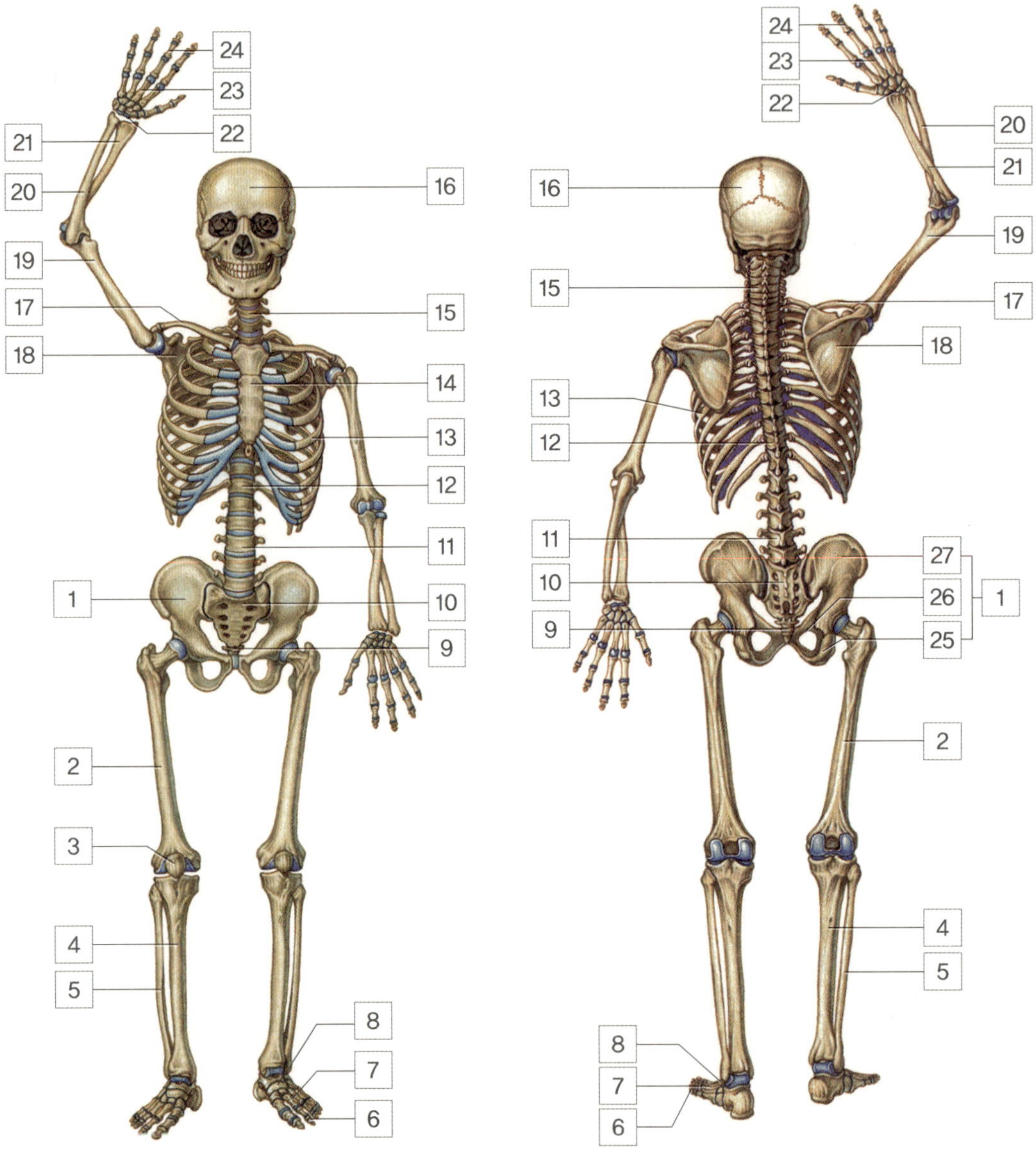

1 볼기뼈 (관골 / Hip B; Coxal B)
2 넙다리뼈 (대퇴골 / Femur; Thigh B)
3 무릎뼈 (슬개골 / Patella)
4 정강뼈 (경골 / Tibia)
5 종아리뼈 (비골 / Fibula)
6 발가락뼈 (지골 / Phalanges)
7 발허리뼈 (중족골 / Metatarsals)
8 발목뼈 (족근골 / Tarsal B)
9 꼬리뼈 (미골 / Coccyx)
10 엉치뼈 (천골 / Sacrum)
11 허리(척추)뼈 (요추 / Lumbar vertebrae)
12 등(척추)뼈 (흉추 / Thoracic vertebrae)
13 갈비뼈 (늑골 / Rib)
14 복장뼈 (흉골 / Sternum)
15 목(척추)뼈 (경추 / Cervical vertebrae)
16 머리뼈 (두개골 / Cranium)
17 빗장뼈 (쇄골 / Clavicle)
18 어깨뼈 (견갑골 / Scapula)
19 위팔뼈 (상완골 / Humerus)
20 자뼈 (척골 / Ulna)
21 노뼈 (요골 / Radius)
22 손목뼈 (수근골 / Carpal B)
23 손허리뼈 (중수골 / Metacarpals)
24 손가락뼈 (지골 / Phalanges)
25 궁둥뼈 (좌골 / Ischium)
26 두덩뼈 (치골 / Pubis)
27 엉덩뼈 (장골 / Ilium)

- 몸통뼈대와 팔다리뼈대를 확인하고 색칠한 후 관련 부위 명칭을 쓰시오.

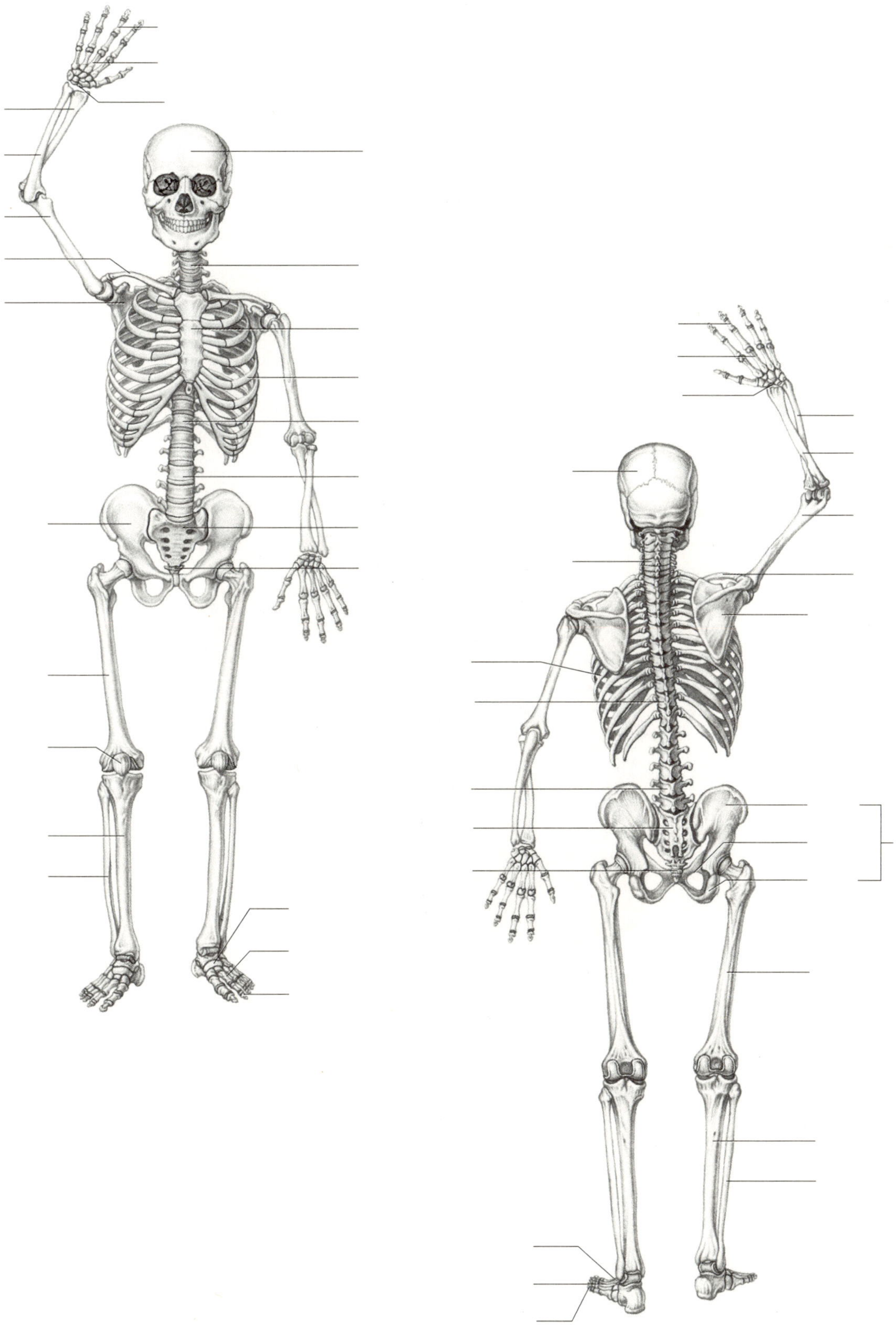

02 머리뼈 앞면

얼굴머리뼈(14)	코뼈(2), 눈물뼈(2), 아래코선반(2), 입천장뼈(2), 광대뼈(2), 위턱뼈(2), 보습뼈(1), 아래턱뼈(1)

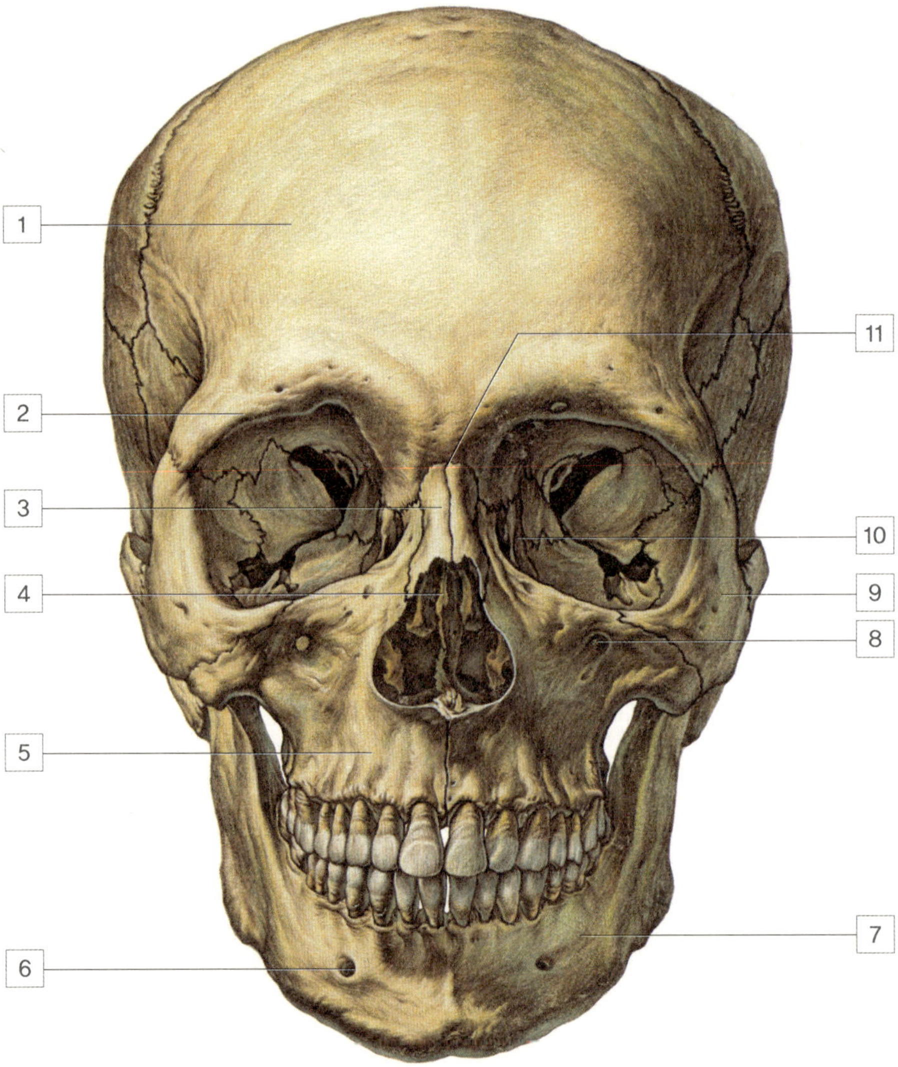

1 이마뼈 (전두골 / Frontal B)
2 눈확위모서리 (안와상연 / Supraorbital margin)
3 코뼈 (비골 / Nasal B)
4 벌집뼈수직판 (사골수직판 / Perpendicular plate of ethmoid B)
5 위턱뼈 (상악골 / Maxilla)
6 턱끝구멍 (이공 / Mental foramen)
7 아래턱뼈 (하악골 / Mandible)
8 눈확아래구멍 (안와하공 / Infra-orbital foramen)
9 광대뼈 (관골; 협골 / Zygomatic B)
10 눈물뼈 (누골 / Lacrimal B)
11 코뿌리점 (비근점 / Nasion)

- 얼굴머리뼈의 각 부위를 확인하고 색칠한 후 관련 부위 명칭을 쓰시오.

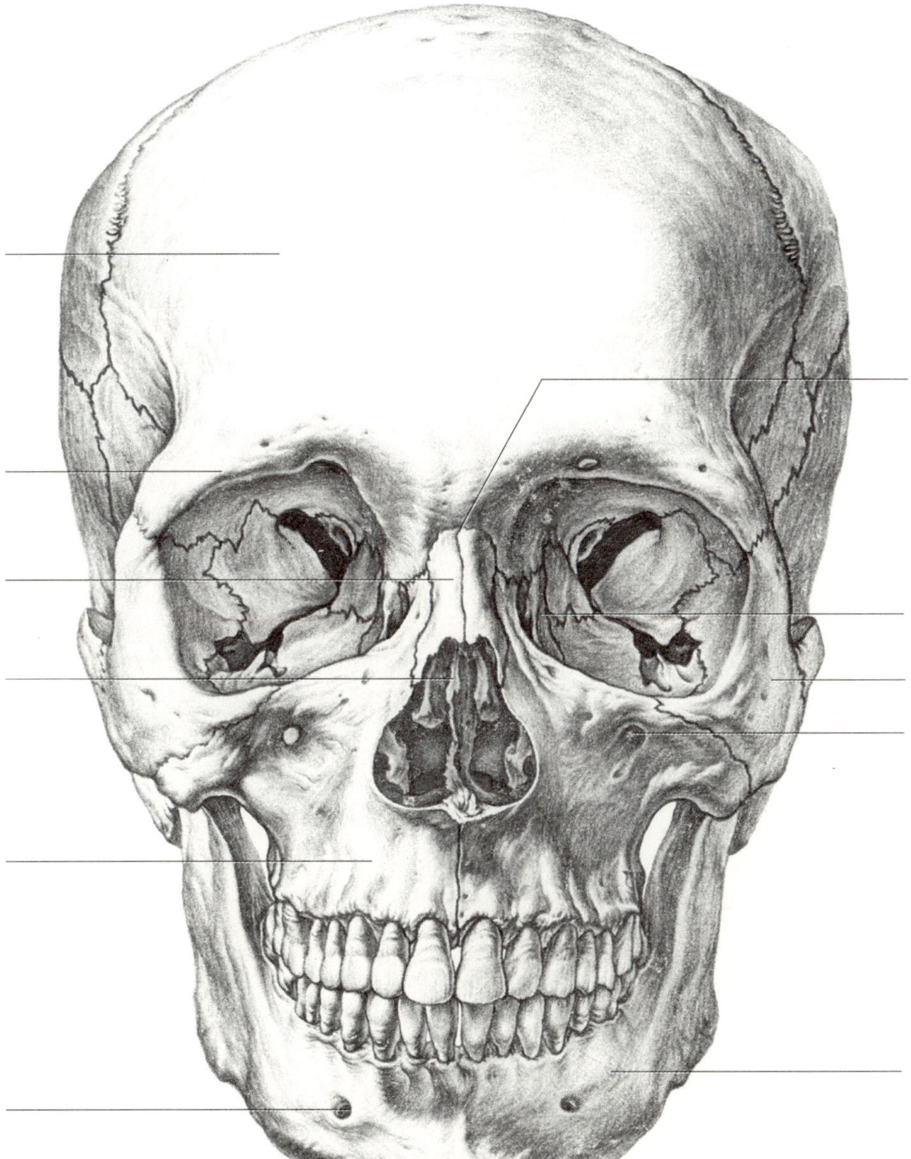

03 머리뼈 가쪽면

가쪽면부위	이마뼈, 마루뼈, 관자뼈, 뒤통수뼈, 날개뼈, 광대뼈, 위턱뼈, 코뼈, 눈물뼈, 아래턱뼈

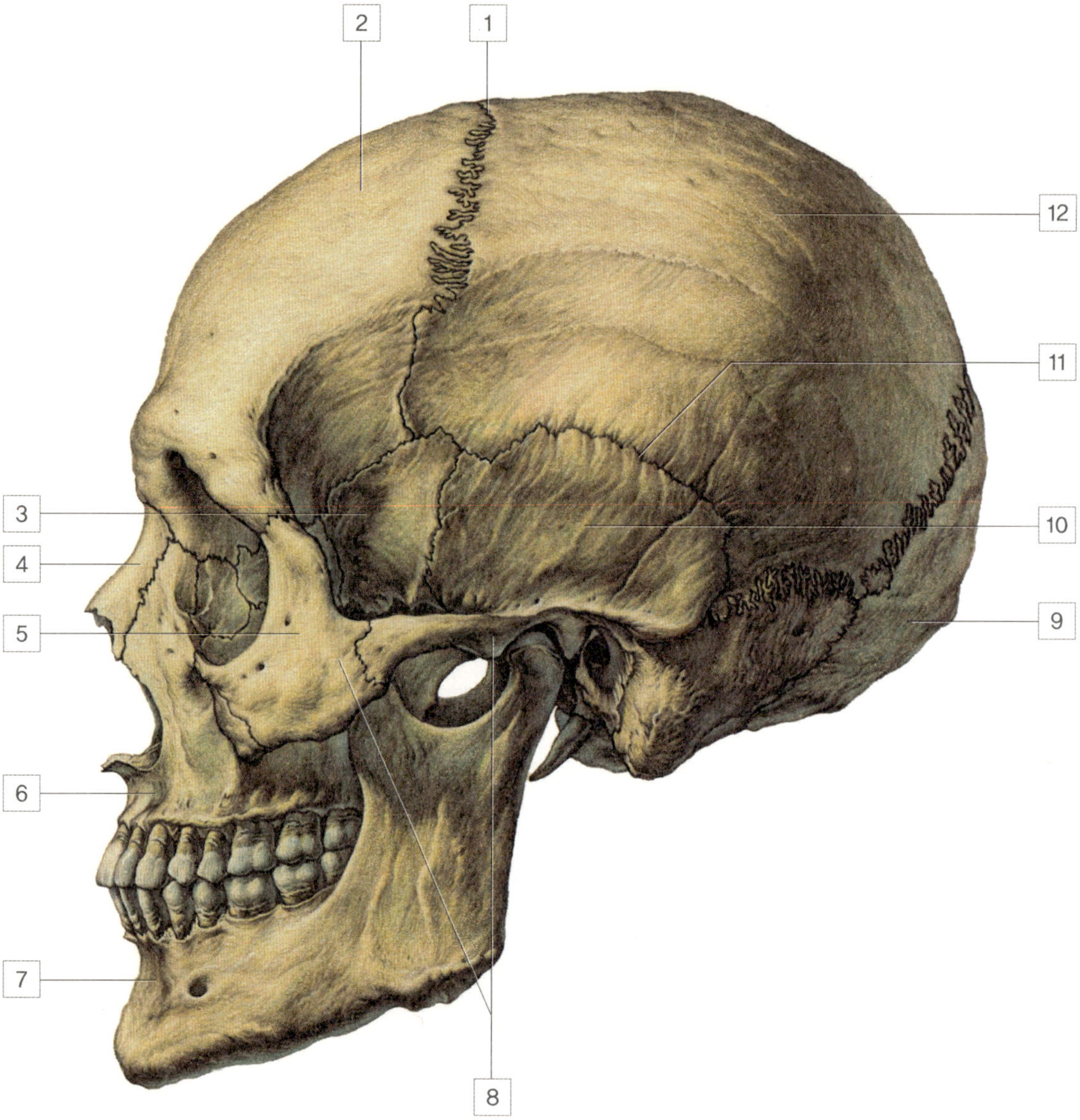

1 관상봉합 (Coronal suture)
2 이마뼈 (전두골 / Frontal B)
3 나비뼈큰날개 (접형골대익 / Greater wing of sphenoid B)
4 코뼈 (비골 / Nasal B)
5 광대뼈 (관골, 협골 / Zygomatic B)
6 위턱뼈 (상악골 / Maxilla)
7 아래턱뼈 (하악골 / Mandible)
8 광대활 (관골궁 / Zygomatic arch)
9 뒤통수뼈 (후두골 / Occipital B)
10 관자뼈 (측두골 / temporal B)
11 비늘봉합 (인상봉합 / squamous suture)
12 마루뼈 (두정골 / Parietal B)

- 머리뼈 가쪽면의 뼈를 확인하고 색칠한 후 관련 부위 명칭을 쓰시오.

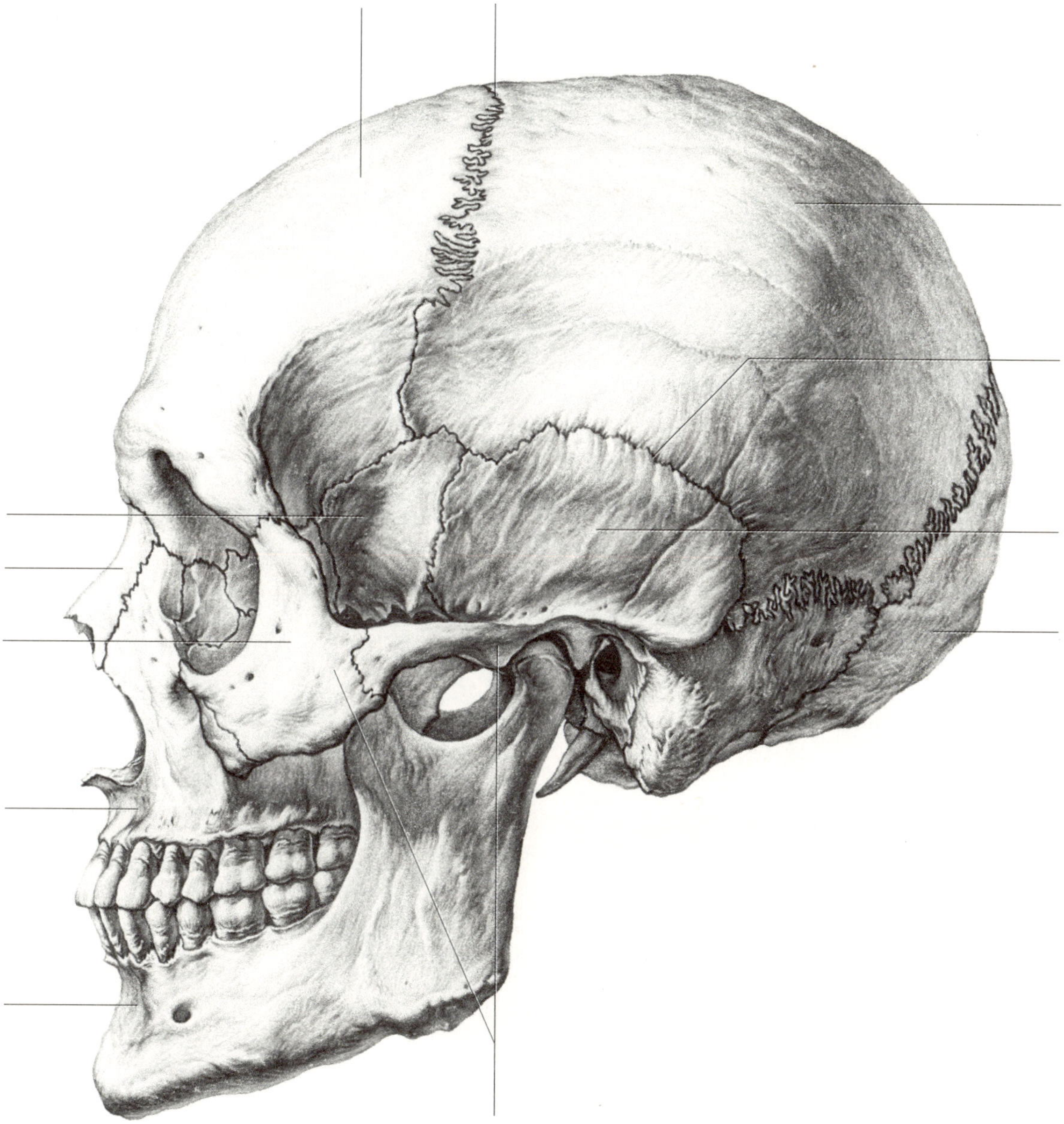

바닥면	위턱뼈, 입천장뼈, 나비뼈, 보습뼈, 관자뼈, 뒤통수뼈

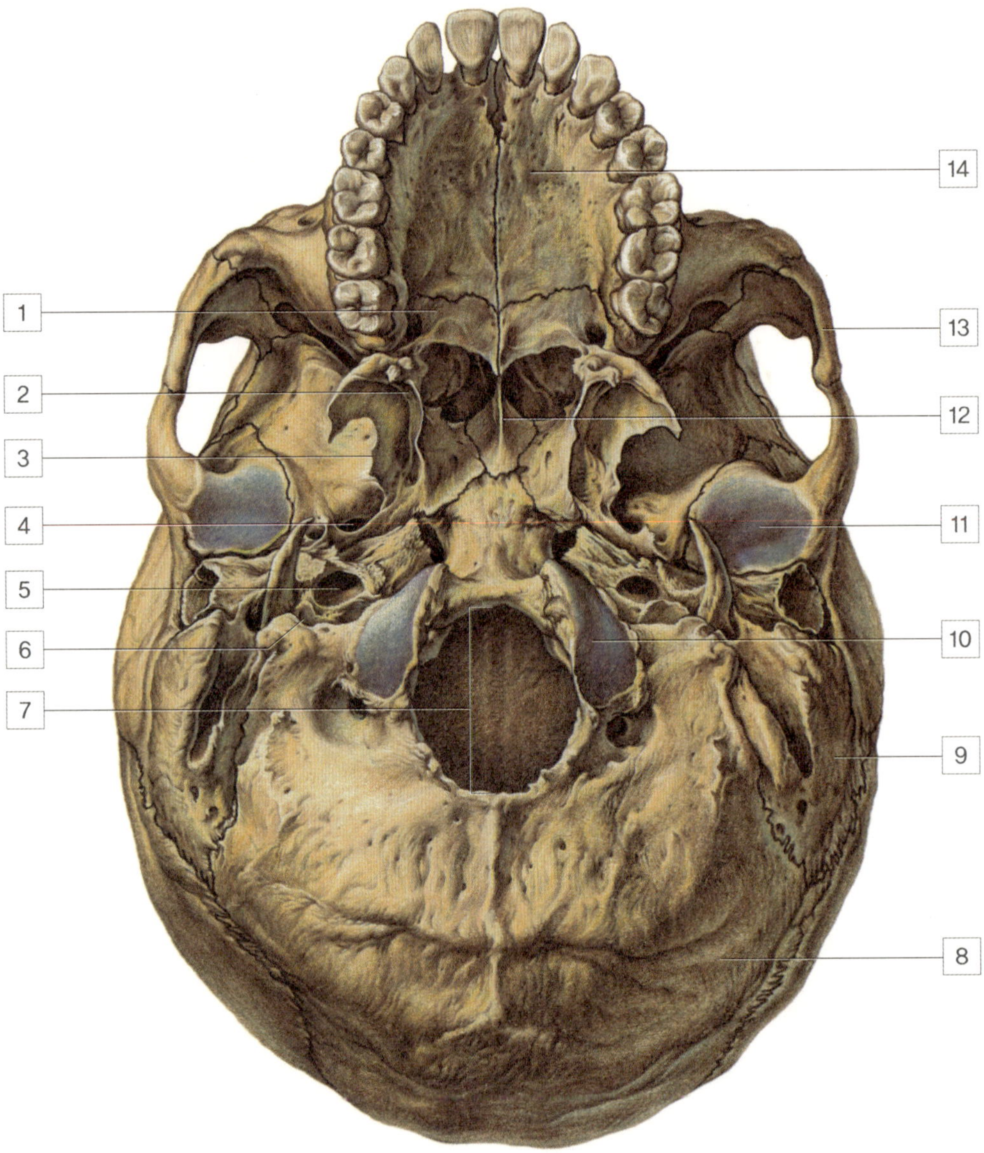

1 입천장뼈 (구개골 / Palatine B)
2 날개돌기안쪽판 (익상돌기내측판 / Medial plate of pterygoid process)
3 날개돌기가쪽판 (익상돌기외측판 / Lateral plate of pterygoid process)
4 타원구멍 (난원공 / Foramen ovale)
5 목동맥관 (경동맥관 / Carotid canal)
6 목정맥구멍 (경정맥공 / Jugular foramen)
7 큰구멍 (대후두공 / Foramen magnum)
8 뒤통수뼈 (후두골 / Occipital B)
9 관자뼈 (측두골 / Temporal B)
10 뒤통수뼈관절융기 (후두과 / Occipital condyle)
11 턱관절오목 (하악와 / Mandibular fossa)
12 보습뼈 (서골 / Vomer)
13 광대활 (관골궁 / Zygomatic arch)
14 위턱뼈 (상악골 / Maxilla)

- 머리뼈바닥의 뼈를 확인하고 색칠한 후 관련 부위 명칭을 쓰시오.

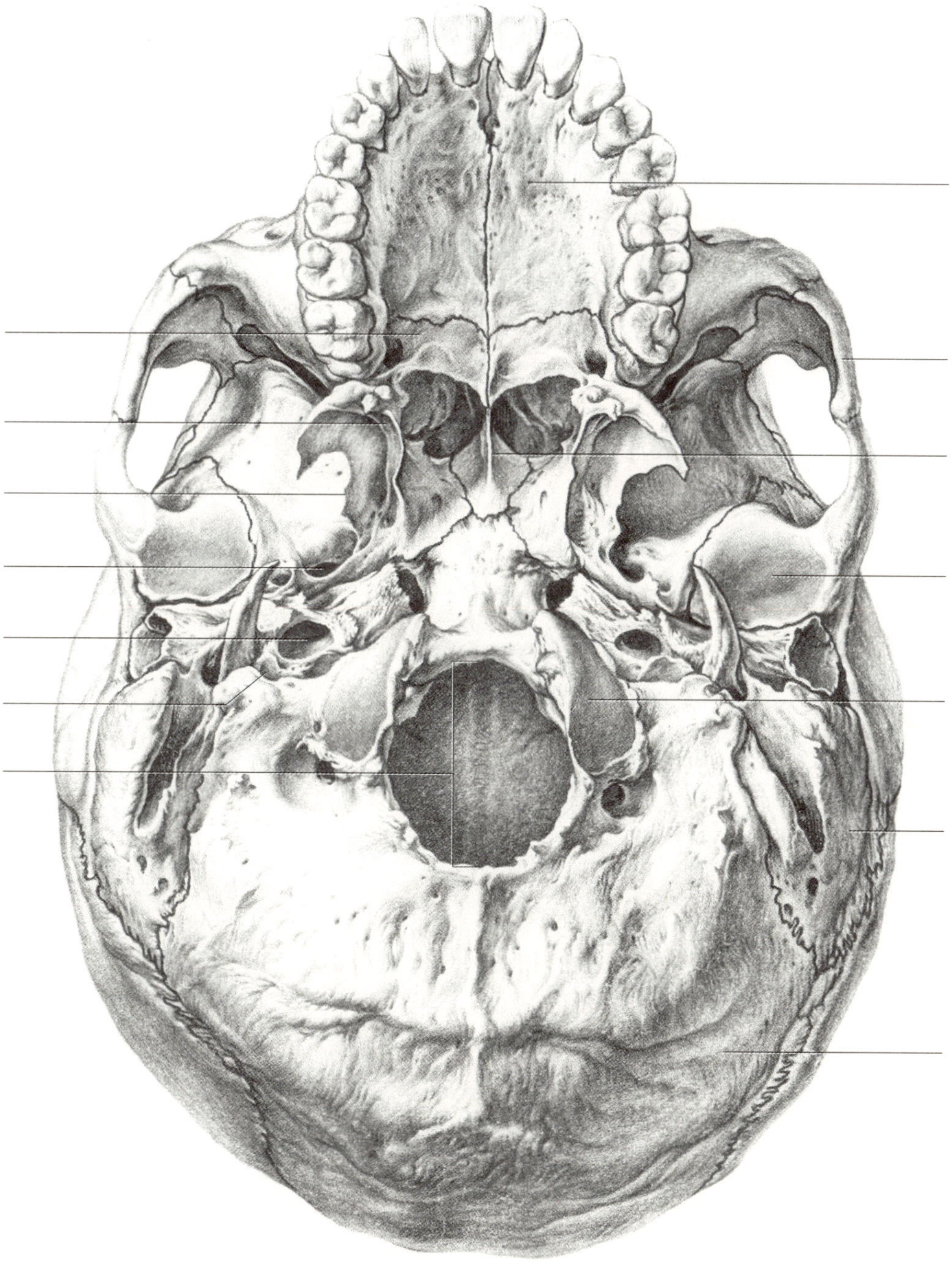

05 눈확 및 목뿔뼈

눈확(7)	이마뼈, 눈물뼈, 나비뼈, 벌집뼈, 광대뼈, 위턱뼈, 입천장뼈
목뿔뼈	턱관절의 움직임, 혀 움직임, 말하기, 삼키기에 사용되는 근육들의 부착지점

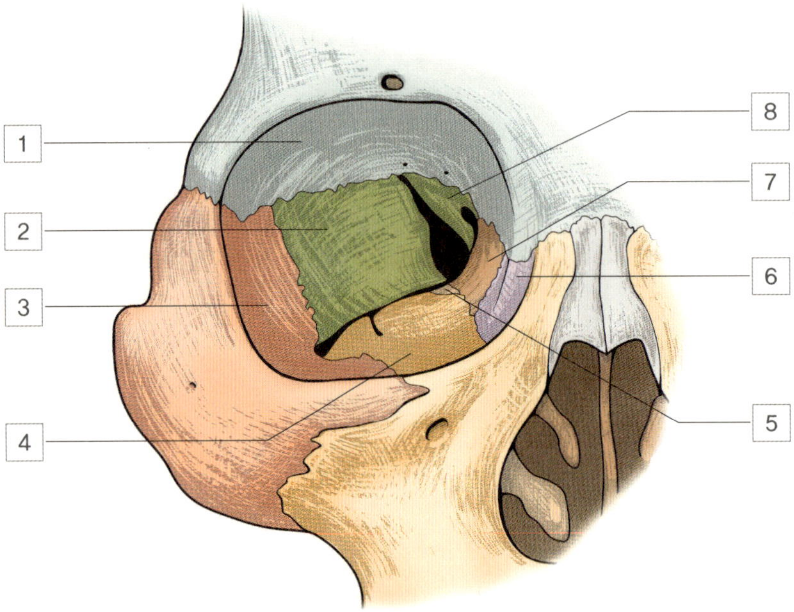

눈확

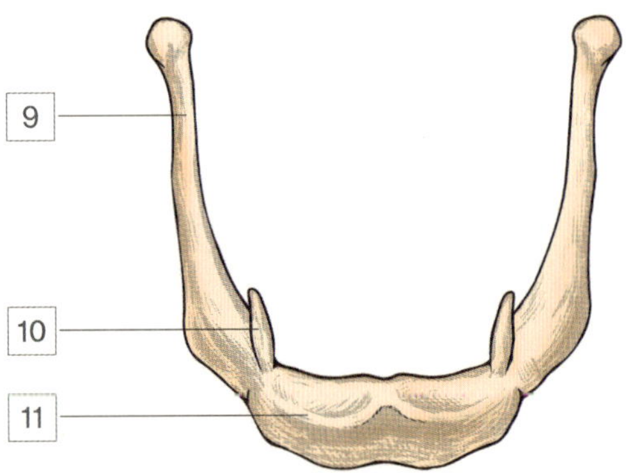

목뿔뼈

1 이마뼈 (전두골 / Frontal B)
2 나비뼈큰날개 (접형골대익 / Greater wing of sphenoid)
3 광대뼈 (관골; 권골 / Zygomatic B)
4 위턱뼈 (상악골 / Maxilla)
5 입천장뼈 (구개골 / Palatine B)
6 눈물뼈 (누골 / Lacrimal B)
7 벌집뼈 (사골 / Ethmoid B)
8 나비뼈작은날개 (접형골소익 / Lesser wing of sphenoid)
9 큰뿔 (대각 / Greater horn)
10 작은뿔 (소각 / Lesser horn)
11 목뿔뼈몸통 (설골체 / Body of hyoid B)

- 눈확을 구성하는 뼈와 목뿔뼈를 확인하고 색칠한 후 관련 부위 명칭을 쓰시오.

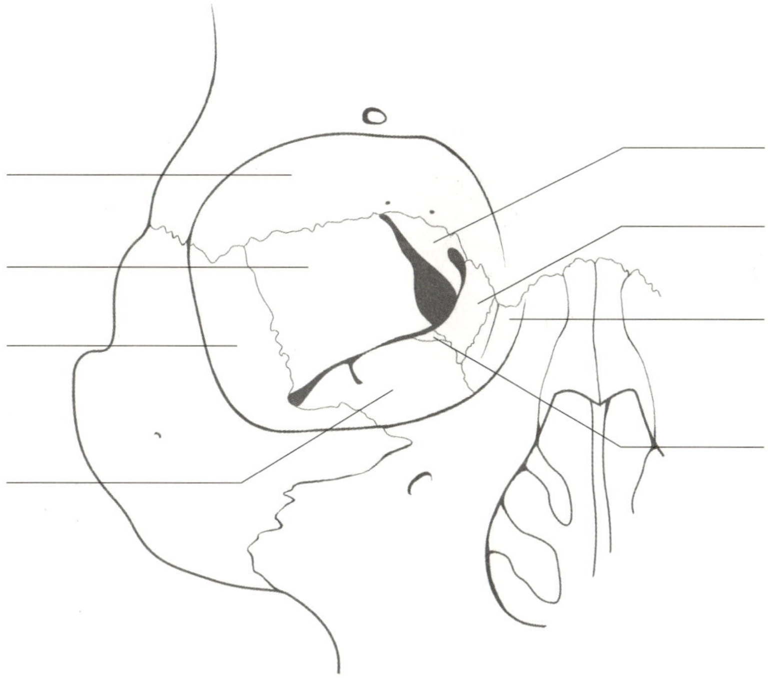

눈확

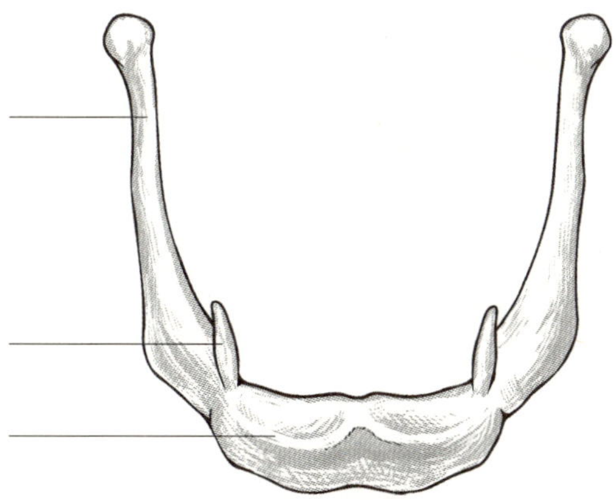

목뿔뼈

06 척주

척추뼈(26)	목뼈(7), 등뼈(12), 허리뼈(5), 엉치뼈(융합 1), 꼬리뼈(융합 1)

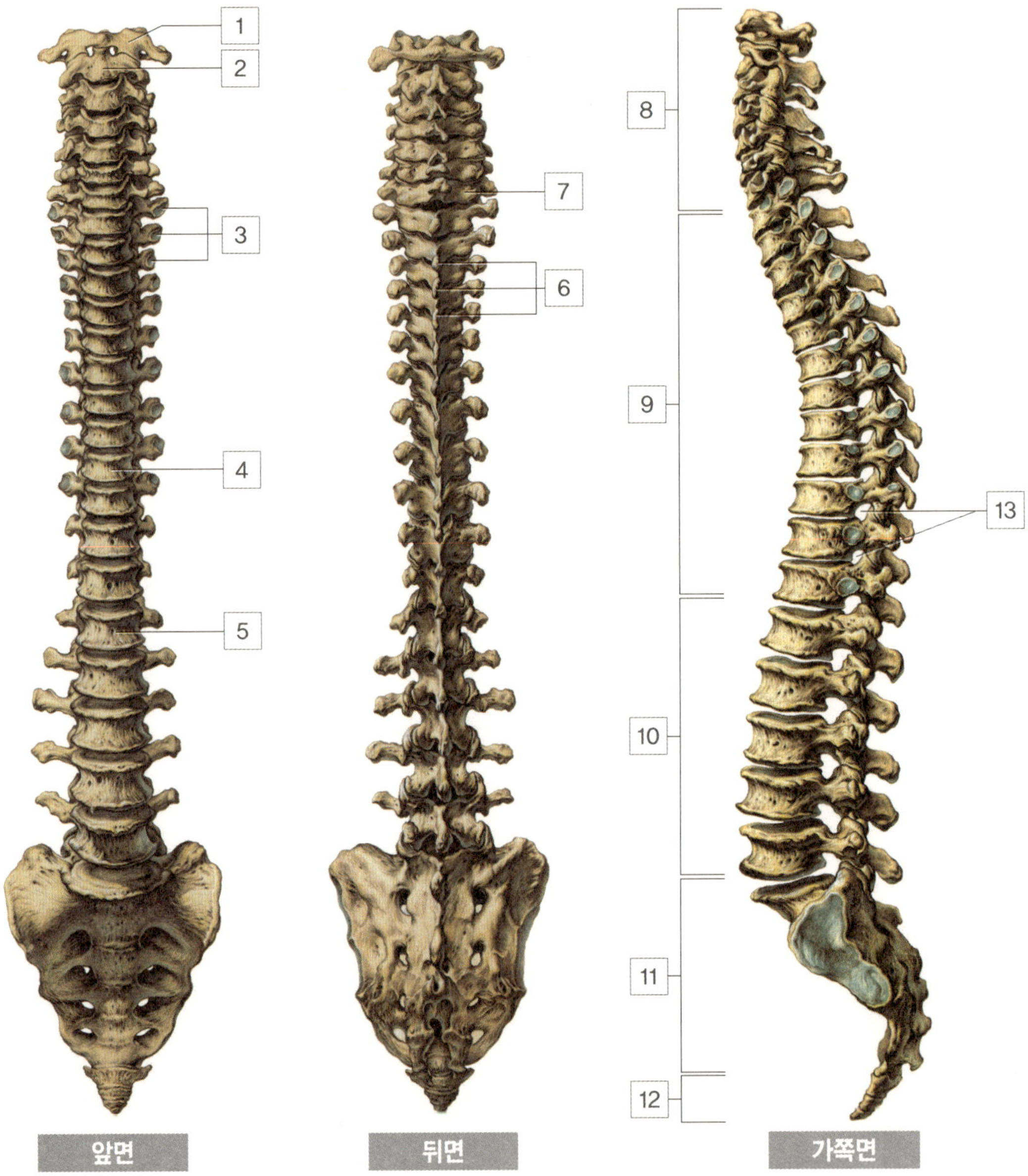

1 고리뼈 (환추 / Atlas C1)
2 중쇠뼈 (축추 / Axis C2)
3 가로돌기 (횡돌기 / Transverse process)
4 척추(뼈)몸통 (추체 / Vertebral body)
5 첫째허리뼈 (제1요추 / 1st Lumbar vertebra, L1)
6 가시돌기 (극돌기 / Spinous process)
7 솟을뼈 (융추 / Vertebra prominens, C7)
8 목뼈 (경추 / Cervical vertebrae, C1-7)
9 등뼈 (흉추 / Thoracic vertebrae, T1-12)
10 허리뼈 (요추/ Lumbar vertebrae, L1-5)
11 엉치뼈 (천골 / Sacrum)
12 꼬리뼈 (미골 / Coccyx)
13 척추사이구멍 (추간공 / Intervertebral foramina)

- 척추뼈의 각 부위와 척추사이원반을 확인하고 다른 색으로 칠한 후 명칭을 쓰시오.

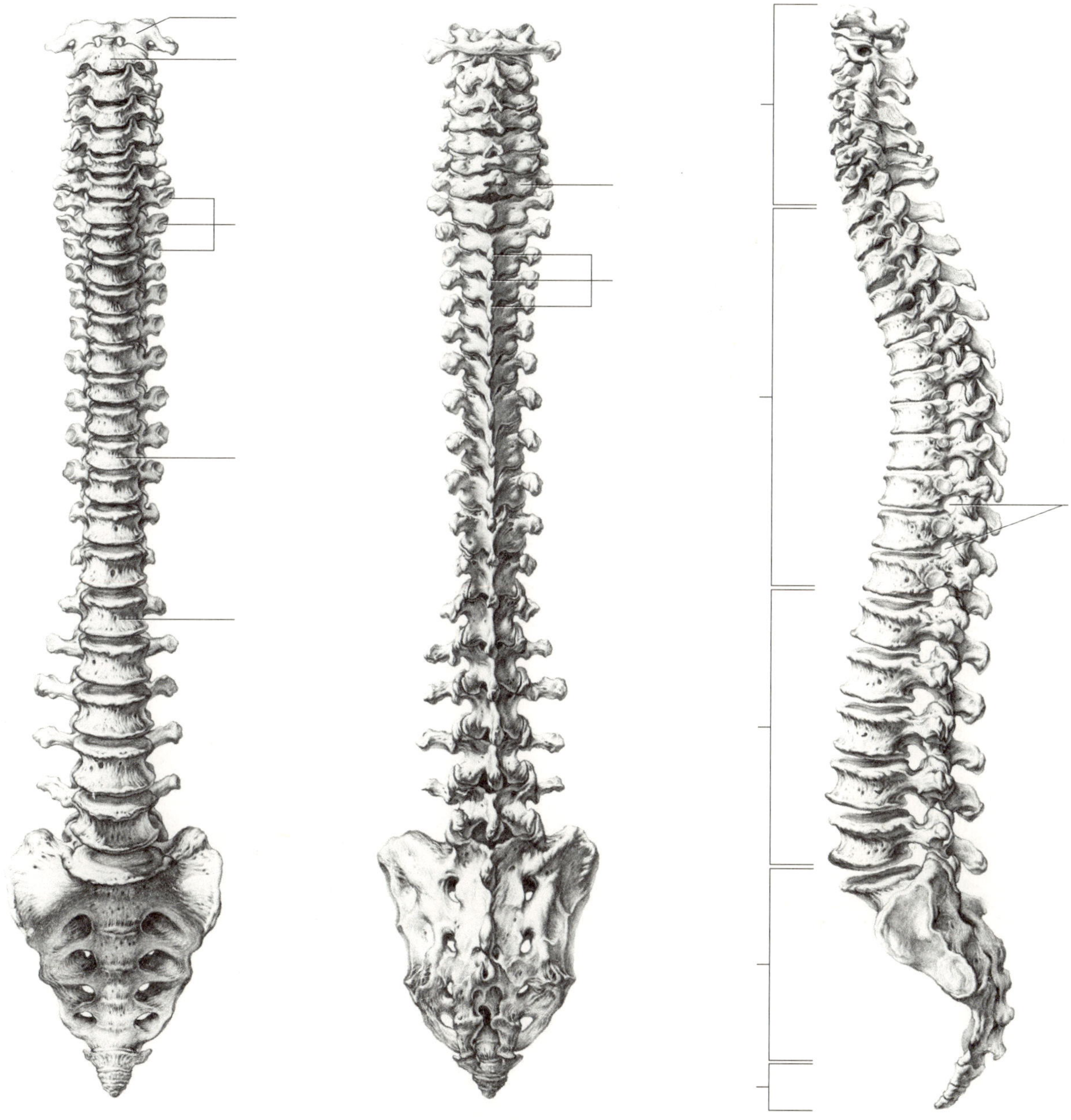

앞면 뒤면 가쪽면

가로돌기에 가로구멍	C_1	고리뼈(머리 위아래 운동)
	C_2	중쇠뼈(머리 좌우운동, 치아돌기)

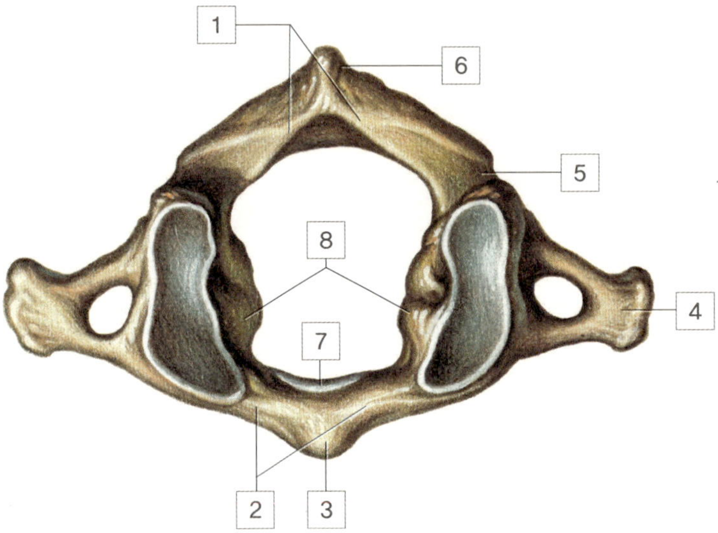

고리뼈 위면

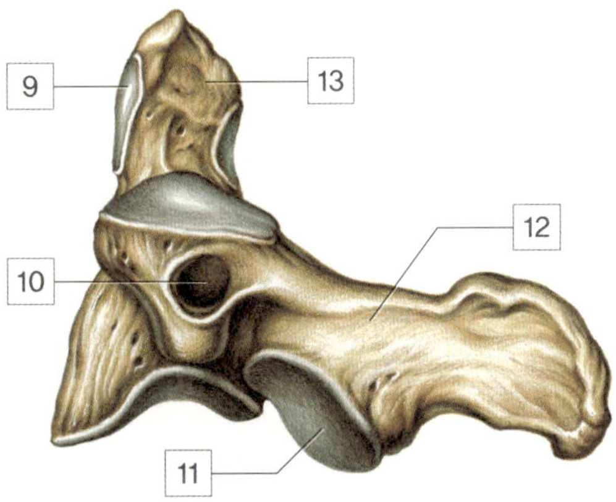

중쇠뼈 가쪽면

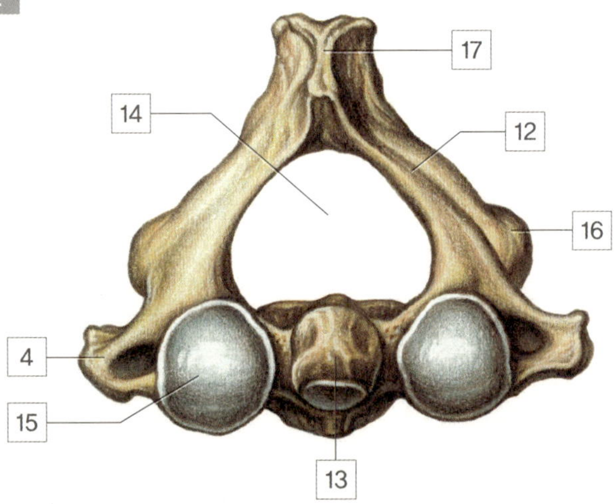

중쇠뼈 위면

1 뒤고리 (후궁 / Posterior arch)
2 앞고리 (전궁 / Anterior arch)
3 앞결절 (전결절 / Anterior tubercle)
4 가로돌기 (횡돌기 / Transverse process)
5 척추동맥고랑 (추골동맥구 / Groove for vertebral a.)
6 뒤결절 (후결절 / Posterior tubercle)
7 치아돌기오목 (치돌기와 / Facet for dens)
8 가쪽덩이 (외측괴 / Lateral mass)
9 앞관절면 (전관절면 / Anterior articular facet)
10 가로구멍 (횡돌기공 / Transverse foramen)
11 아래관절면 (하관절면 / Inferior articular facet)
12 척추(뼈)고리 (추궁 / Vertebral arch)
13 치아돌기 (치돌기 / Dens)
14 척추(뼈)구멍 (추공 / Vertebral foramen)
15 위관절면 (상관절면 / Superior articular facet)
16 아래관절돌기 (하관절돌기 / Inferior articular process)
17 가시돌기 (극돌기 / Spinous process)

- 목뼈의 1번, 2번의 차이점을 확인하고 색칠한 후 관련 부위 명칭을 쓰시오.

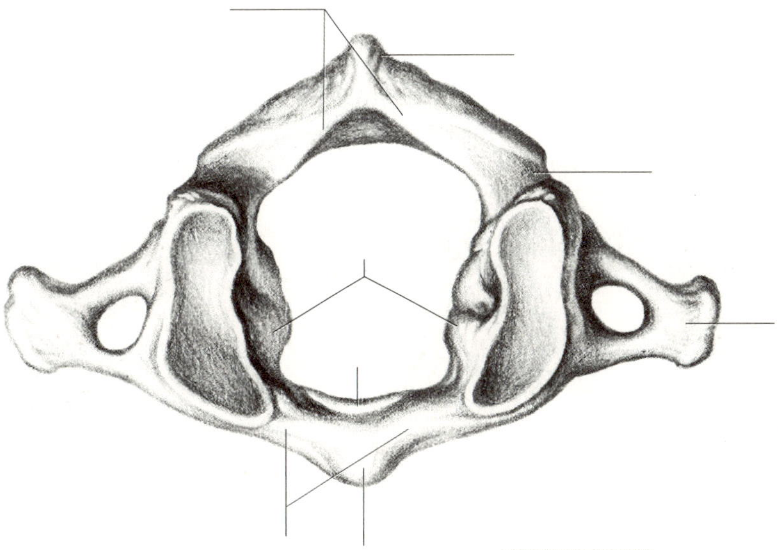

고리뼈 위면

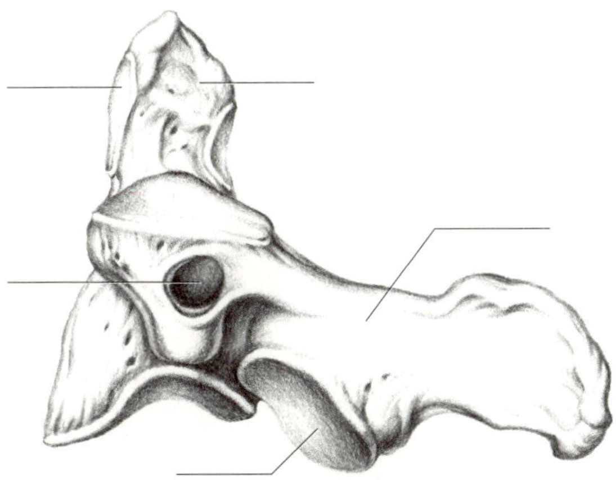

중쇠뼈 가쪽면

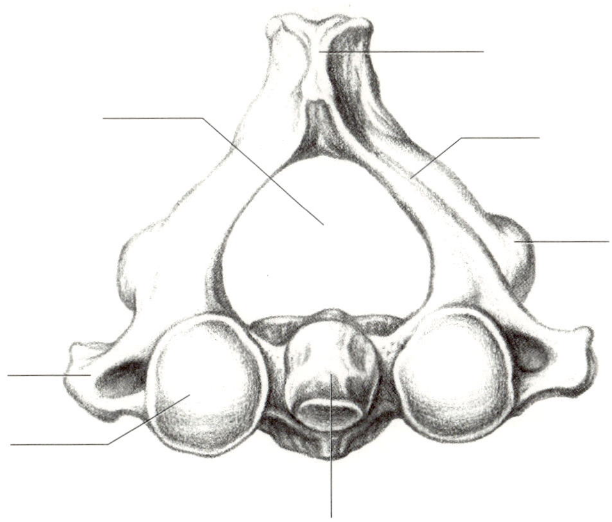

중쇠뼈 위면

등뼈(12)	가늘고 긴 가시돌기가 아래를 향함. 점차 크기가 커짐. 늑골과 연결되는 갈비오목과 가로갈비오목
허리뼈(5)	체중 지탱을 위해 뼈몸통이 큼. 짧고 뭉툭한 가시돌기와 가느다란 가로돌기

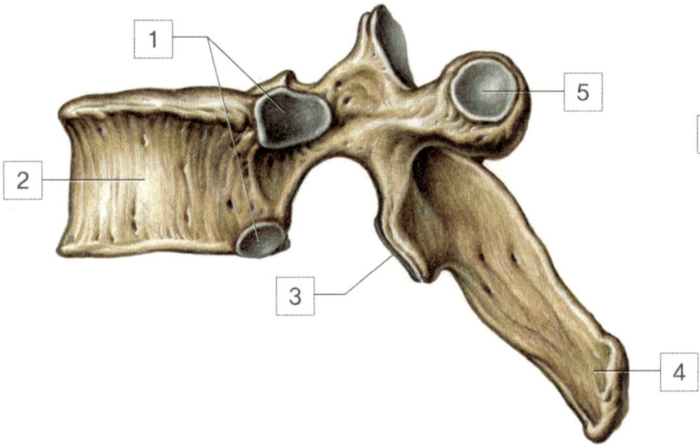

등뼈 가쪽면

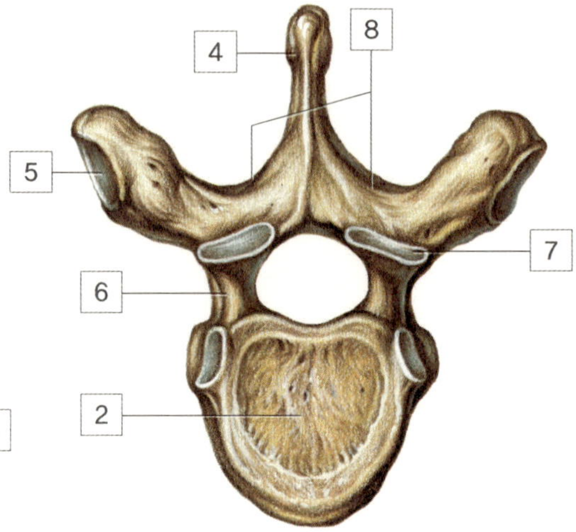

등뼈 위면

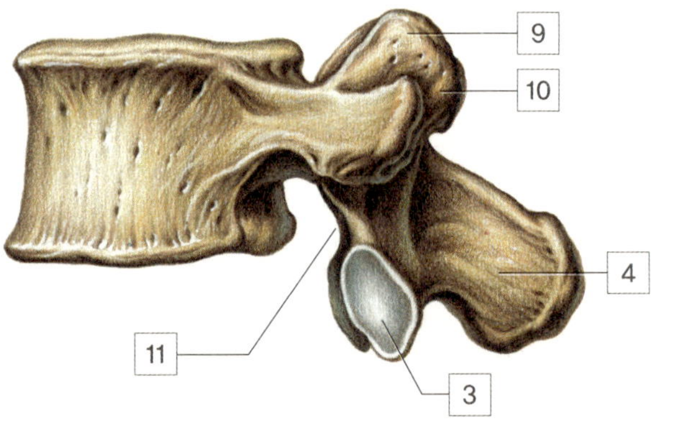

허리뼈 가쪽면

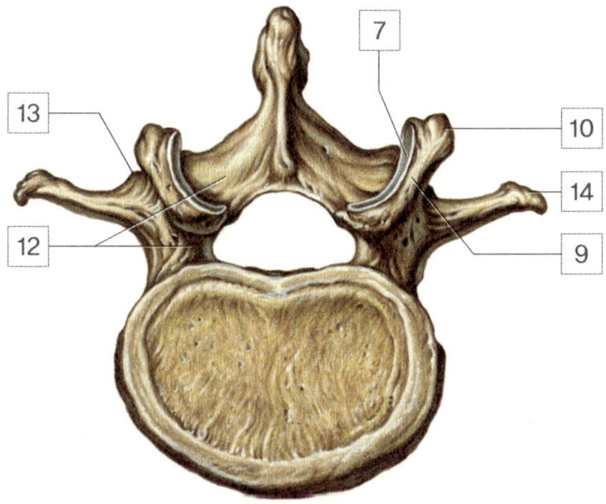

허리뼈 위면

1 위 · 아래갈비오목 (상·하늑골와 / Superior and inferior costal facet)
2 척추(뼈)몸통 (추체 / Vertebral body)
3 아래관절면 (하관절면 / Inferior articular facet)
4 가시돌기 (극돌기 / Spinous process)
5 가로돌기갈비오목 (횡돌기늑골와 / Transverse costal facet)
6 척추(뼈)고리뿌리 (추궁근 / Pedicle of vertebral arch)
7 위관절면 (상관절면 / Superior articular facet)
8 척추(뼈)고리판 (추궁판 / Lamina of vertebral arch)
9 위관절돌기 (상관절돌기 / Superior articular process)
10 꼭지돌기 (유두돌기 / Mammillary process)
11 아래척추(뼈)패임 (하추절흔 / Inferior vertebral notch)
12 척추(뼈)고리 (추궁 / Vertebral arch)
13 덧돌기 (부돌기 / Accessory process)
14 가로돌기 (횡돌기 / Transverse process)

- 등뼈와 허리뼈를 확인하고 색칠한 후 관련 부위 명칭을 쓰시오.

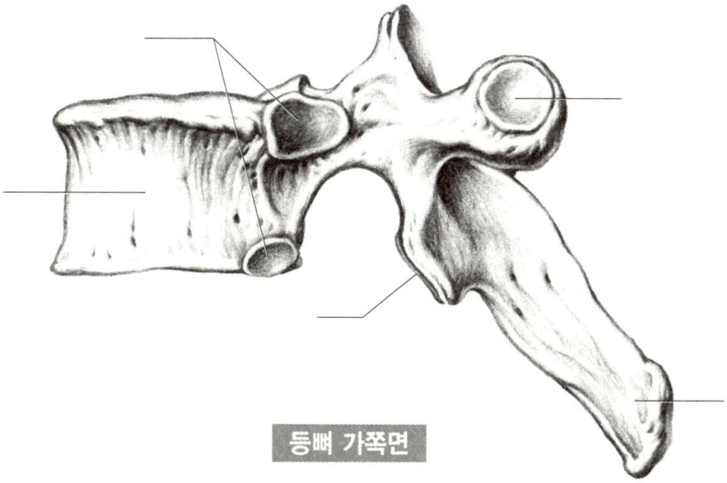

등뼈 가쪽면

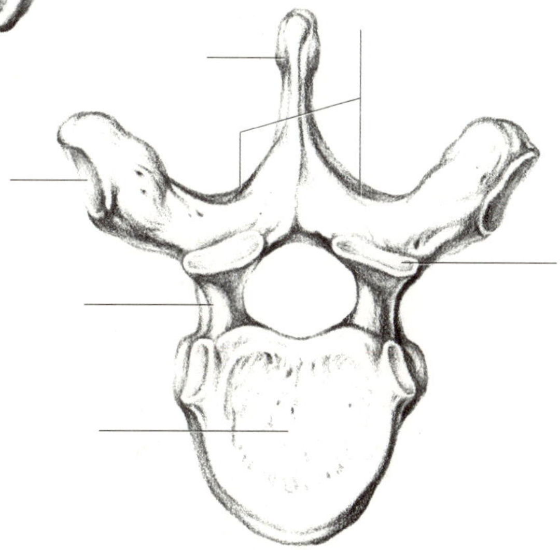

등뼈 위면

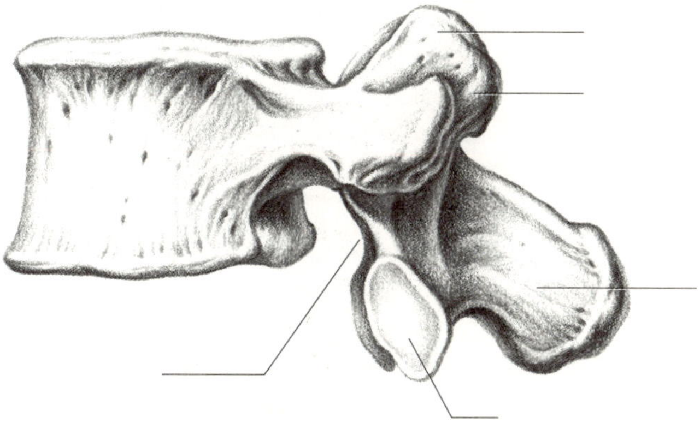

허리뼈 가쪽면

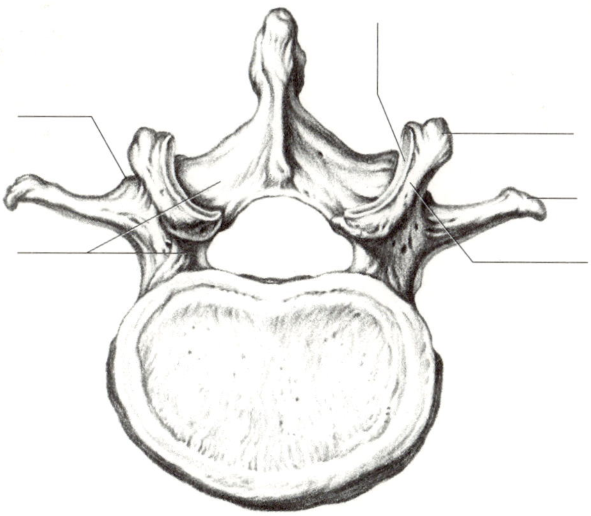

허리뼈 위면

09 가슴우리와 엉치뼈

복장뼈(1)	7쌍의 갈비뼈 부착됨. 칼돌기는 가슴과 배근육 부착부위
갈비뼈(12)	제1~7번 참갈비뼈, 제8~10번 거짓갈비뼈, 제11~12번 뜬갈비뼈
엉치뼈(1)	정중엉치뼈 능선과 엉치뼈뿔이 만나는 엉치뼈틈새는 미추마취 부위

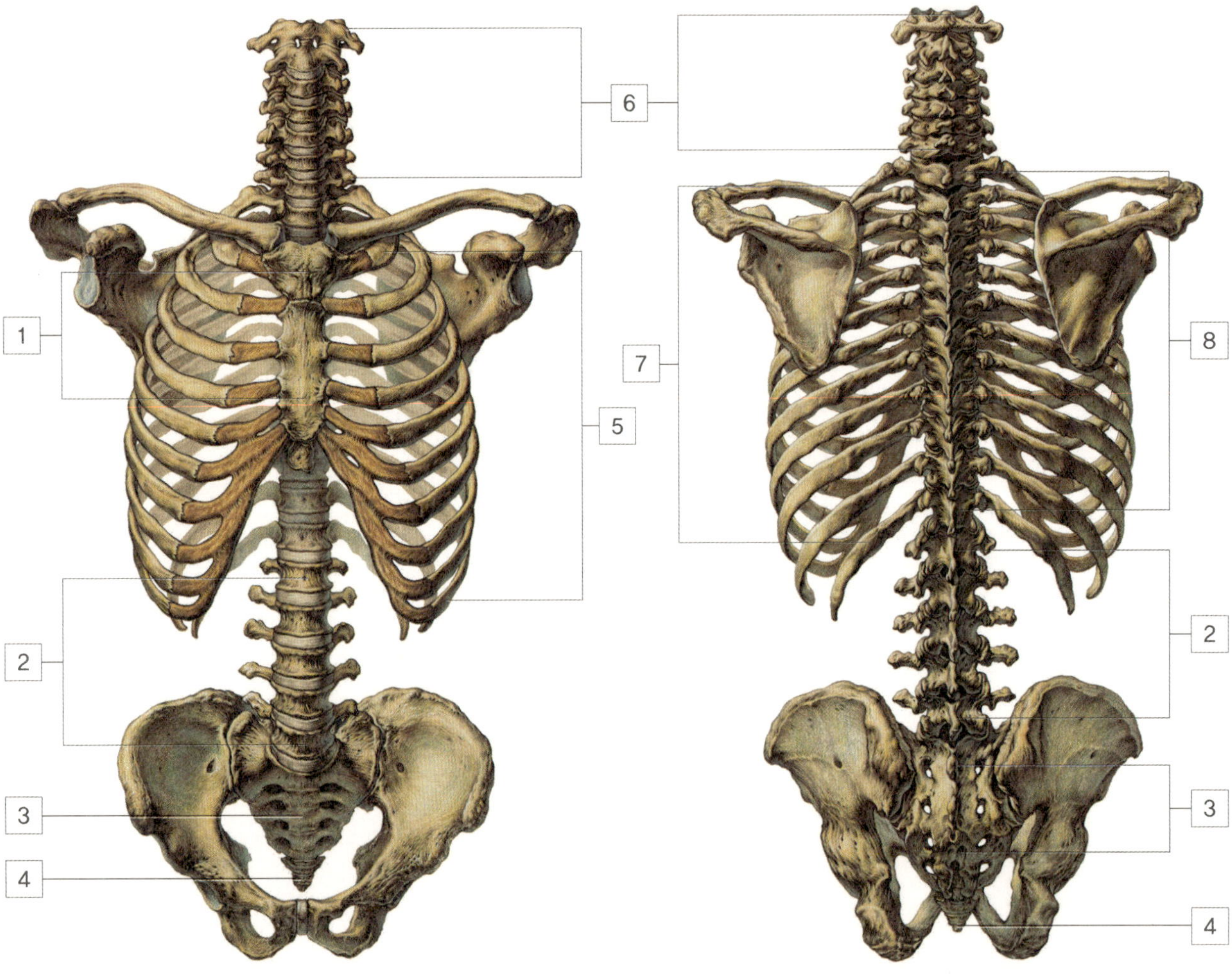

앞면　　뒤면

1 복장뼈 (흉골 / Sternum)
2 허리뼈 (요추 / Lumbar vertebrae, L1-5)
3 엉치뼈 (천골 / Sacrum)
4 꼬리뼈 (미골 / Coccyx)
5 갈비뼈 (늑골 / Ribs)
6 목뼈 (경추 / Cervical vertebrae C1-7)
7 갈비뼈 (늑골 / Ribs)
8 등뼈 (흉추 / Thoracic vertebrae T1-12)

- 복장뼈, 갈비뼈, 엉치뼈를 확인하고 색칠한 후 관련 부위 명칭을 쓰시오.

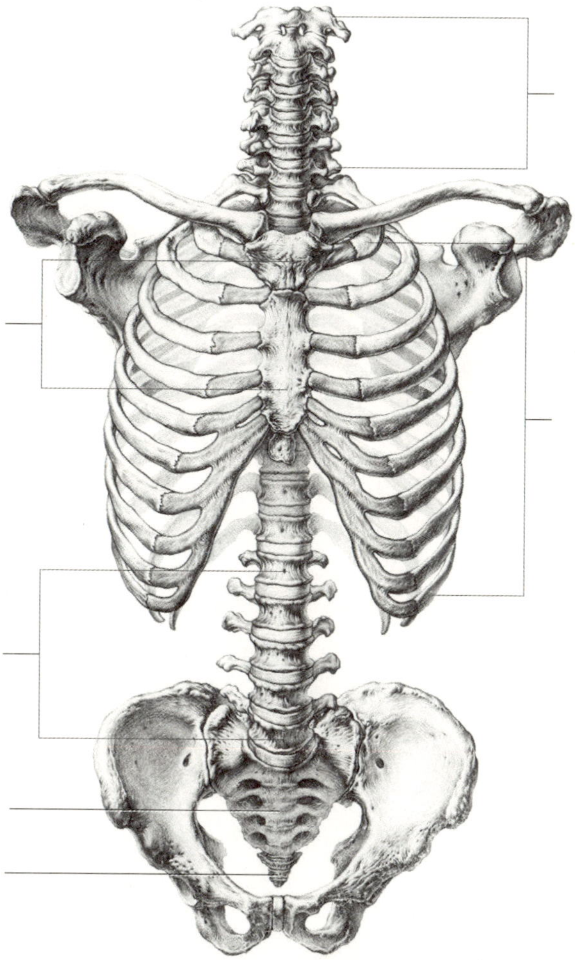

앞면

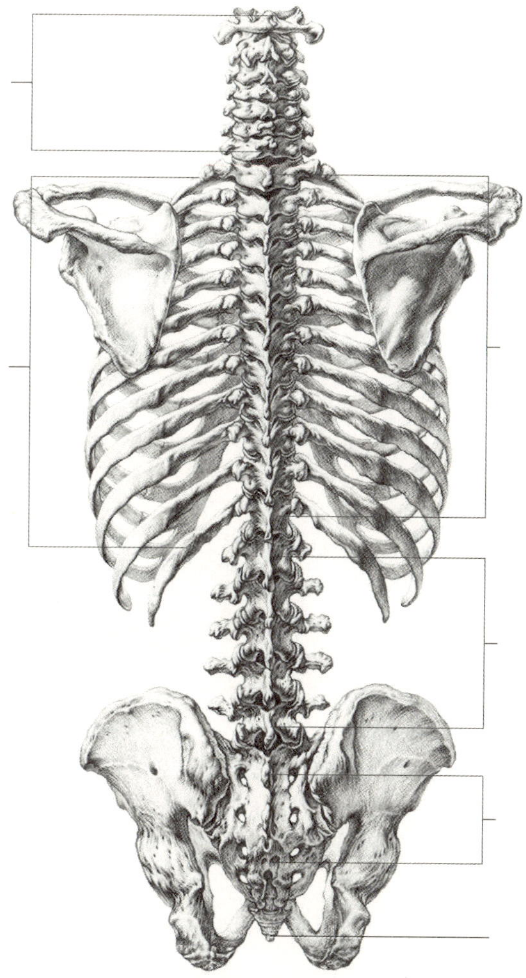

뒤면

빗장뼈(2)	팔을 몸통에 연결. 어깨 지지하고 팔을 옆으로 움직이는 데 사용
어깨뼈(2)	빗장뼈, 위팔뼈와 관절을 이룸. 제2~7번째 갈비뼈에 부착됨

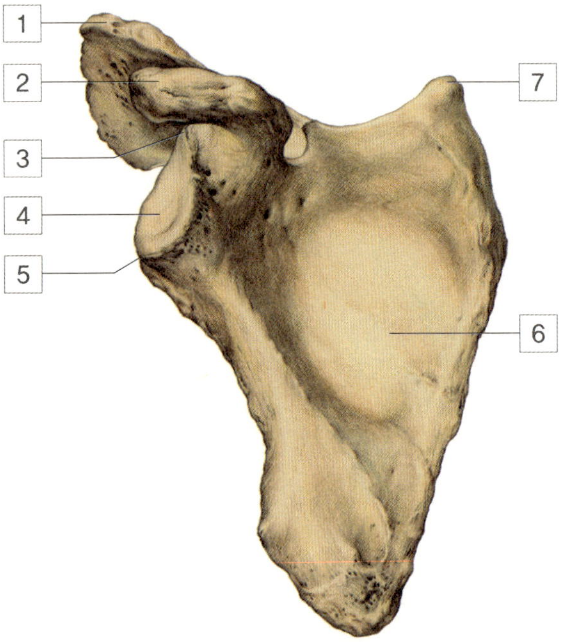

어깨뼈 앞면

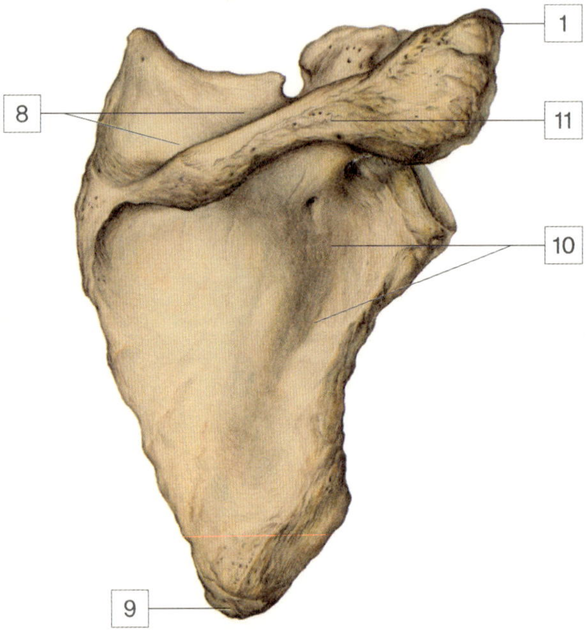

어깨뼈 뒤면

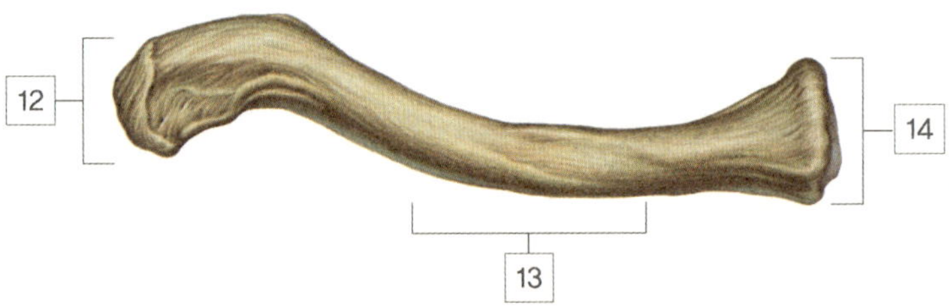

빗장뼈 위면

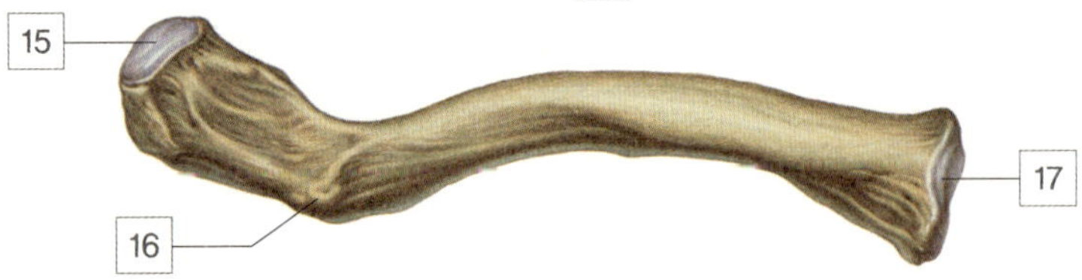

빗장뼈 아래면

1 봉우리 (견봉 / Acromion)
2 부리돌기 (오훼돌기 / Coracoid process)
3 접시위결절 (관절상결절 / Supraglenoid tubercle)
4 접시오목 (관절와 / Glenoid cavity)
5 접시아래결절 (관절하결절 / Infraglenoid tubercle)
6 어깨뼈밑오목 (견갑하와 / Subscapular fossa)
7 위각 (상각 / Superior angle)
8 가시위오목 (극상와 / Supraspinous fossa)
9 아래각 (하각 / Inferior angle)
10 가시아래오목 (극하와 / Infraspinous fossa)
11 어깨뼈가시 (견갑극 / Spine of scapula)
12 봉우리끝 (견봉단 / Acromial end)
13 빗장뼈몸통 (쇄골체 / Body of clavicle)
14 복장끝 (흉골단 / Sternal end)
15 봉우리관절면 (견봉관절면 / Acromial facet)
16 원뿔인대결절 (원추인대결절 / Conoid tubercle)
17 복장관절면 (흉골관절면 / Sternal facet)

- 빗장뼈와 어깨뼈의 각 부위를 확인하고 색칠한 후 관련 부위 명칭을 쓰시오.

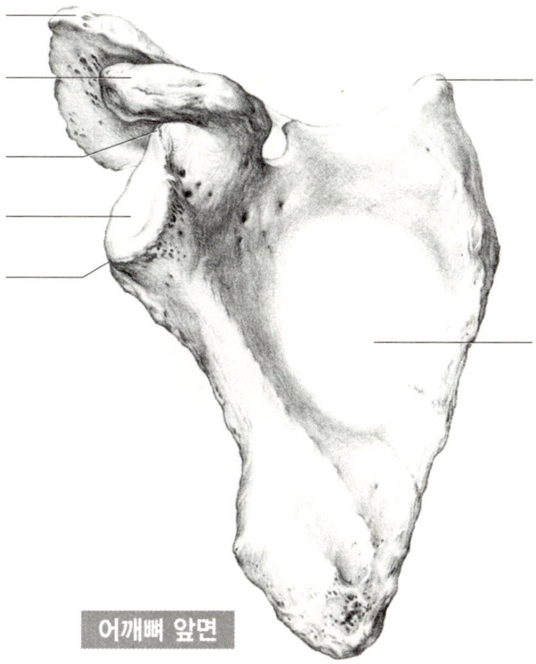

어깨뼈 앞면

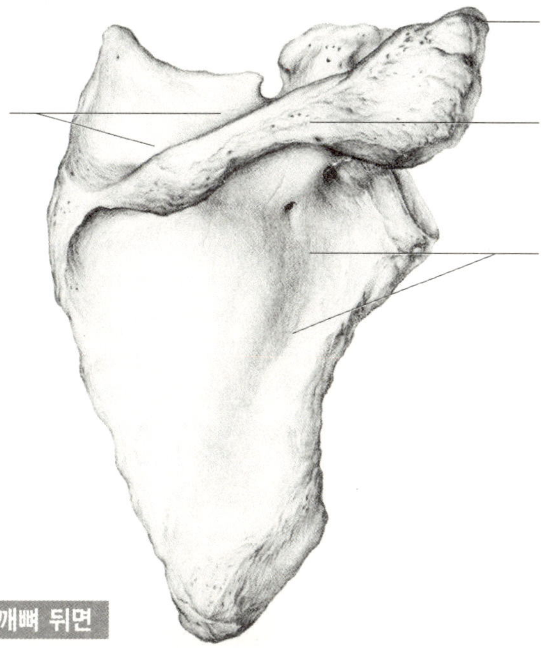

어깨뼈 뒤면

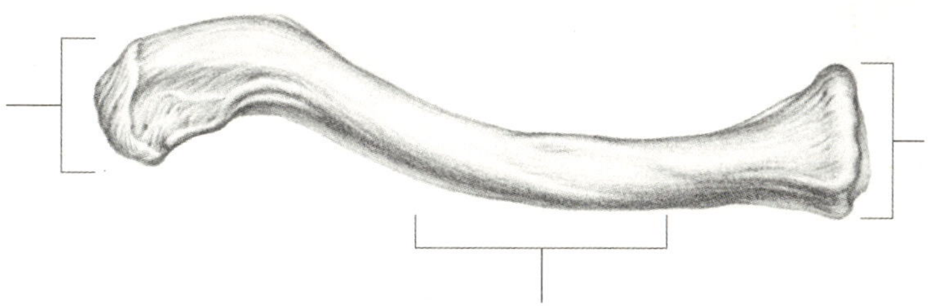

빗장뼈 위면

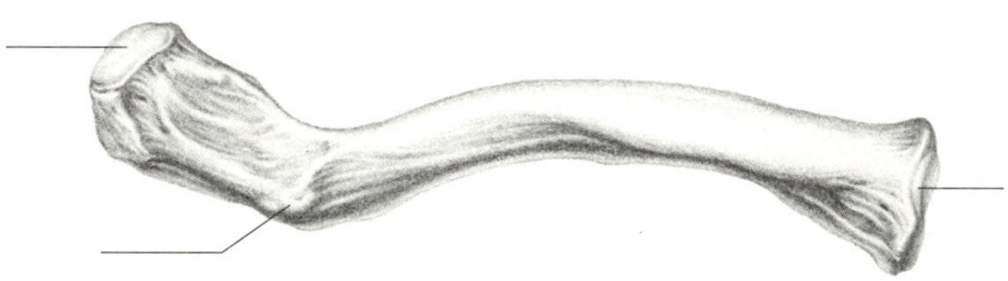

빗장뼈 아래면

11 위팔뼈와 아래팔뼈

위팔뼈(2)	해부목과 외과목(잦은 골절부위)이 있음
노뼈(2)	몸쪽: 노뼈머리, 목, 노뼈 거친면 먼쪽: 붓돌기, 자패임
자뼈(2)	몸쪽: 팔꿈치머리, 갈고리돌기, 도르래패임 먼쪽: 자뼈머리, 붓돌기

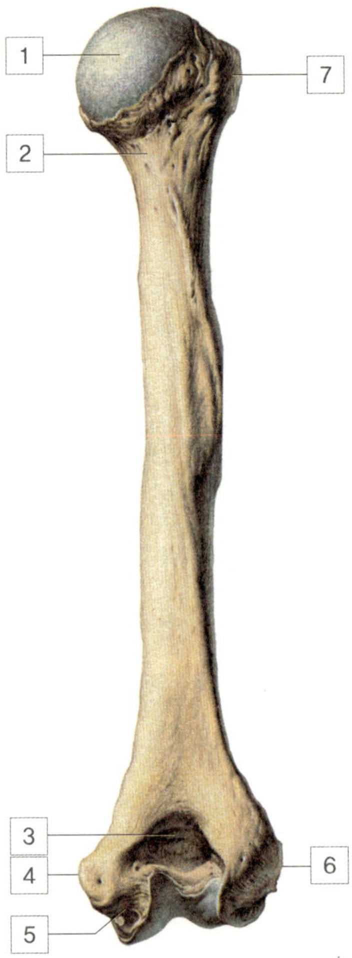

위팔뼈

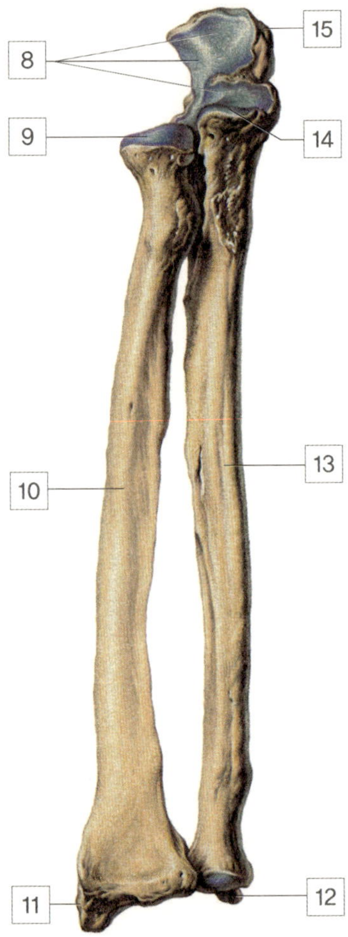

아래팔뼈

1 위팔뼈머리 (상완골두 / Head of humerus)
2 외과목 (외과경 / Surgical neck)
3 팔꿈치오목 (주두와 / Olecranon fossa)
4 안쪽위관절융기 (내측상과 / Medial epicondyle)
5 자신경고랑 (척골신경구 / Groove for ulnar n.)
6 가쪽위관절융기 (외측상과 / Lateral epicondyle)
7 큰결절 (대결절 / Greater tubercle)
8 도르래패임 (활차절흔 / Trochlear notch)
9 노뼈머리 (요골두 / Head of radius)
10 노뼈 (요골 / Radius)
11 노뼈붓돌기 (요골경상돌기 / Radial styloid process; Styloid process of radius)
12 자뼈붓돌기 (척골경상돌기 / Ulnar styloid process; Styloid process of ulna)
13 자뼈 (척골 / Ulna)
14 갈고리돌기 (구상돌기 / Coronoid process)
15 팔꿈치머리 (주두 / Olecranon)

- 위팔뼈와 노뼈 및 자뼈를 확인하고 색칠한 후 관련 부위 명칭을 쓰시오.

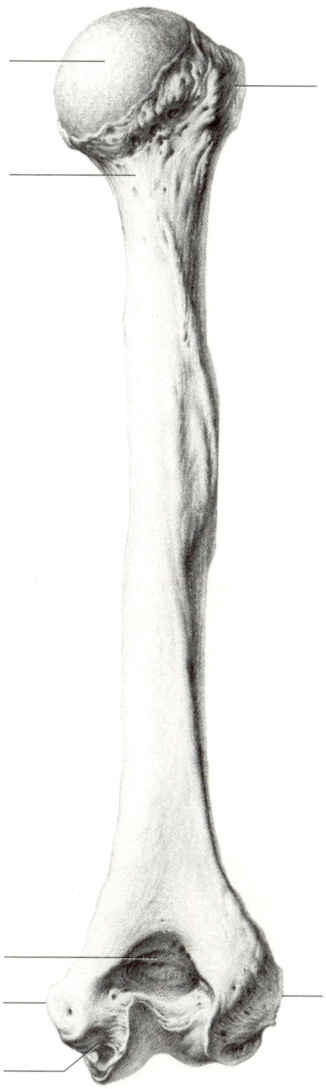

위팔뼈

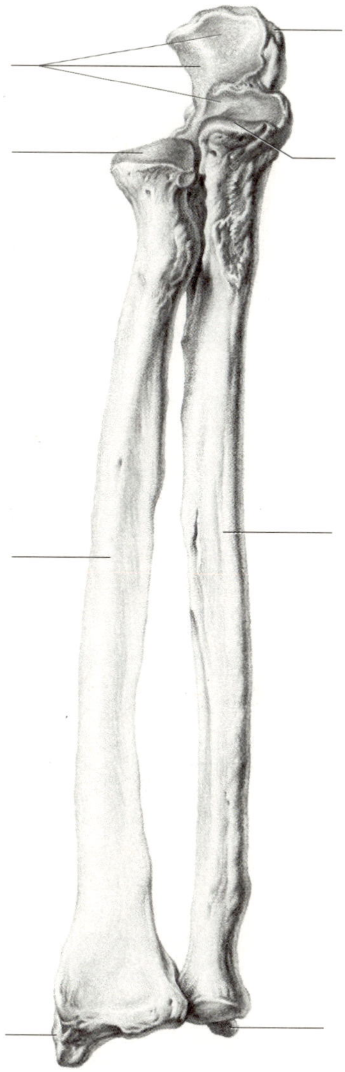

아래팔뼈

손의 뼈(27)	양손은 54개. 단, 엄지에 종자뼈(2+2)는 계산에서 빠짐
손목뼈(4+4)	몸쪽뼈: 손배, 반달, 세모, 콩알 　먼쪽뼈: 큰마름, 작은마름, 알머리, 갈고리
손허리뼈(5)	둘째가 가장 길며, 다섯째로 가면서 작아짐
손가락뼈(14)	엄지(첫마디뼈, 끝마디뼈), 2~5째 손가락(첫마디뼈, 중간마디뼈, 끝마디뼈)

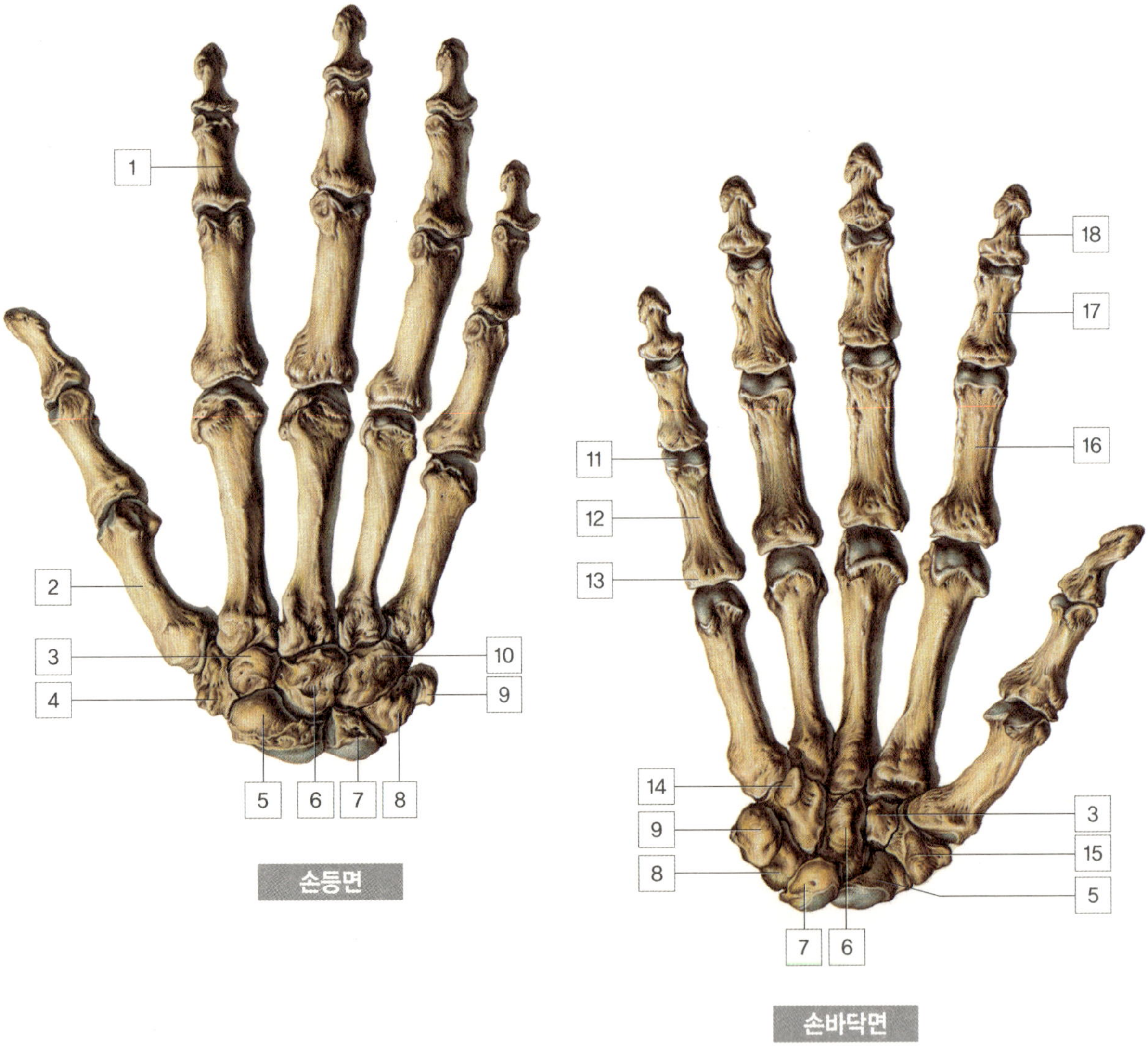

1 둘째중간마디뼈 (제2중절골 / 2nd middle phalanx)
2 첫째손허리뼈 (제1중수골 / 1st metacarpal)
3 작은마름뼈 (소능형골 / Trapezoid)
4 큰마름뼈 (대능형골 / Trapezium)
5 손배뼈 (주상골 / Scaphoid)
6 알머리뼈 (유두골 / Capitate)
7 반달뼈 (월상골 / Lunate)
8 세모뼈 (삼각골 / Triquetrum)
9 콩알뼈 (두상골 / Pisiform)
10 갈고리뼈 (유구골 / Hamate)
11 마디뼈머리 (지절골두; 지골두 / Head of phalanx)
12 마디뼈몸통 (지절골체; 지골체 / Shaft of phalanx)
13 마디뼈바닥 (지절골저; 지골저 / Base of phalanx)
14 갈고리뼈갈고리 (유구골구 / Hook of hamate)
15 큰마름뼈 (대능형골 / Trapezium)
16 첫마디뼈 (기절골 / Proximal phalanx)
17 중간마디뼈 (중절골 / Middle phalanx)
18 끝마디뼈 (말절골 / Distal phalanx)

- 손목뼈, 손허리뼈, 손가락뼈를 확인하고 색칠한 후 관련 부위 명칭을 쓰시오.

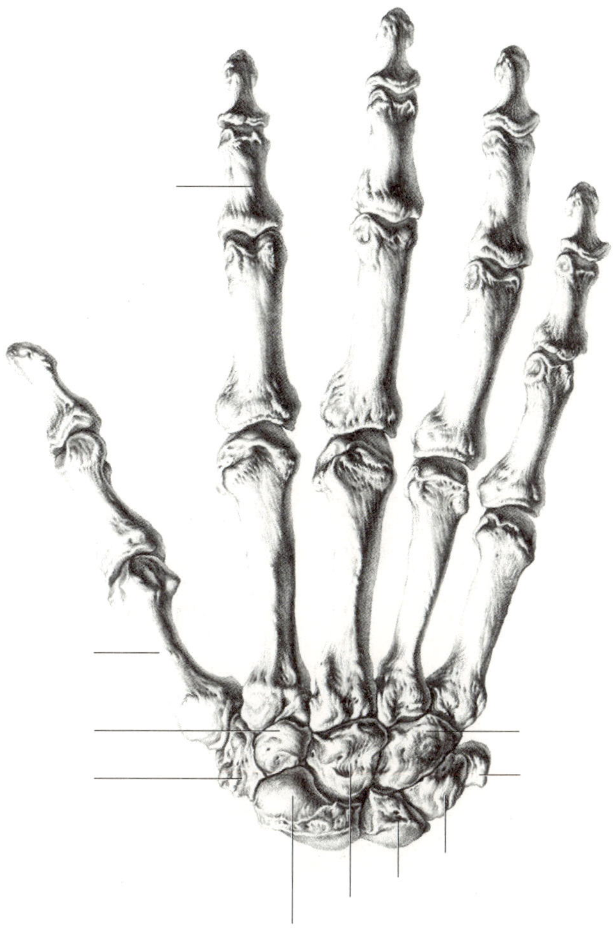

손등면

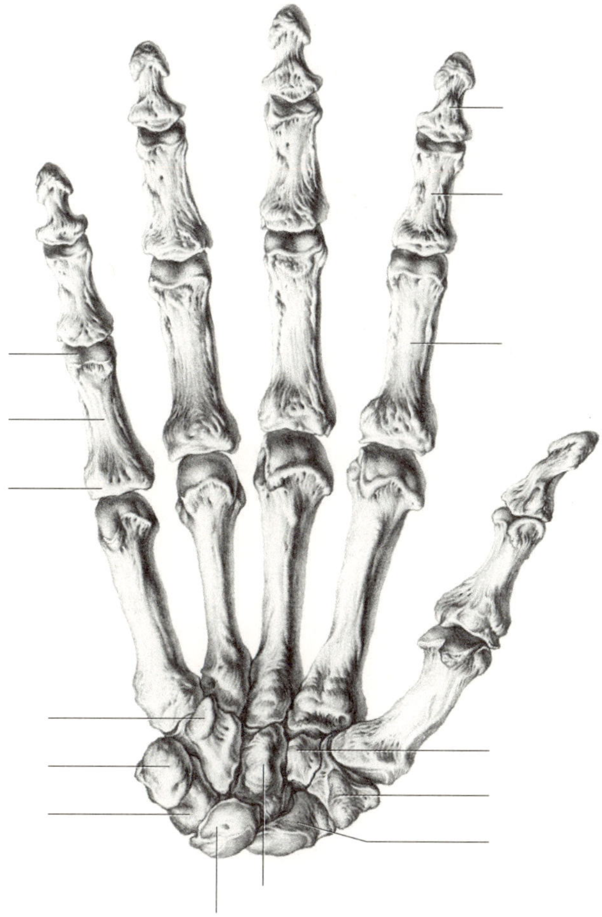

손바닥면

13 다리이음뼈와 볼기뼈

다리이음뼈	골반: 볼기뼈(융합 2), 엉치뼈(융합 1), 꼬리뼈(융합 1)
볼기뼈(2)	볼기뼈(1)=엉덩뼈(1)+궁둥뼈(1)+두덩뼈(1)

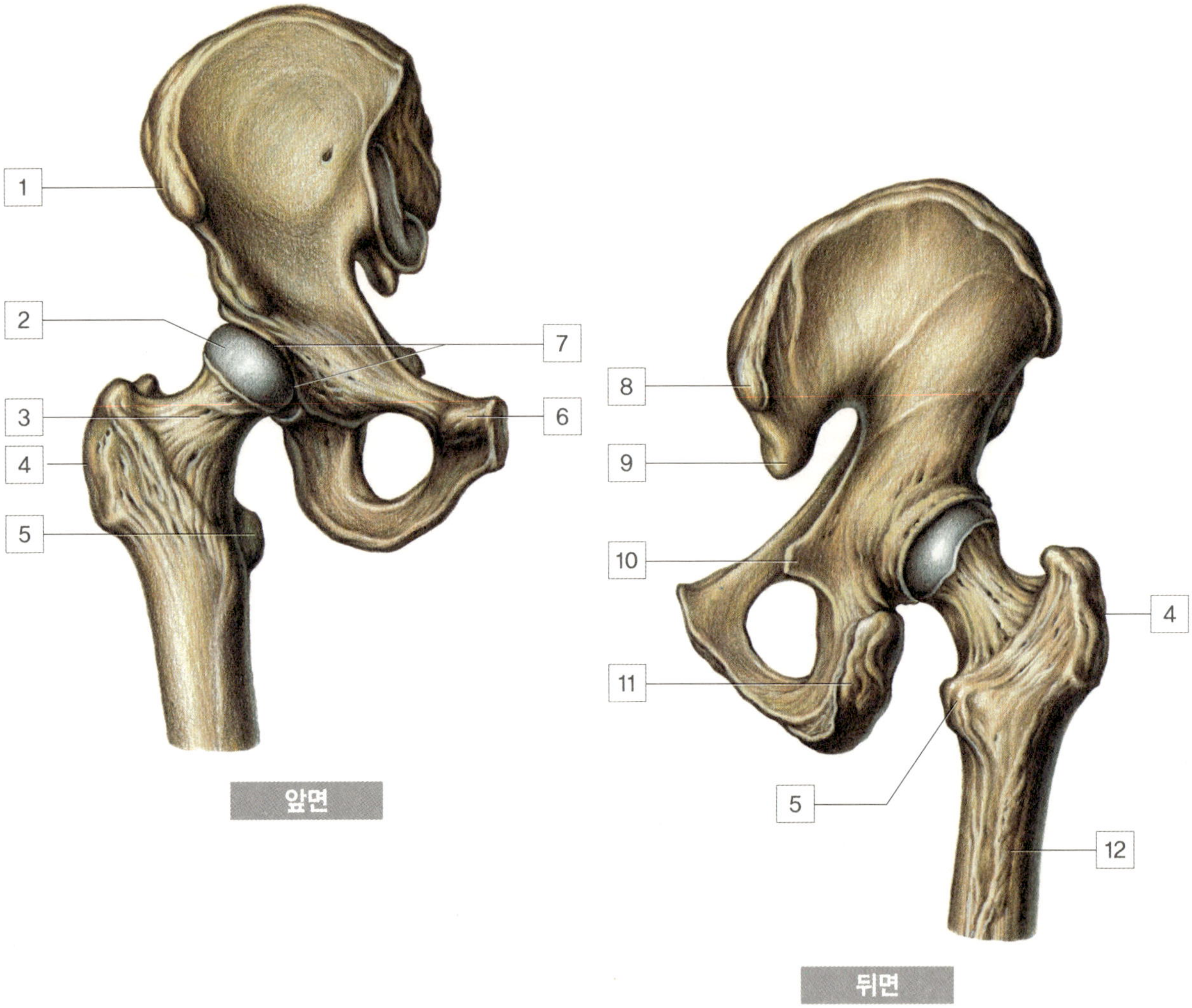

1 위앞엉덩뼈가시 (상전장골극 / Anterior superior iliac spine)
2 넙다리뼈머리 (대퇴골두 / Head of femur)
3 넙다리뼈목 (대퇴골경 / Neck of femur)
4 큰돌기 (대전자 / Greater trochanter)
5 작은돌기 (소전자 / Lesser trochanter)
6 두덩뼈결절 (치골결절 / Pubic tubercle)
7 절구모서리 (관골구연 / Acetabular margin)
8 위뒤엉덩뼈가시 (상후장골극 / Posterior superior iliac spine)
9 아래뒤엉덩뼈가시 (하후장골극 / Posterior inferior iliac spine)
10 궁둥뼈가시 (좌골극 / Ischial spine)
11 궁둥뼈결절 (좌골결절 / Ischial tuberosity)
12 거친선 (조선 / Linea aspera)

- 다리이음뼈의 구성을 살펴보고, 볼기뼈는 각각 다른 색으로 색칠한 후 관련 부위 명칭을 쓰시오.

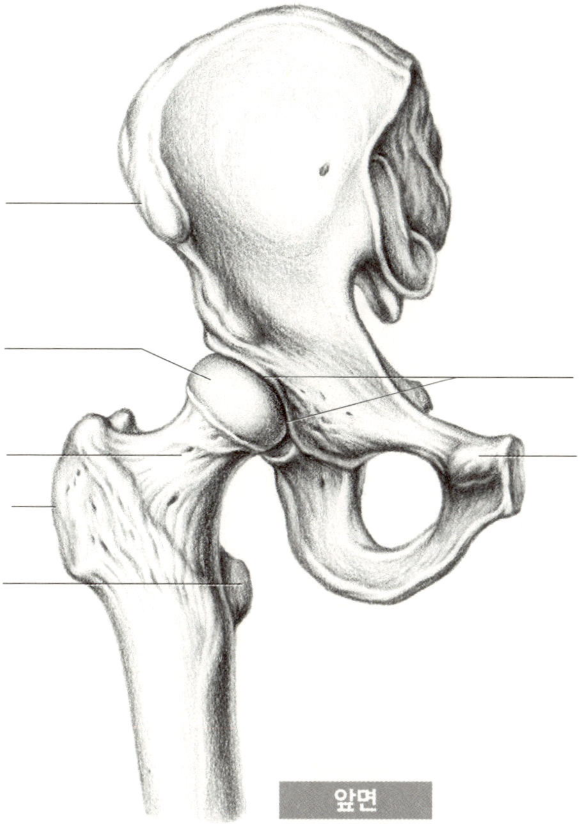

앞면

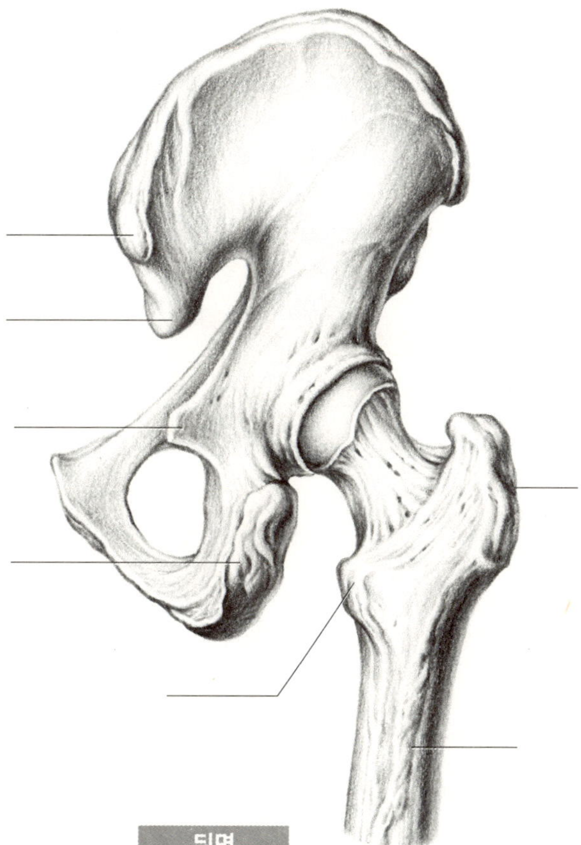

뒤면

넙다리뼈(2)	가장 긴뼈. 넙다리뼈목은 잦은 골절 발생(넙다리몸통과의 각도 125°)
무릎뼈(2)	역삼각형의 큰 종자뼈. 무릎관절의 앞쪽, 넙다리네갈래근의 힘줄아래 위치

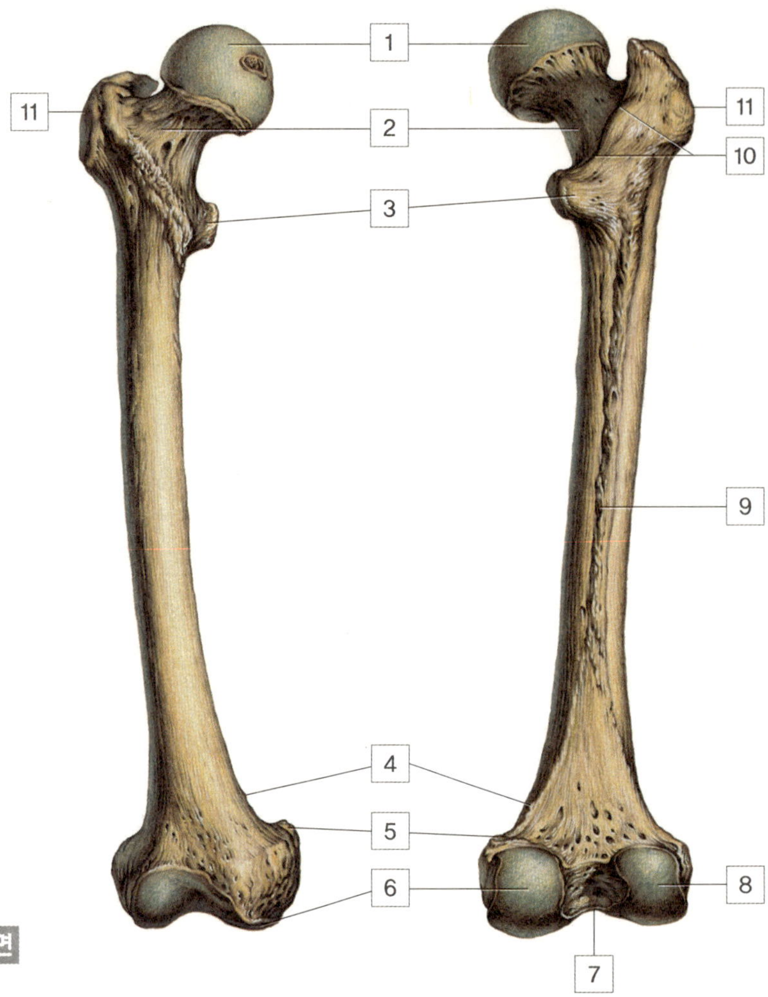

넙다리뼈 앞면

넙다리뼈 뒤면

무릎뼈 앞면

무릎뼈 뒤면

1 넙다리뼈머리 (대퇴골두 / Head of femur)
2 넙다리뼈목 (대퇴골경 / Neck of femur)
3 작은돌기 (소전자 / Lesser trochanter)
4 모음근결절 (내전근결절 / Adductor tubercle)
5 안쪽위관절융기 (내측상과 / Medial epicondyle)
6 안쪽관절융기 (내측과 / Medial condyle)
7 융기사이오목 (과간와 / Intercondylar fossa)
8 가쪽관절융기 (외측과 / Lateral condyle)
9 거친선 (조선 / linea aspera)
10 돌기사이능선 (전자간릉 / Intertrochanteric crest)
11 큰돌기 (대전자 / Greater trochanter)
12 앞면 (전면 / Anterior surface)
13 관절면 (Articular surface)

- 넙다리뼈와 무릎뼈를 확인하고 색칠한 후 관련 부위 명칭을 쓰시오.

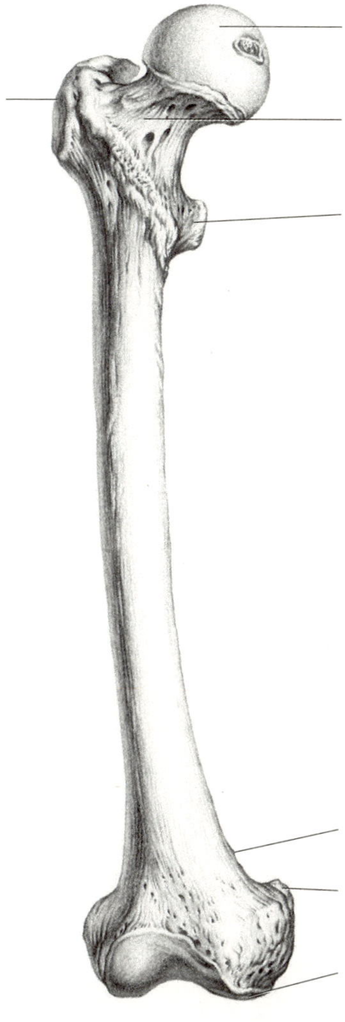

넙다리뼈 앞면

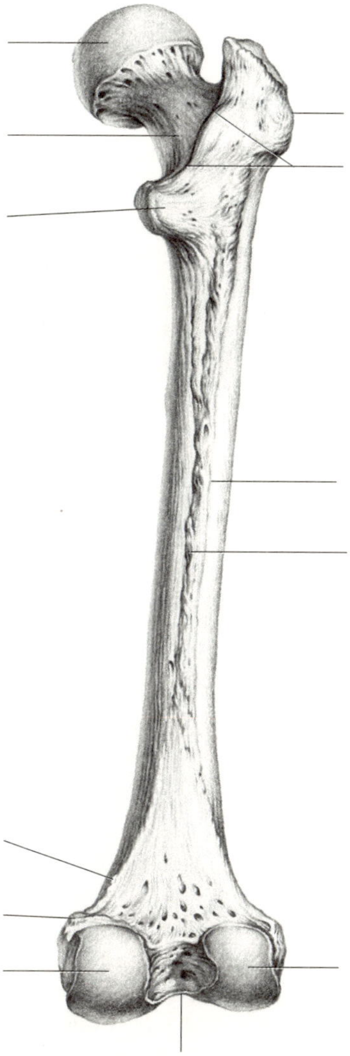

넙다리뼈 뒤면

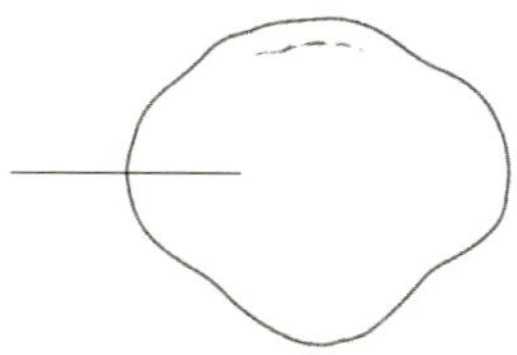

무릎뼈 앞면

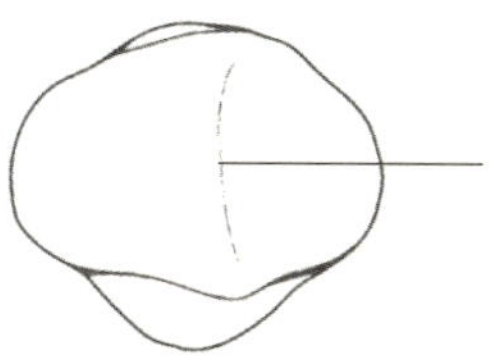

무릎뼈 뒤면

정강뼈(2)	앞모서리는 날카롭고 잦은 타박상을 입는 곳 먼쪽끝: 목말뼈와 관절 뼈사이모서리: 뼈사이막, 종아리뼈와 마주 봄 뒤쪽: 가자미근선
종아리뼈(2)	정강뼈 아래 위치한 가느다란 뼈. 가쪽복사(안쪽은 목말뼈와 관절)

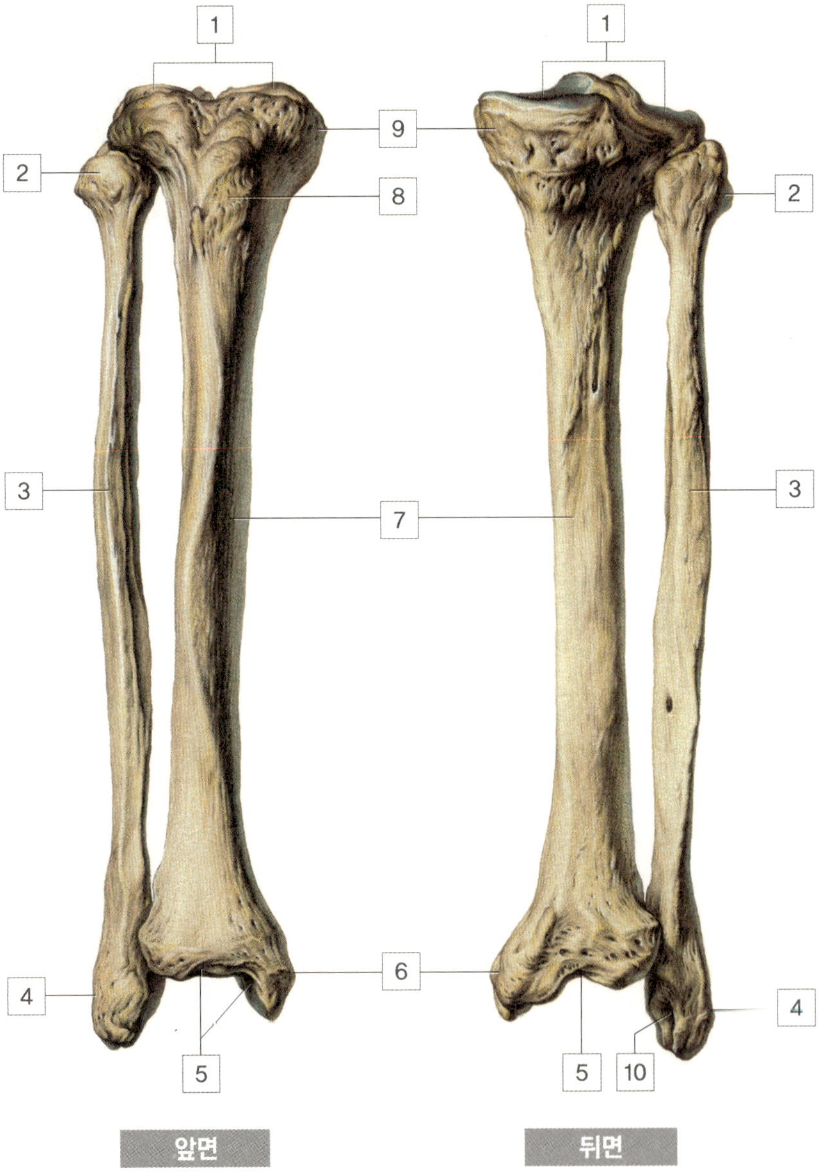

1 위관절면 (상관절면 / Superior articular facet)
2 종아리뼈머리 (비골두 / Head of fibula)
3 종아리뼈 (비골 / Fibula)
4 종아리뼈가쪽복사 (비골외과 / Lateral malleolus of fibula)
5 아래관절면 (하관절면 / Inferior articular facet)
6 안쪽복사 (내과 / Medial malleolus)
7 정강뼈 (경골 / Tibia)
8 정강뼈거친면 (경골조면 / Tibial tuberosity)
9 안쪽관절융기 (내측과 / Medial condyle)
10 가쪽복사오목 (외과와 / Malleolar fossa)

- 정강뼈와 종아리뼈를 확인하여 안쪽복사와 가쪽복사를 구분하고 색칠한 후 관련 부위의 명칭을 쓰시오.

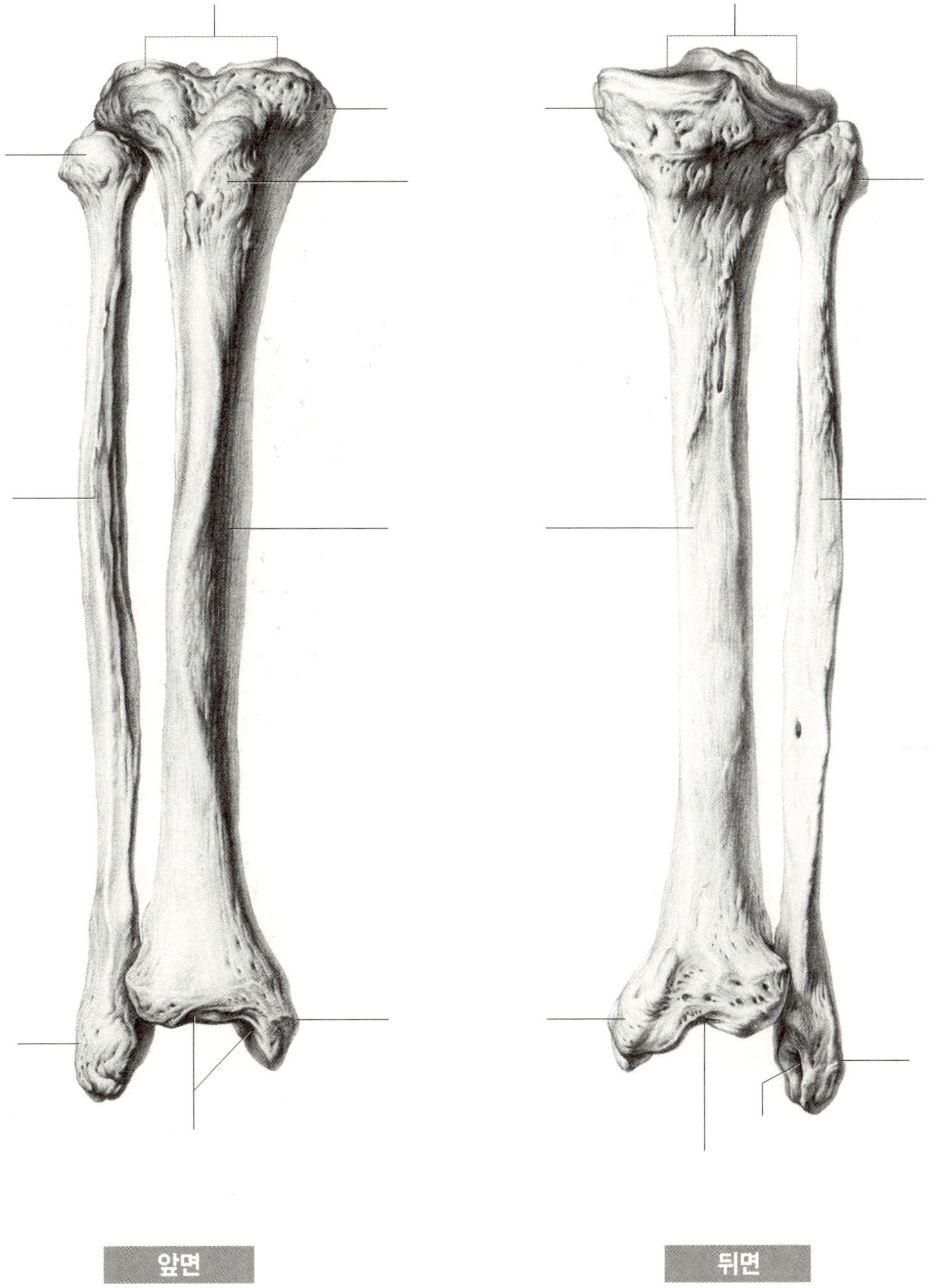

16 발의 뼈

발의 뼈(26)	양발은 52개. 단, 엄지발가락에 종자뼈(2+2)는 계산에서 빠짐
발목뼈(2+5)	몸쪽뼈: 목말(L자), 발꿈치(큰뼈) 먼쪽뼈: 발배, 입방, 쐐기 3(안쪽, 중간, 가쪽)
발허리뼈(5)	정사각형 모양의 바닥은 입방뼈와 쐐기뼈에 접함
발가락뼈(14)	엄지(첫마디뼈, 끝마디뼈), 2~5째 발가락(첫마디뼈, 중간마디뼈, 끝마디뼈)

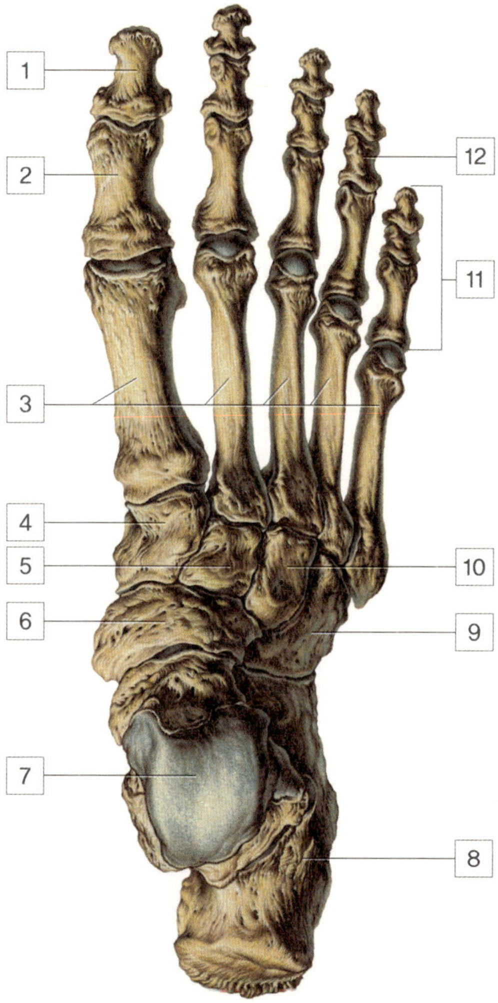

발등면

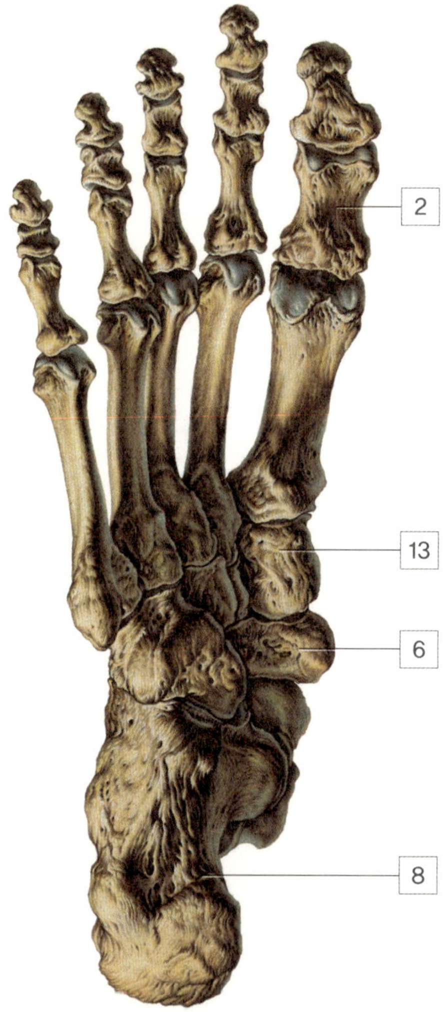

발바닥면

1 끝마디뼈 (말절골 / Distal phalanx)
2 첫마디뼈 (기절골 / Proximal phalanx)
3 발허리뼈 (중족골 / Metatarsals)
4 안쪽쐐기뼈 (내측설상골 / Medial cuneiform)
5 중간쐐기뼈 (중간설상골 / Intermediate cuneiform)
6 발배뼈 (주상골 / Navicular)
7 목말뼈 (거골 / Talus)
8 발꿈치뼈 (종골 / Calcaneus)
9 입방뼈 (입방골 / Cuboid)
10 가쪽쐐기뼈 (외측설상골 / Lateral cuneiform)
11 발가락뼈 (지골 / Phalanges)
12 중간마디뼈 (중절골 / Middle phalanx)
13 안쪽쐐기뼈 (내측설상골 / Medial cuneiform)

- 발목뼈, 발허리뼈, 발가락뼈의 생김새와 이름을 확인하고 색칠한 후 관련 부위 명칭을 쓰시오.

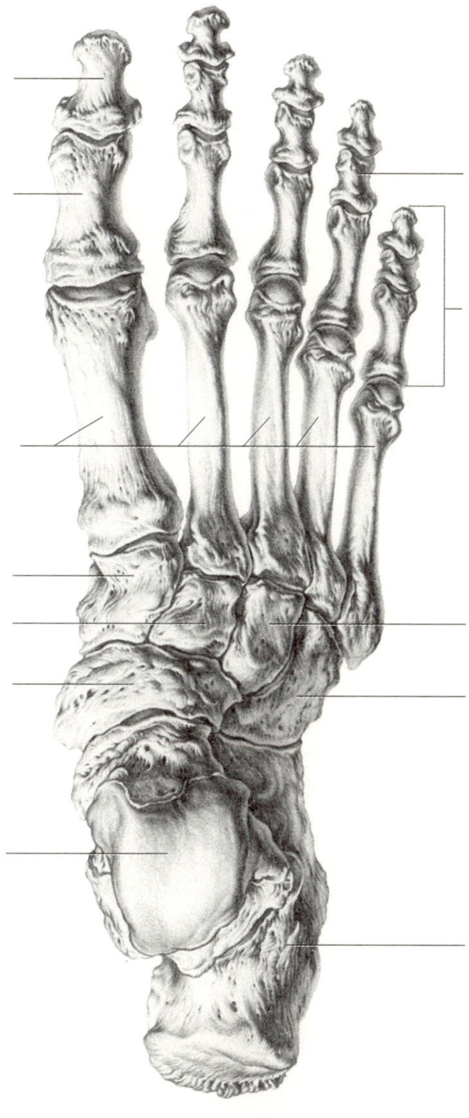

발등면

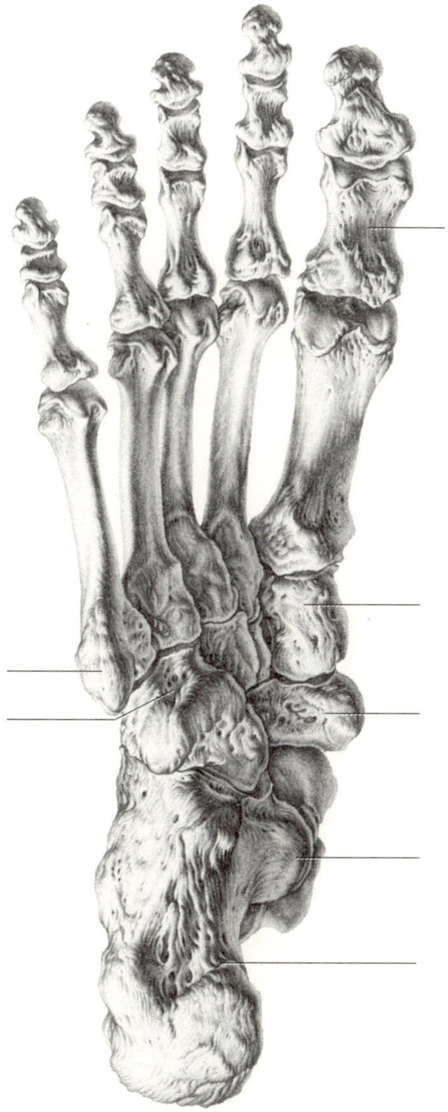

발바닥면

Chapter 09

관절계통

01 윤활관절의 종류

관절	뼈와 뼈가 기능적으로 연결되는 부위
관절의 분류	섬유관절(봉합, 인대결합, 못박이관절), 연골관절(유리연골결합, 섬유연골결합), 윤활관절(평면관절, 경첩관절, 중쇠관절, 타원관절, 안장관절, 절구관절)

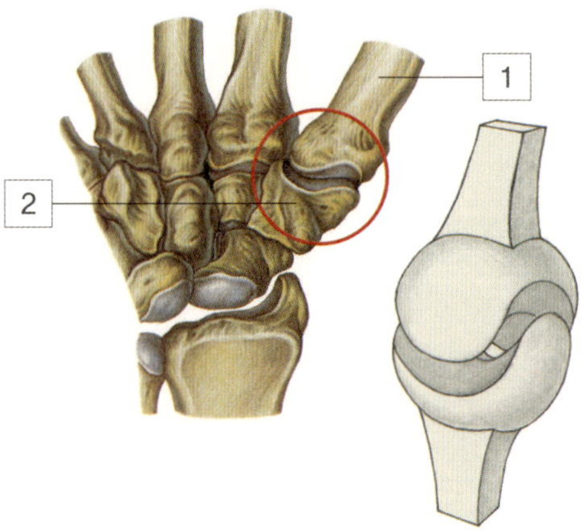

안장관절(Saddle joint)

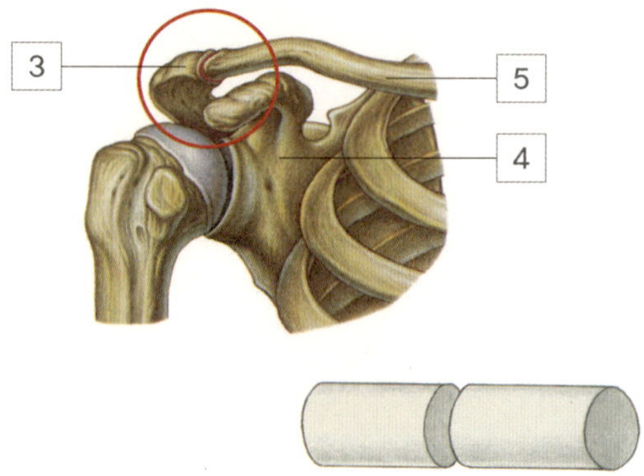

평면관절(Plane joint)

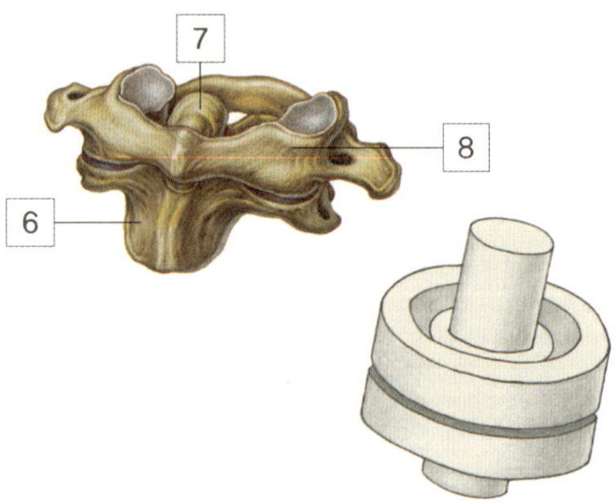

중쇠관절(Pivot joint)

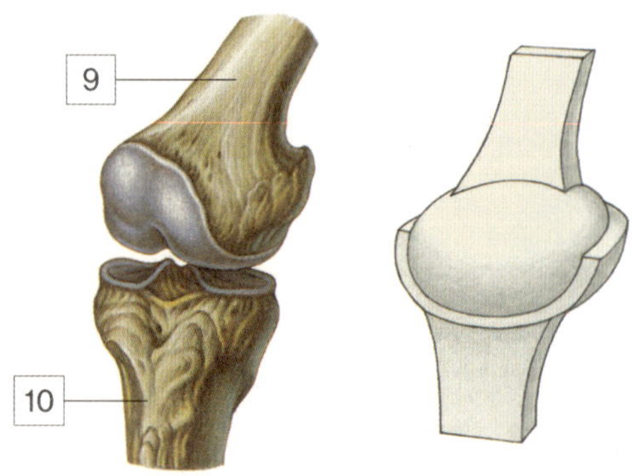

타원관절(Condylar joint)

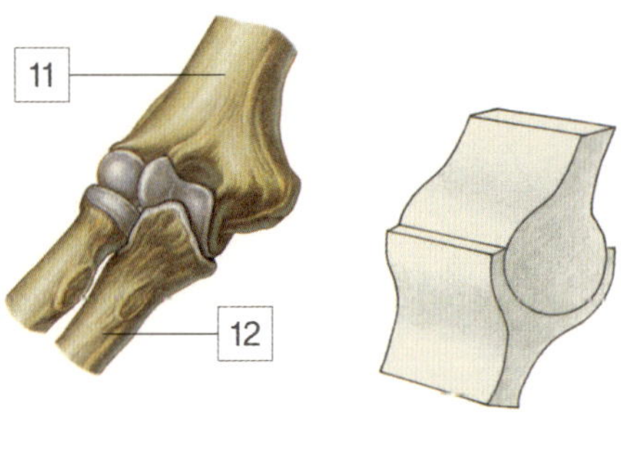

경첩관절(Hinge joint)

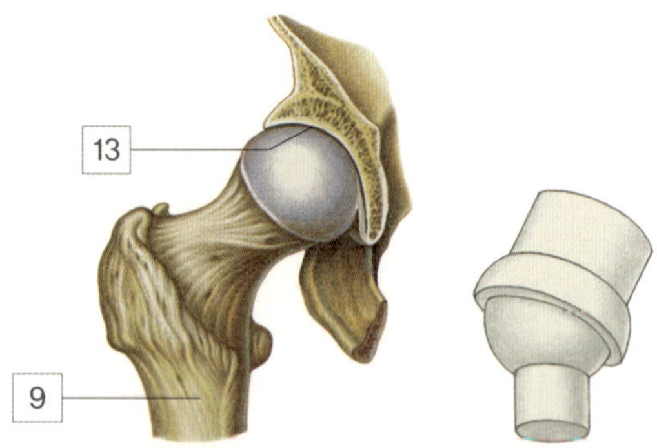

절구관절(Ball and socket joint)

1 손허리뼈 (중수골 / Metacarpal)
2 큰마름뼈 (대능형골 / Trapezium)
3 봉우리 (견봉 / Acromion)
4 어깨뼈 (견갑골 / Scapula)
5 빗장뼈 (쇄골 / Clavicle)
6 중쇠뼈 (축추 / Axis C2)
7 치아돌기 (치돌기 / Dens)
8 고리뼈 (환추 / Atlas C1)
9 넙다리뼈 (대퇴골 / Femur; Thigh B)
10 정강뼈 (경골 / Tibia)
11 위팔뼈 (상완골 / Humerus)
12 자뼈 (척골 / Ulna)
13 절구 (관골구 / Cotyloid cavity)

- 관절의 종류를 쓰시고 해당 부위의 구조물을 확인하고 색칠한 후 명칭을 쓰시오

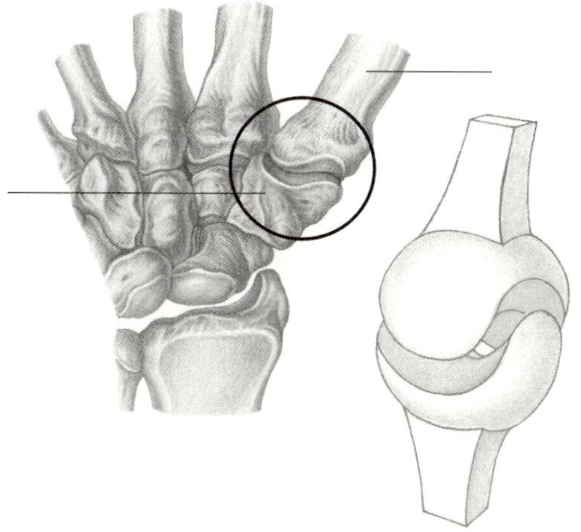

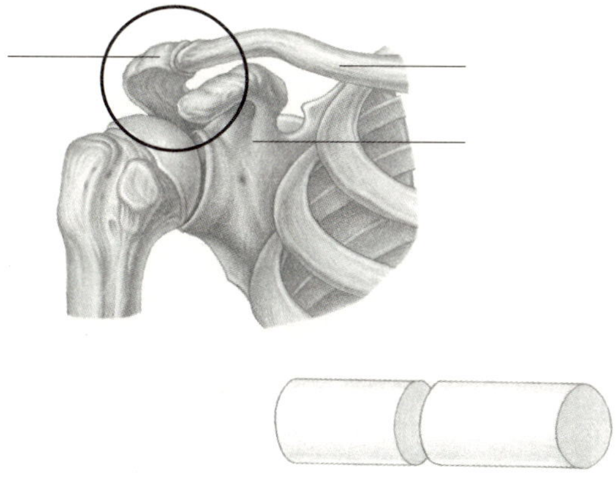

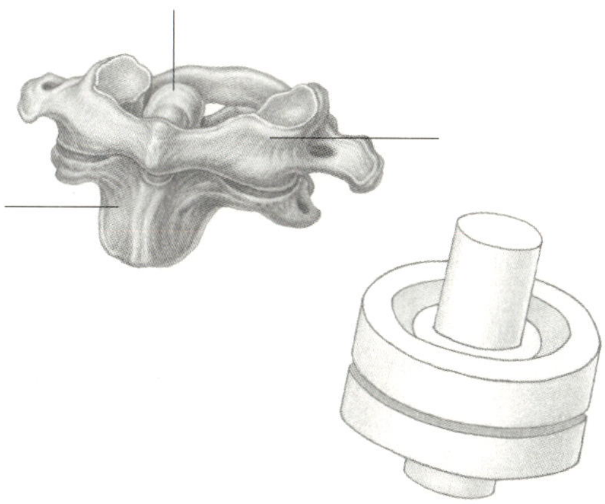

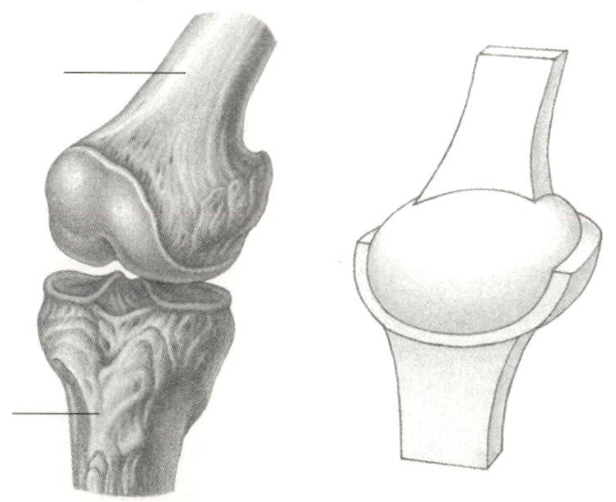

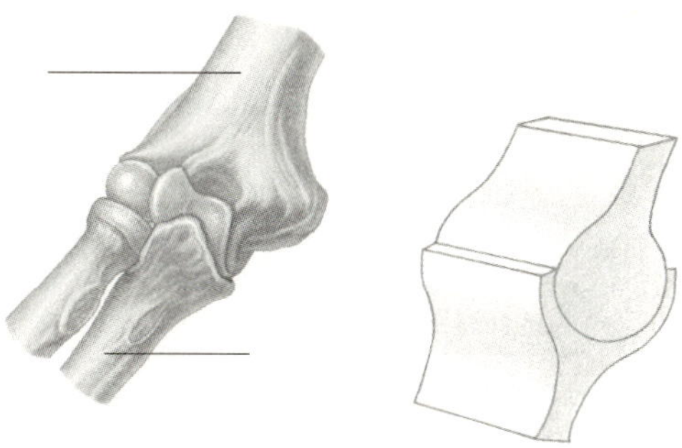

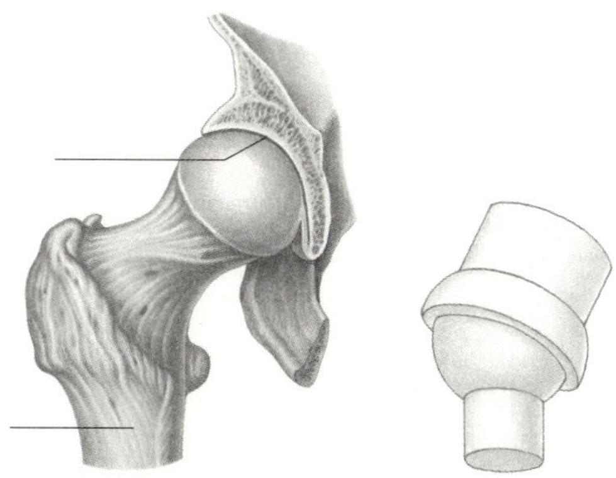

턱: 윤활관절	평면관절(턱관절오목과 관절원반사이), 경첩관절(관절원반과 턱뼈머리사이)
인대	가쪽인대(관절주머니 가쪽), 붓아래턱인대(붓돌기→턱뼈각), 나비아래턱인대(나비뼈→턱뼈혀돌기)

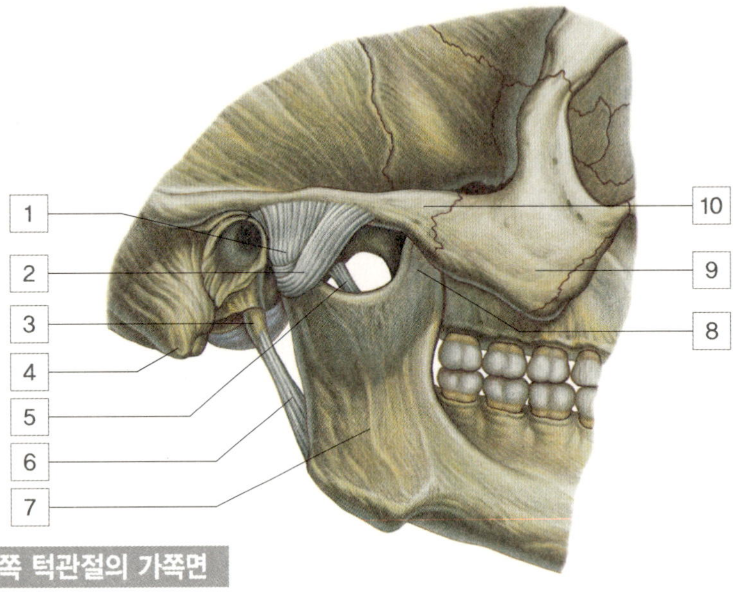

오른쪽 턱관절의 가쪽면

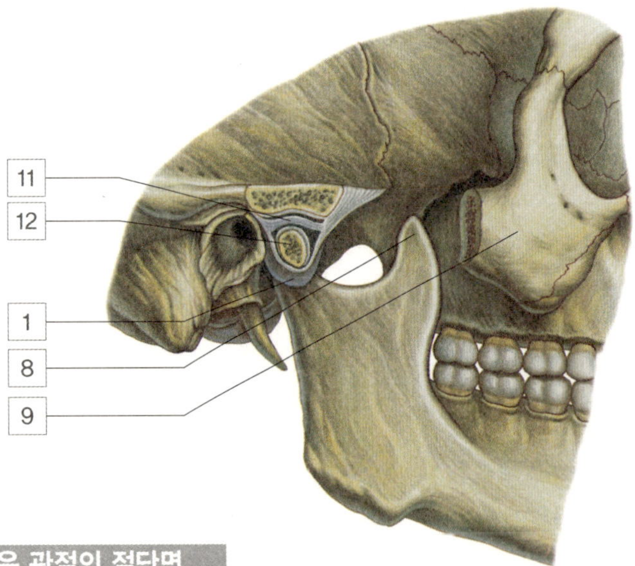

같은 관절의 절단면

1 관절주머니 (관절낭 / Joint capsule; Articular capsule)
2 가쪽인대 (외측인대 / Lateral L)
3 붓돌기 (경상돌기 / Styloid process)
4 꼭지돌기 (유양돌기 / Mastoid process)
5 나비아래턱인대 (접하악인대 / Sphenomandibular L)
6 붓아래턱인대 (경돌하악인대 / Stylomandibular L)
7 턱뼈가지 (하악지 / Ramus of mandible)
8 근육돌기 (근돌기 / Coronoid process)
9 광대뼈 (관골 / Zygomatic B)
10 광대활 (관골궁 / Zygomatic arch)
11 관절원반 (관절원판 / Articular disc)
12 관절돌기 (Condylar process)

- 턱관절을 확인하고 인대를 구분하여 색칠한 후 관련 부위 명칭을 쓰시오.

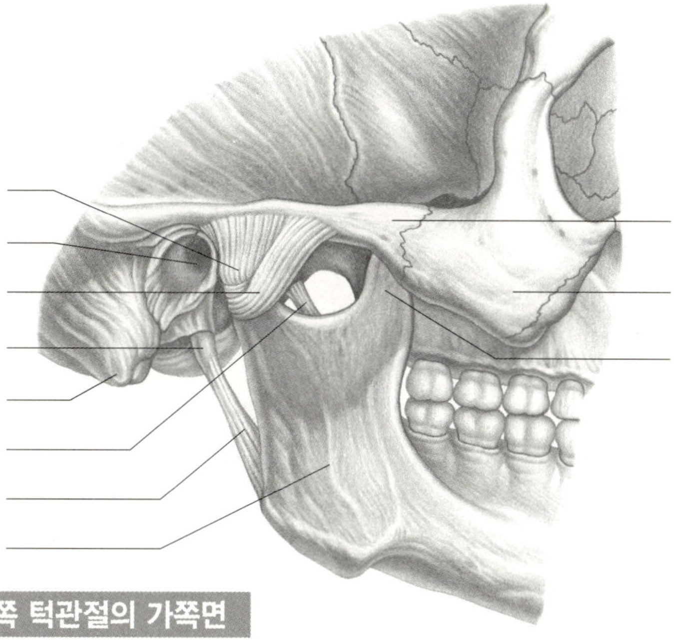

오른쪽 턱관절의 가쪽면

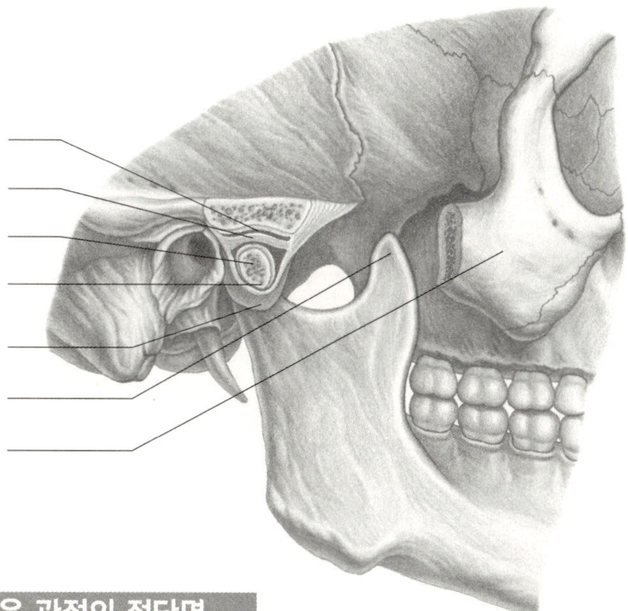

같은 관절의 절단면

고리중쇠관절	회전운동. 고리뼈와 중쇠뼈 사이. 치아돌기(C_2)를 중심으로 회전
고리뒤통수관절	목의 굽힘과 폄. 뒤통수뼈의 관절융기와 고리뼈(C_1)의 관절돌기 사이

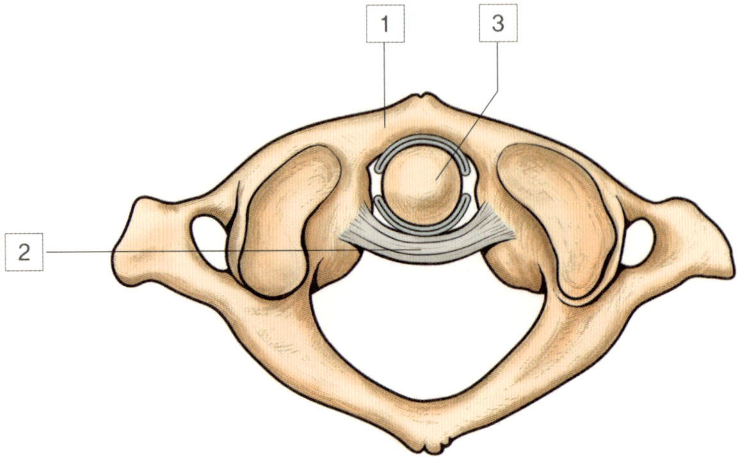

고리중쇠관절

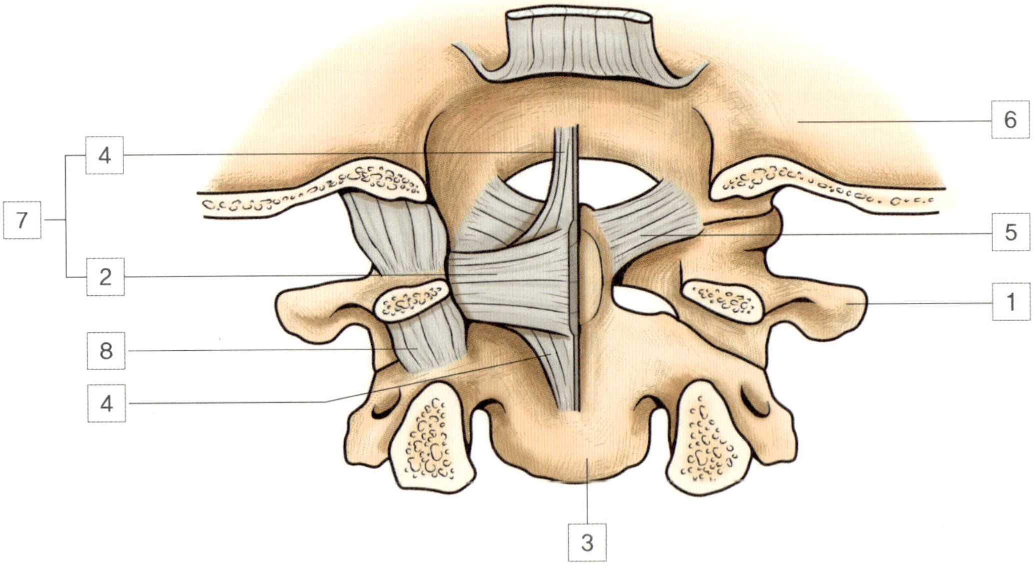

고리뒤통수관절

1 고리뼈 (환추 / Atlas C1)
2 고리가로인대 (환추횡인대 / Transverse L of atlas)
3 중쇠뼈 (축추 / Axis C2)
4 세로다발 (종속 / Longitudinal bands)
5 날개인대 (익상인대 / Alar L)
6 뒤통수뼈 (후두골 / Occipital B)
7 고리십자인대 (환추십자인대 / Cruciate L of atlas)
8 관절주머니 (관절낭 / Joint capsule; articular capsule)

- 고리뼈와 중쇠뼈를 확인하고 주위의 인대를 구분하여 색칠한 후 관련 부위 명칭을 쓰시오.

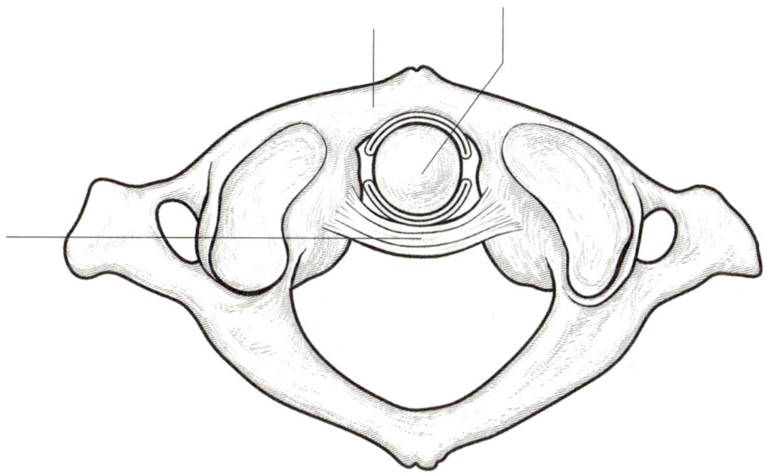

고리중쇠관절

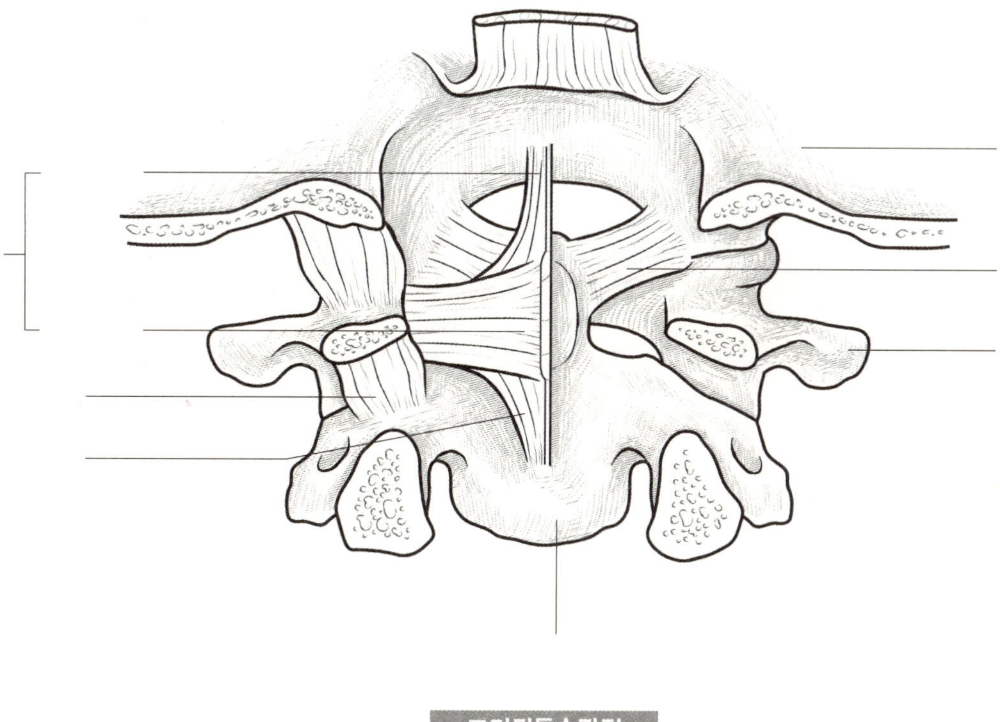

고리뒤통수관절

04 어깨관절

어깨관절	절구관절(위팔뼈 머리와 어깨뼈 관절오목 사이). 뼈 사이 면은 35% 오목테두리(관절을 더 깊게 함) 운동성 크고 안정성 낮아 염좌와 탈구 잦음
인대	직접-오목위팔인대, 부리위팔인대 간접-부리봉우리인대, 봉우리빗장인대, 부리빗장인대, 위팔가로인대

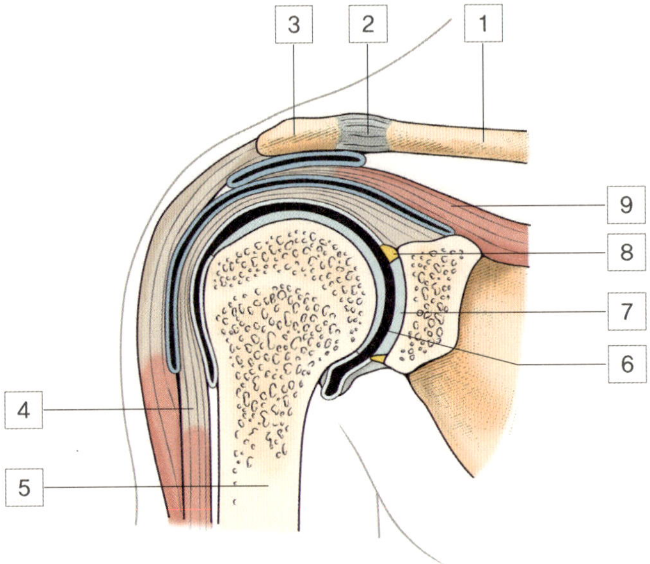

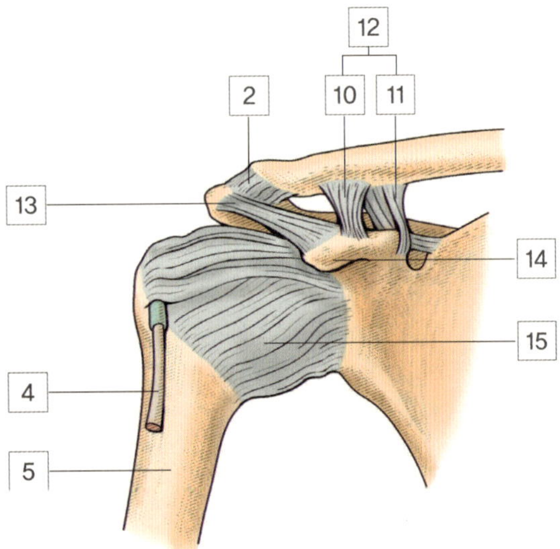

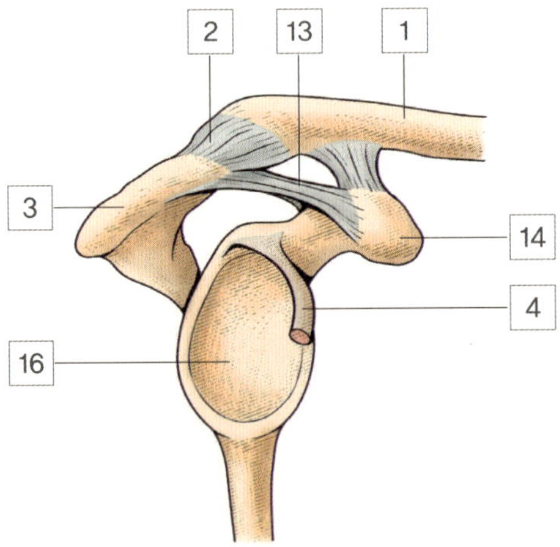

1 빗장뼈 (쇄골 / Clavicle)
2 봉우리빗장인대 (견봉쇄골인대 / Acromioclavicular L)
3 봉우리 (견봉 / Acromion)
4 위팔두갈래근긴갈래 (상완이두근장두 / Long head of biceps brachii m.)
5 위팔뼈 (상완골 / Humerus)
6 관절안 (관절강 / Articular cavity)
7 관절연골 (Articular cartilage)
8 접시테두리 (관절순 / Glenoid labrum)
9 가시위근 (극상근 / Supraspinatus m.)
10 마름인대 (능형인대 / Trapezoid L)
11 원뿔인대 (원추인대 / Conoid L)
12 부리빗장인대 (오훼쇄골인대 / Coracoclavicular L)
13 부리봉우리인대 (오훼견봉인대 / Coracoacromial L)
14 부리돌기 (오훼돌기 / Coracoid process)
15 접시위팔인대 (관절상완인대 / Glenohumeral L)
16 접시오목 (관절와 / Glenoid cavity)

- 봉우리와 부리돌기를 확인하고 주위의 인대를 구분하여 색칠한 후 부위 명칭을 쓰시오.

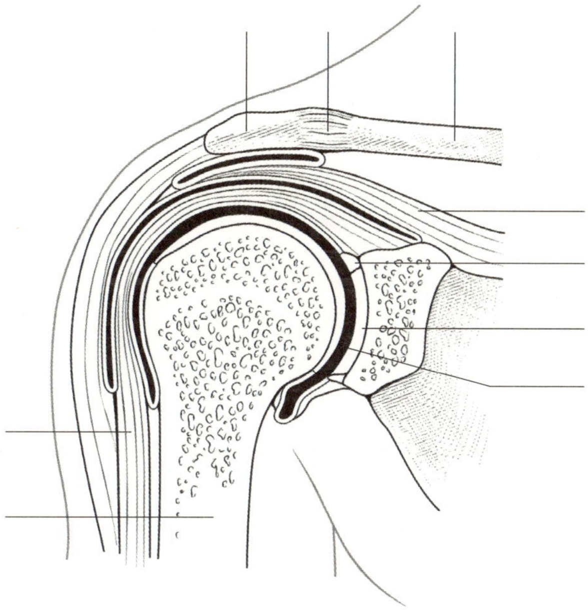

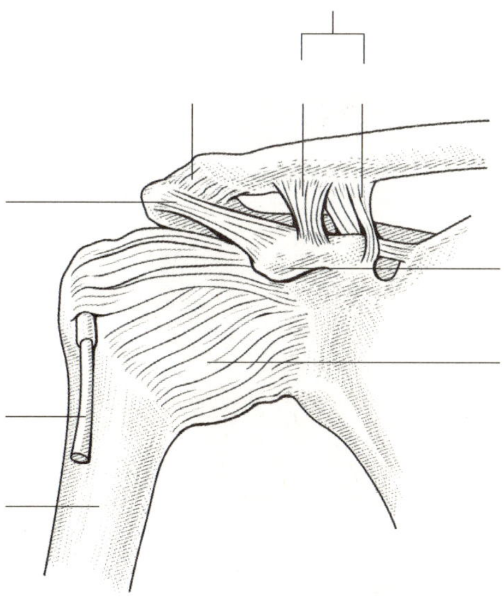

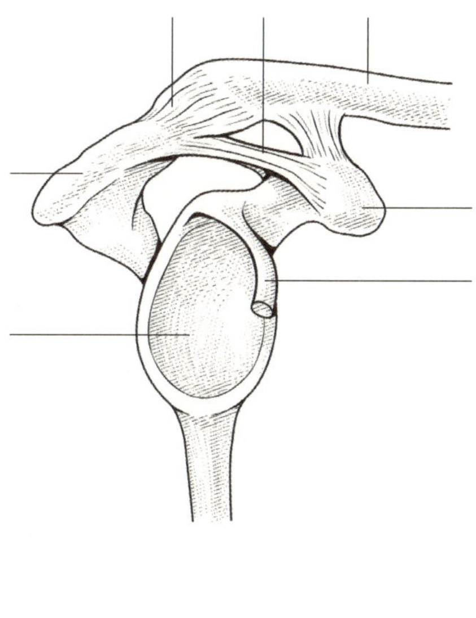

팔꿉관절	위팔자관절(위팔뼈 도르래와 자뼈 도르래패임 사이) 위팔노관절(위팔뼈 작은머리와 노뼈머리 사이) 몸쪽노자관절(노뼈머리가 자뼈의 노패임과 관절. 자뼈 중심으로 노뼈 회전)

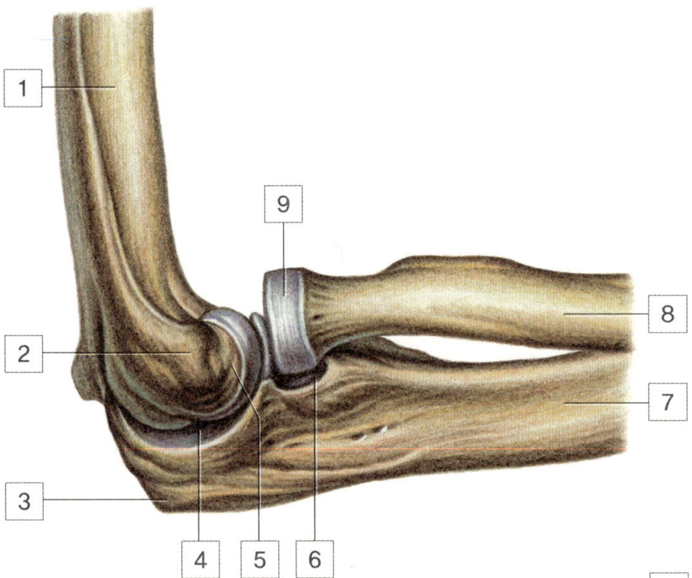

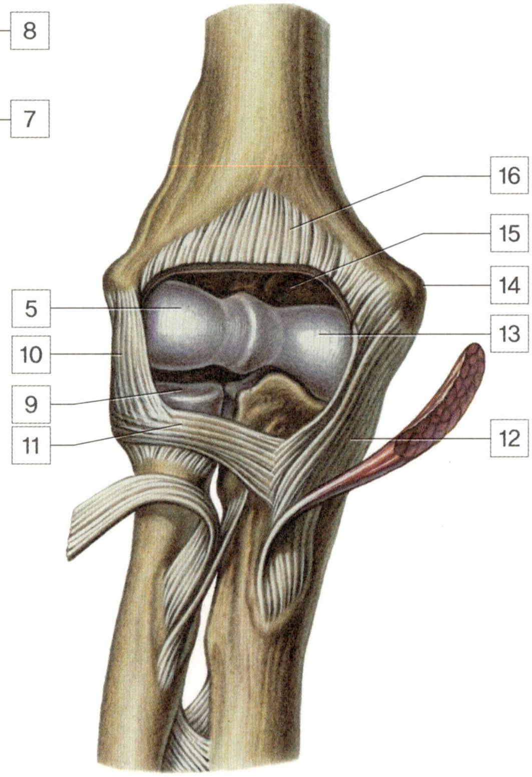

1 위팔뼈 (상완골 / Humerus)
2 가쪽위관절융기 (외측상과 / Lateral epicondyle)
3 팔꿈치머리 (주두 / Olecranon)
4 도르래패임 (활차절흔 / Trochlear notch)
5 위팔뼈작은머리 (상완골소두 / Capitulum)
6 노패임 (요골절흔 / Radial notch)
7 자뼈 (척골 / Ulna)
8 노뼈 (요골 / Radius)
9 노뼈머리 (요골두 / Head of radius)
10 가쪽곁인대; 노쪽곁인대 (외측측부인대 / Radial collateral L)
11 노뼈머리띠인대 (요골윤상인대 / Anular L of radius)
12 안쪽곁인대; 자쪽곁인대 (내측측부인대 / Ulnar collateral L)
13 위팔뼈도르래 (상완골활차 / Trochlea of humerus)
14 안쪽위관절융기 (내측상과 / Medial epicondyle)
15 갈고리오목 (구상돌기와 / Coronoid fossa)
16 관절주머니 (관절낭 / Articular capsule)

- 위팔뼈, 노뼈와 자뼈를 확인하고 주위의 인대를 구분하여 색칠한 후 부위 명칭을 쓰시오.

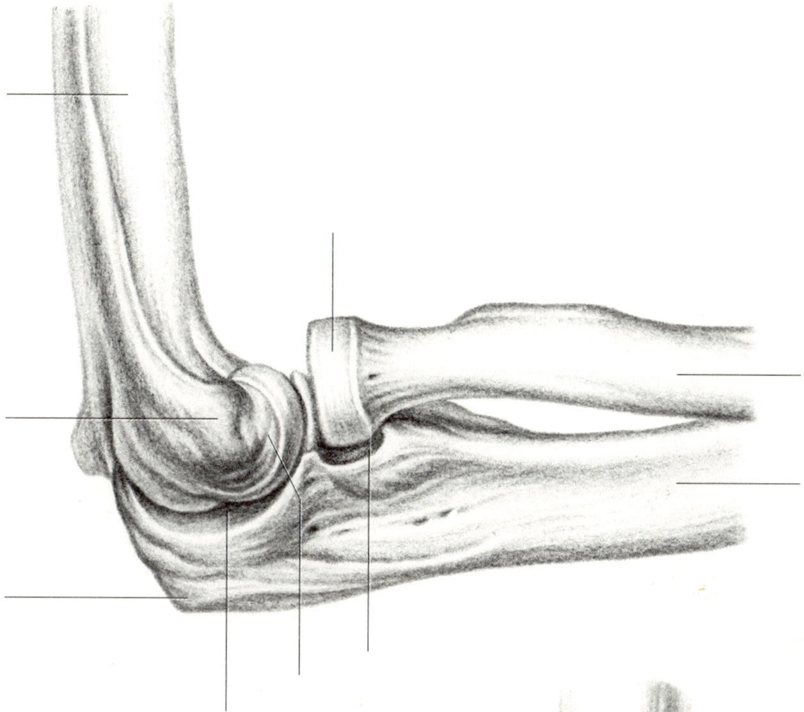

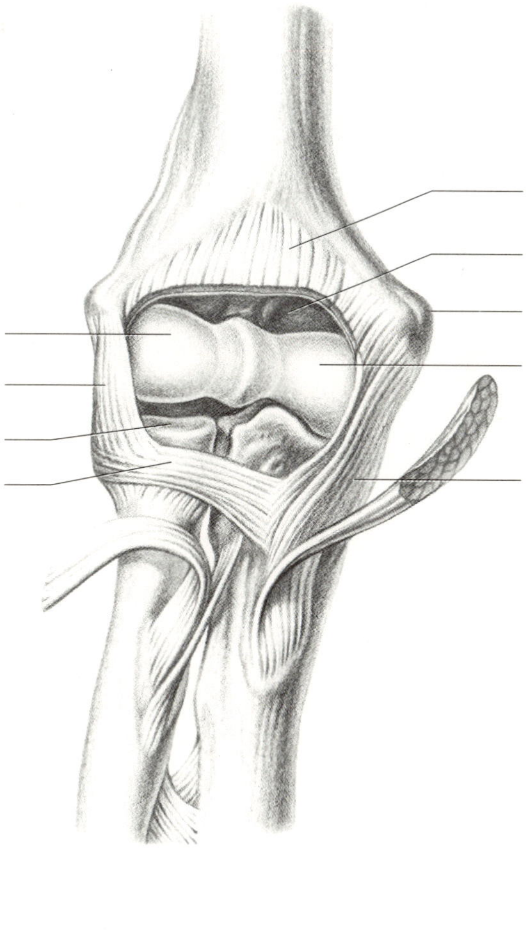

엉덩관절	절구관절(넙다리뼈 머리와 볼기뼈의 절구사이) 절구테두리(관절을 더 깊게 함). 안정성 높아 탈구보다 골절 자주 발생
인대	엉덩넙다리인대(가장 강함. 앞면과 윗면 보강), 두덩넙다리인대, 궁둥넙다리인대, 절구가로인대, 넙다리뼈머리인대

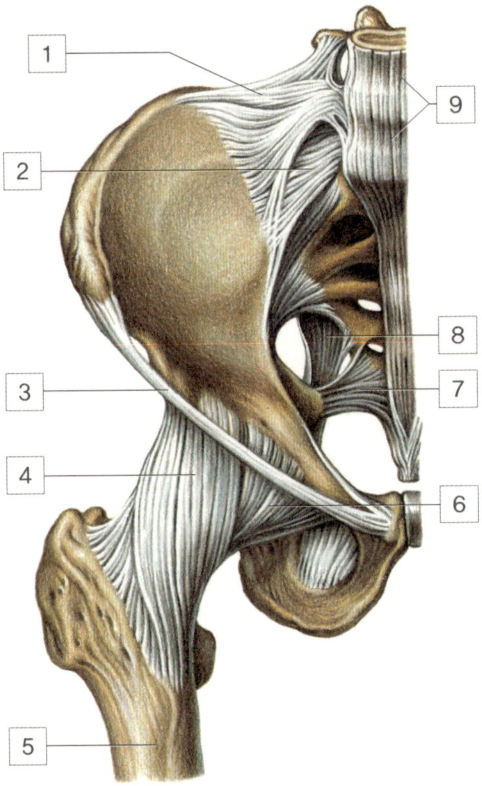

앞면

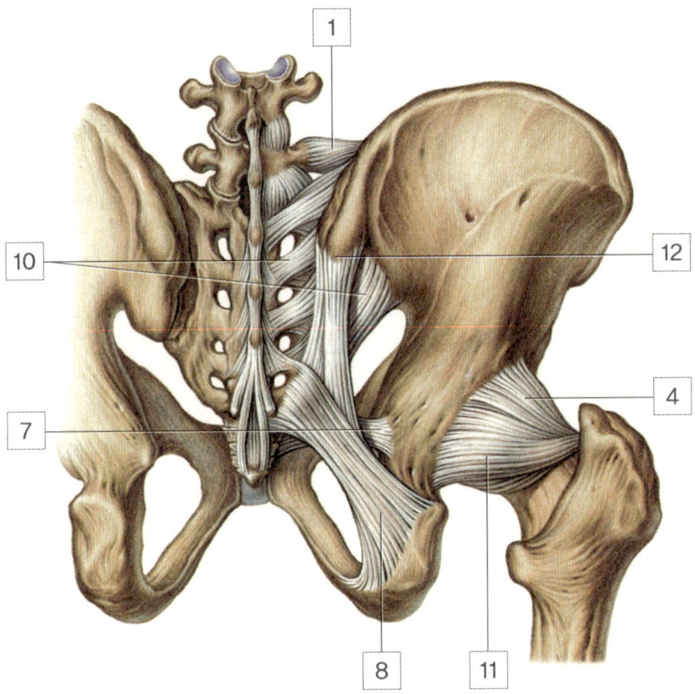

뒤면

1 엉덩허리인대 (장요인대 / Iliolumbar L)
2 앞엉치엉덩인대 (전천장인대 / Anterior sacroiliac L)
3 고샅인대 (서혜인대 / Inguinal L)
4 엉덩넙다리인대 (장골대퇴인대 / Iliofemoral L)
5 넙다리뼈 (대퇴골 / Femure)
6 두덩넙다리인대 (치골대퇴인대 / Pubofemoral L)
7 엉치가시인대 (천극인대 / Sacrospinous L)
8 엉치결절인대 (천결절인대 / Sacrotuberous L)
9 앞세로인대 (전종인대 / Anterior longitudinal L)
10 뒤엉치엉덩인대 (후천장인대 / Posterior sacroiliac L)
11 궁둥넙다리인대 (좌골대퇴인대 / Ischiofemoral L)
12 위뒤엉덩뼈가시 (상후장골극 / Posterior superior iliac spine)

- 볼기뼈와 넙다리뼈를 확인하고 주위의 인대를 구분하여 색칠한 후 관절 관련부위의 명칭을 쓰시오.

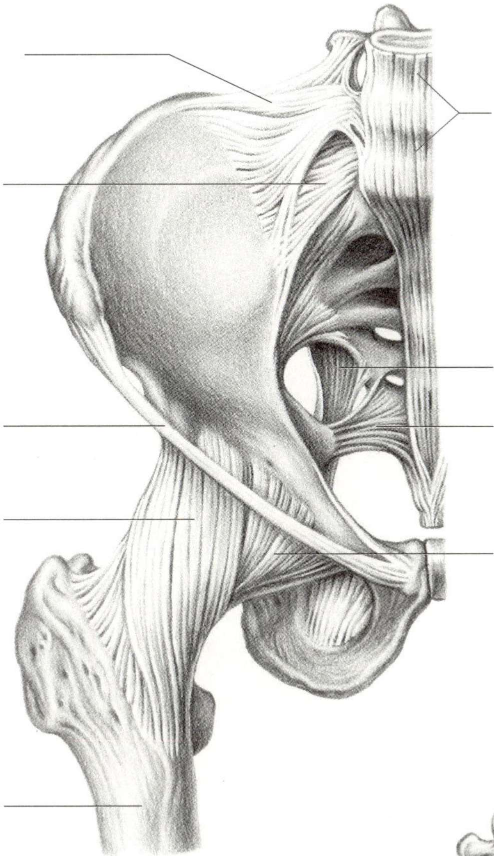

앞면

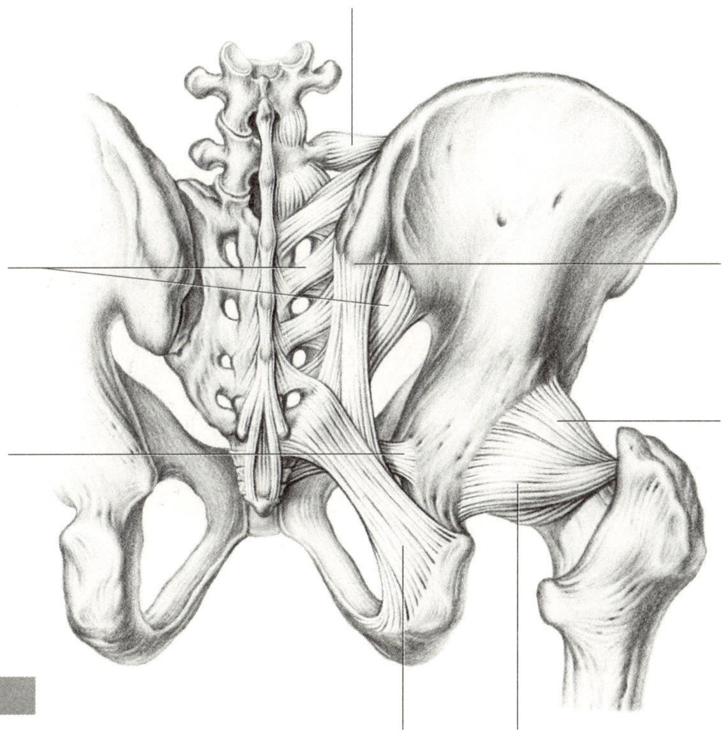

뒤면

07 무릎관절

무릎관절	안쪽반달과 가쪽반달이 있음. 윤활주머니(무릎위, 무릎앞, 무릎아래)
인대	무릎뼈인대, 안쪽곁인대, 가쪽곁인대, 오금인대, 앞십자인대, 뒤십자인대

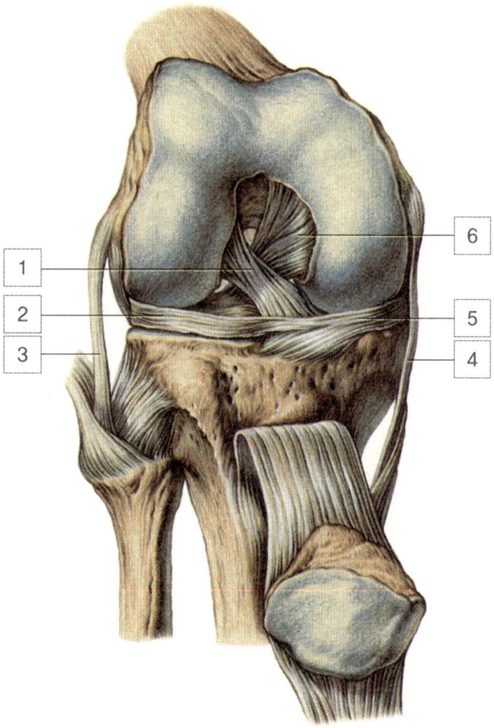

앞면

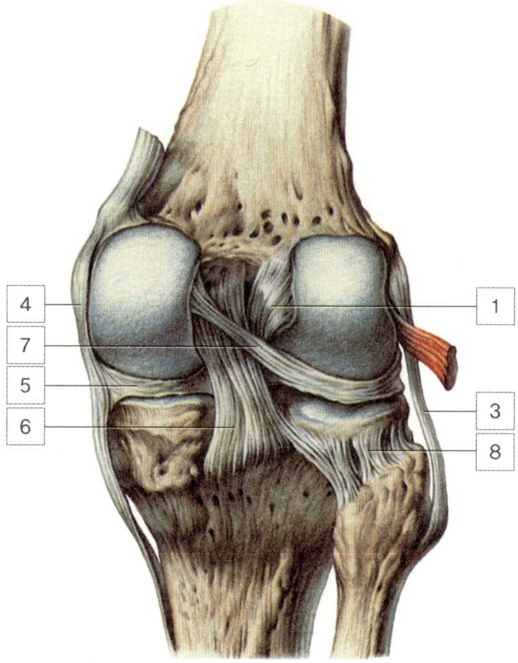

뒤면

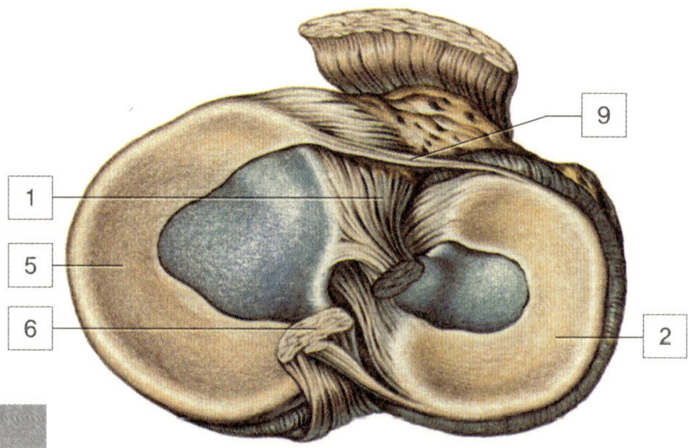

위면

1 앞십자인대 (전십자인대 / Anterior cruciate L)
2 가쪽반달 (외측반월 / Lateral meniscus)
3 가쪽곁인대; 종아리쪽곁인대 (외측측부인대 / Fibular collateral L)
4 안쪽곁인대; 정강쪽곁인대 (내측측부인대 / Tibial collateral L)
5 안쪽반달 (내측반월 / Medial meniscus)
6 뒤십자인대 (후십자인대 / Posterior cruciate L)
7 뒤반달넙다리인대 (후반월대퇴인대 / Posterior meniscofemoral L)
8 뒤종아리뼈머리인대 (후비골두인대 / Posterior L of fibular head)
9 무릎가로인대 (슬횡인대 / Transverse genicular L)

- 넙다리뼈, 정강뼈, 종아리뼈 및 무릎뼈를 확인하고 관련 인대를 구분하여 색칠한 후 부위 명칭을 쓰시오.

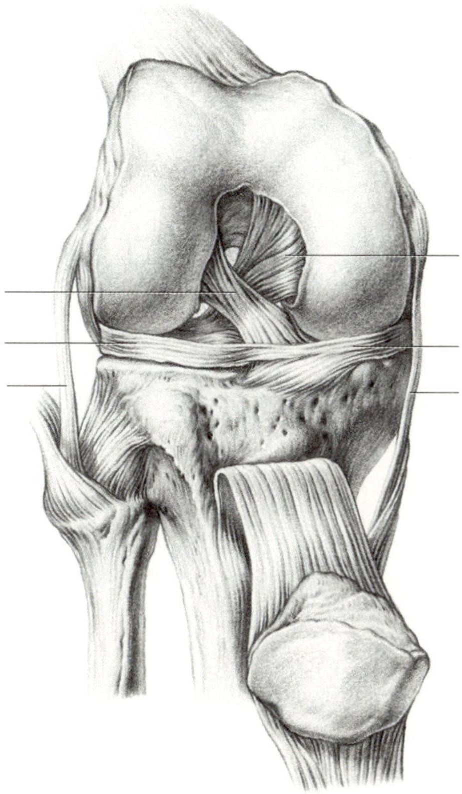

앞면

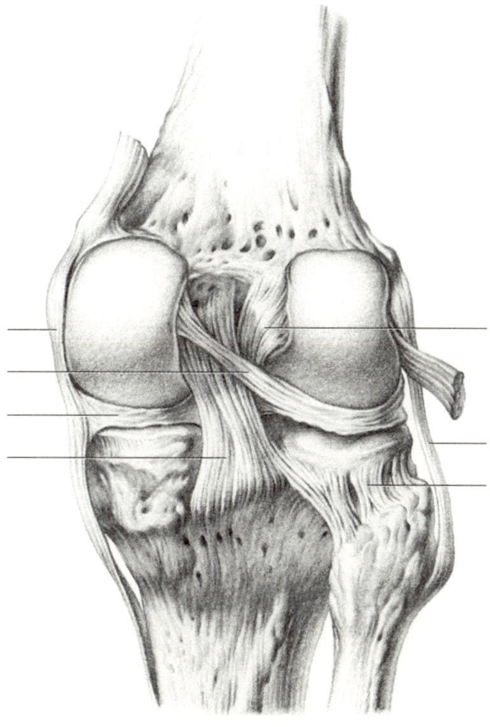

뒤면

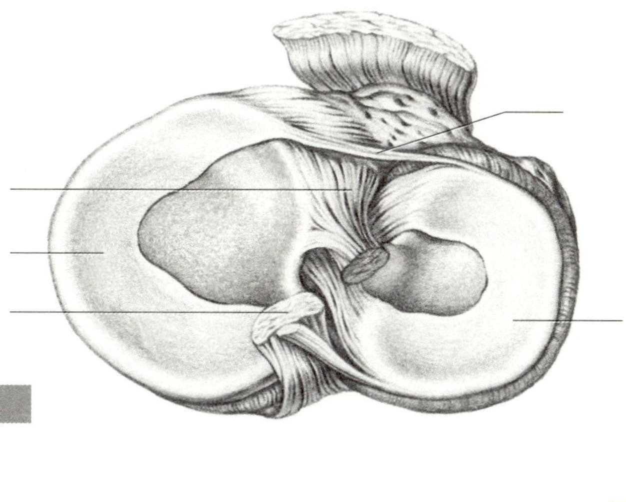

위면

Chapter 10

신경계통

뇌	대뇌, 사이뇌(시상, 시상상부, 시상밑부), 중간뇌, 다리뇌, 숨뇌, 소뇌
	이마엽, 관자엽, 마루엽, 뒤통수엽

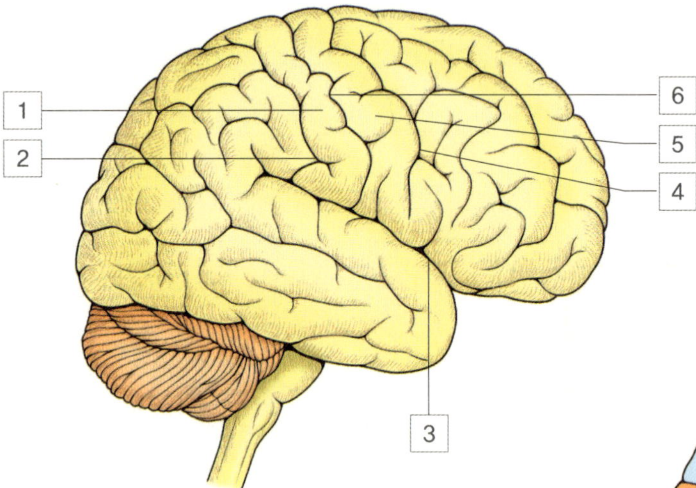

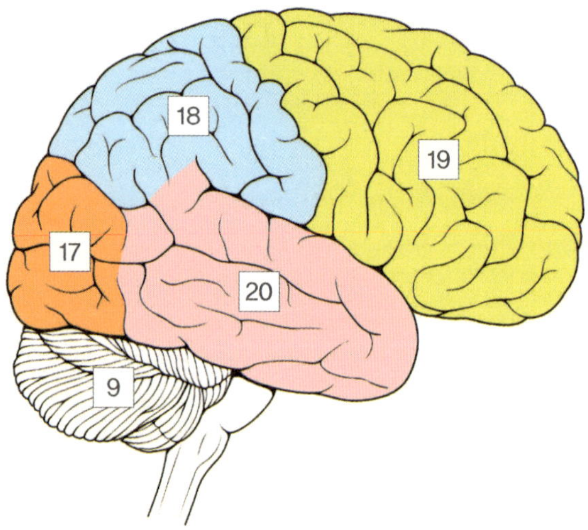

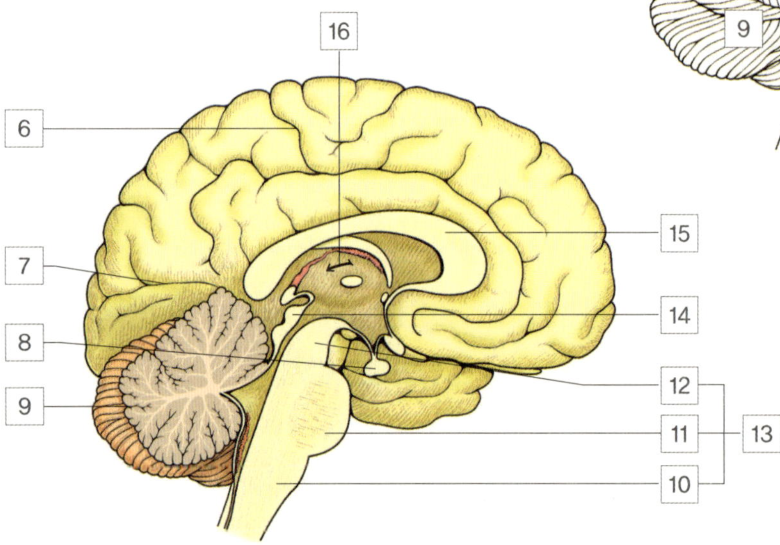

1 중심뒤이랑 (중심후회 / Postcentral gyrus)
2 중심뒤고랑 (중심후구 / Postcentral sulcus)
3 가쪽고랑 (외측구 / Lateral sulcus)
4 중심앞고랑 (중심전구 / Precentral sulcus)
5 중심앞이랑 (중심전회 / Precentral gyrus)
6 중심고랑 (중심구 / Central sulcus)
7 새발톱고랑 (조거구 / Calcarine sulcus)
8 뇌하수체 (Pituitary GL; Hypophysis)
9 소뇌; 작은골 (Cerebellum)
10 숨뇌; 연수 (Myelencephalon; medulla oblongata; bulb)
11 다리뇌 (교; 교뇌 / Pons)
12 중간뇌 (중뇌 / Midbrain)
13 뇌줄기 (뇌간 / Brainstem)
14 솔방울샘; 송과체 (송과선 / Pineal GL; pineal body)
15 뇌들보 (뇌량 / Corpus callosum)
16 셋째뇌실 (제3뇌실 / Third ventricle)
17 뒤통수엽 (후두엽 / Occipital lobe)
18 마루엽 (두정엽 / Parietal lobe)
19 이마엽 (전두엽 / Frontal lobe)
20 관자엽 (측두엽 / Temporal lobe)

- 뇌의 종류와 영역을 확인하고 구분하여 색칠한 후 관련 부위 명칭을 쓰시오.

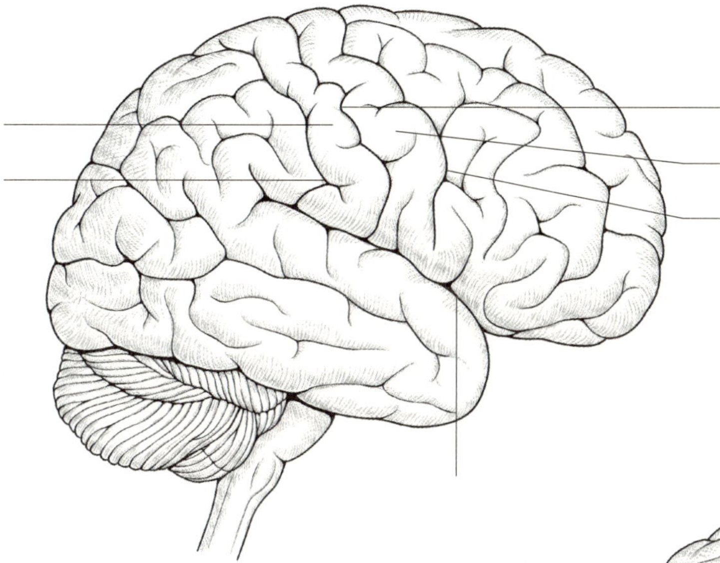

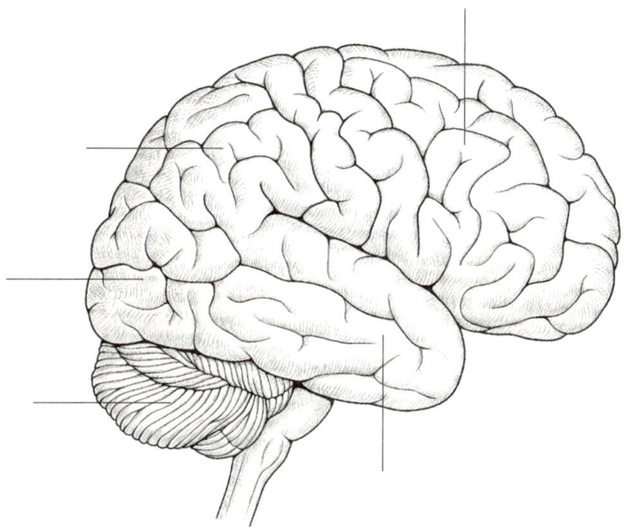

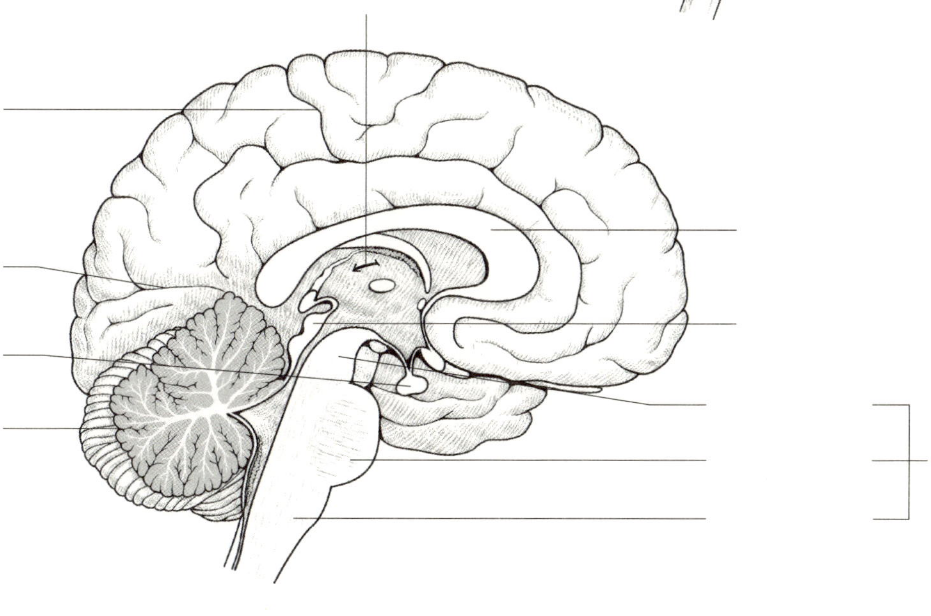

02 척수와 척수신경

척수신경(31쌍)	목분절(8), 가슴분절(12), 허리분절(5), 엉치분절(5), 꼬리분절(1) 백색질(바깥), 회색질(속)

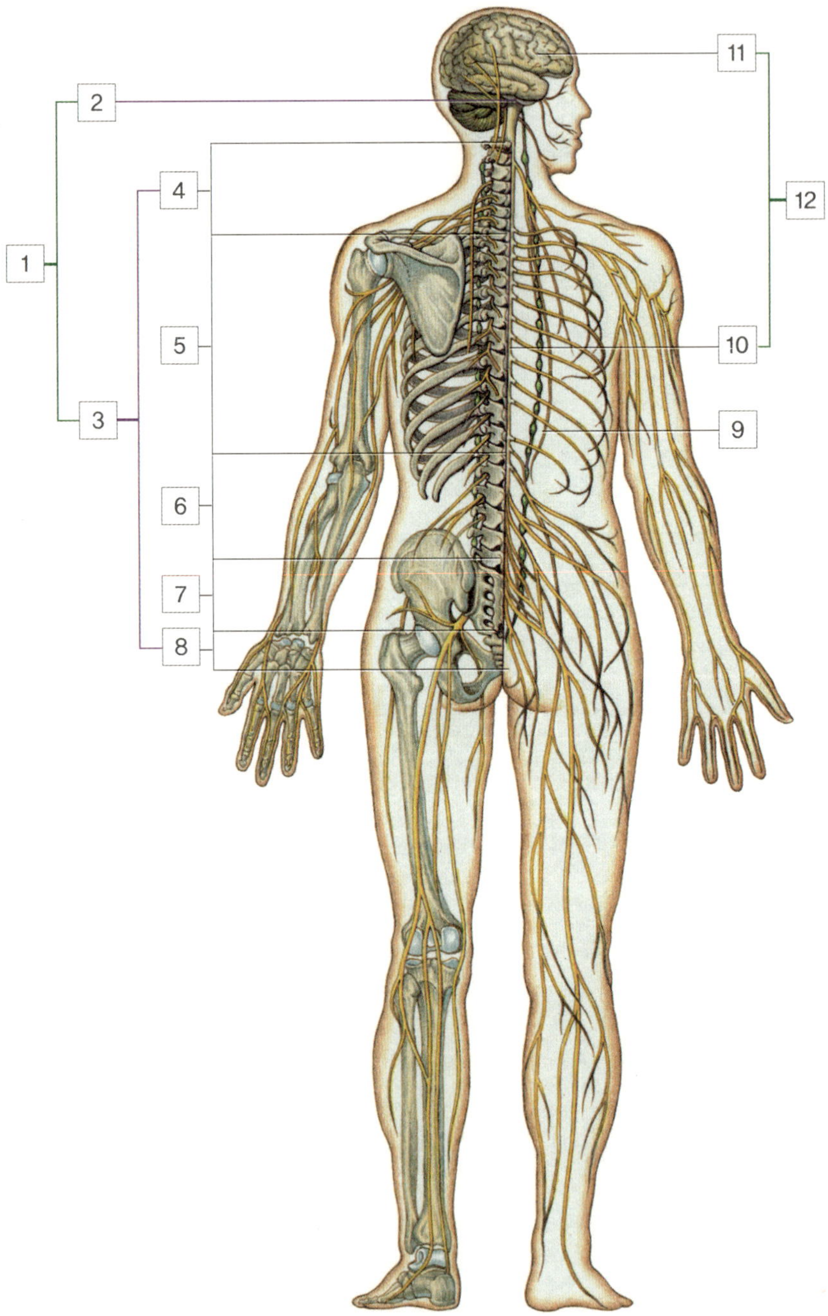

1 말초신경계통 (Peripheral nervous system)
2 뇌신경 (Cranial n.)
3 척수신경 (Spinal n.)
4 목신경 (경신경 / Cervical nn.)
5 가슴신경 (흉신경 / Thoracic nn.)
6 허리신경 (요신경 / Lumbar nn.)
7 엉치신경 (천골신경 / Sacral nn.)
8 꼬리신경 (미골신경 / Coccygeal n.)
9 교감신경절 (Sympathetic ganglion)
10 척수 (Spinal cord)
11 뇌 (골 / Brain)
12 중추신경계통 (Central nervous system)

- 척수신경을 분절별로 확인하고 신경의 흐름을 구분하여 색칠한 후 명칭을 쓰시오.

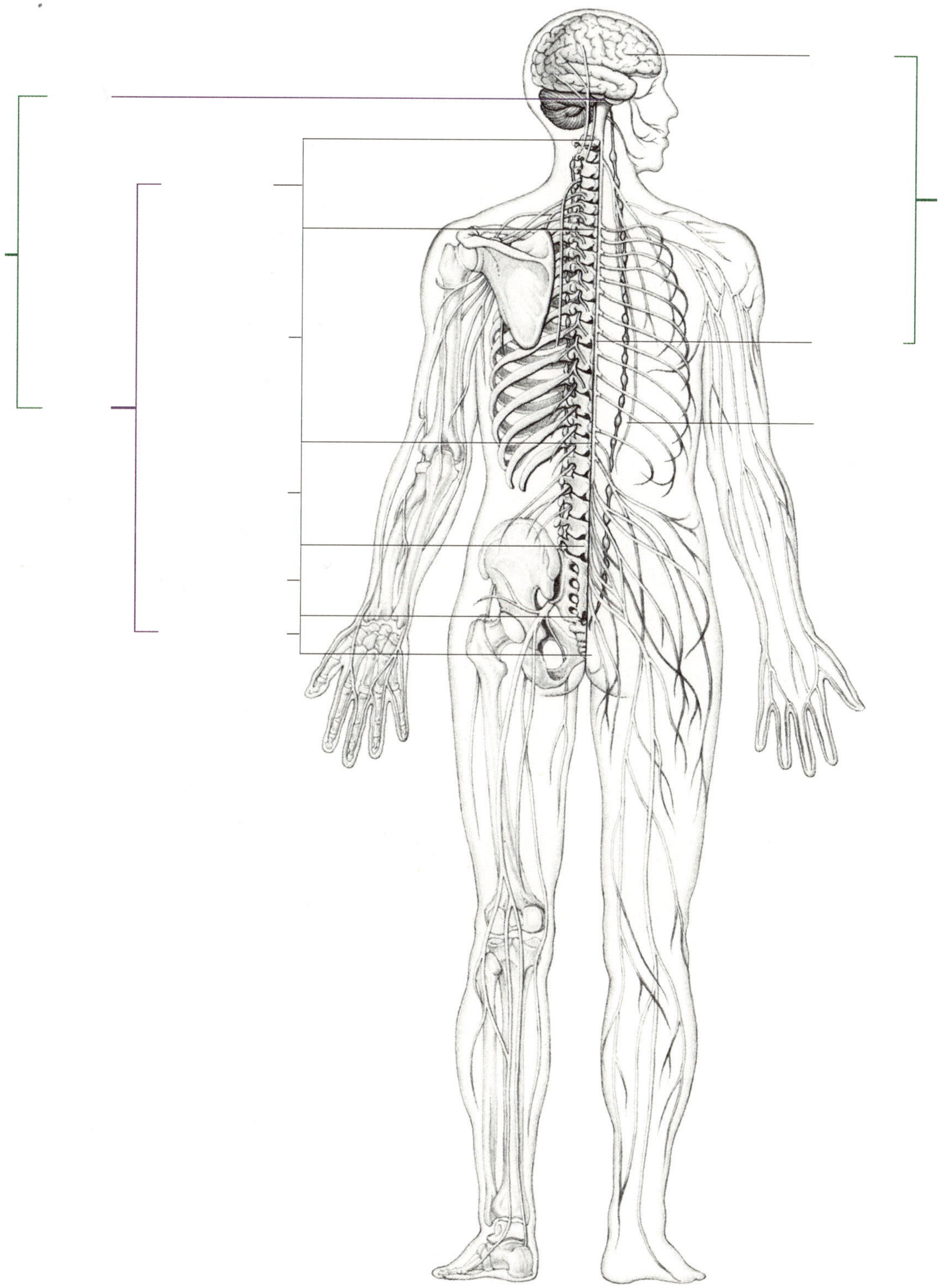

뇌신경	12쌍. 뇌와 뇌줄기에서 기시 머리와 목, 내장의 근육 및 감각 관련 구조물 연결

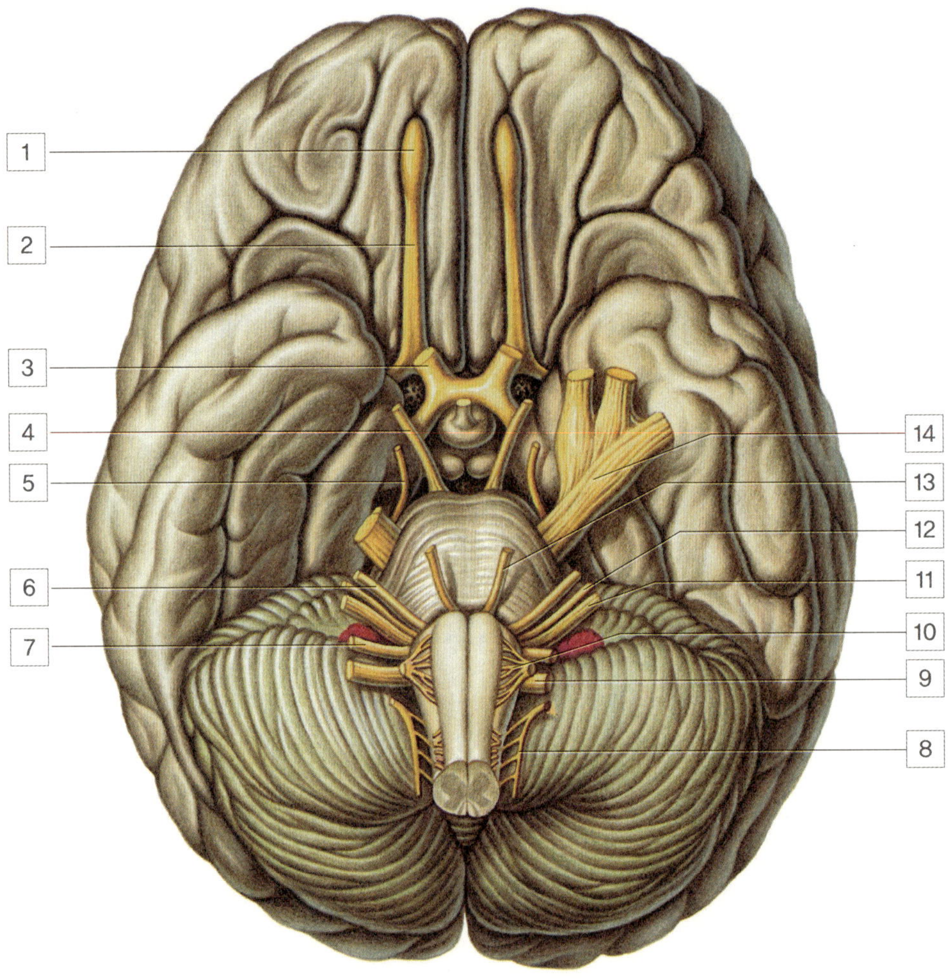

1 후각망울 (후구 / Olfactory bulb)
2 후각로 (후삭 / Olfactory tract)
3 시각신경 (시신경 / Optic n. CN II)
4 눈돌림신경 (동안신경 / Oculomotor n. CN III)
5 도르래신경 (활차신경 / Trochlear n. CN IV)
6 얼굴신경 (안면신경 / Facial n. CN Ⅶ)
7 혀인두신경 (설인신경 / Glossopharyngeal n. CN IX)
8 더부신경 (부신경 / Accessory n. CN XI)
9 미주신경 (Vagus n. CN X)
10 혀밑신경 (설하신경 / Hypoglossal n. CN XII)
11 속귀신경 (내이신경 / Vestibulocochlear n.)
12 중간신경 (Intermediate n.)
13 갓돌림신경 (외전신경 / Abducens n. CN VI)
14 삼차신경 (Trigeminal n. CN V)

- 12개의 뇌신경을 확인하고 주위의 뇌의 종류를 구분하여 색칠한 후 관련 부위 명칭을 쓰시오.

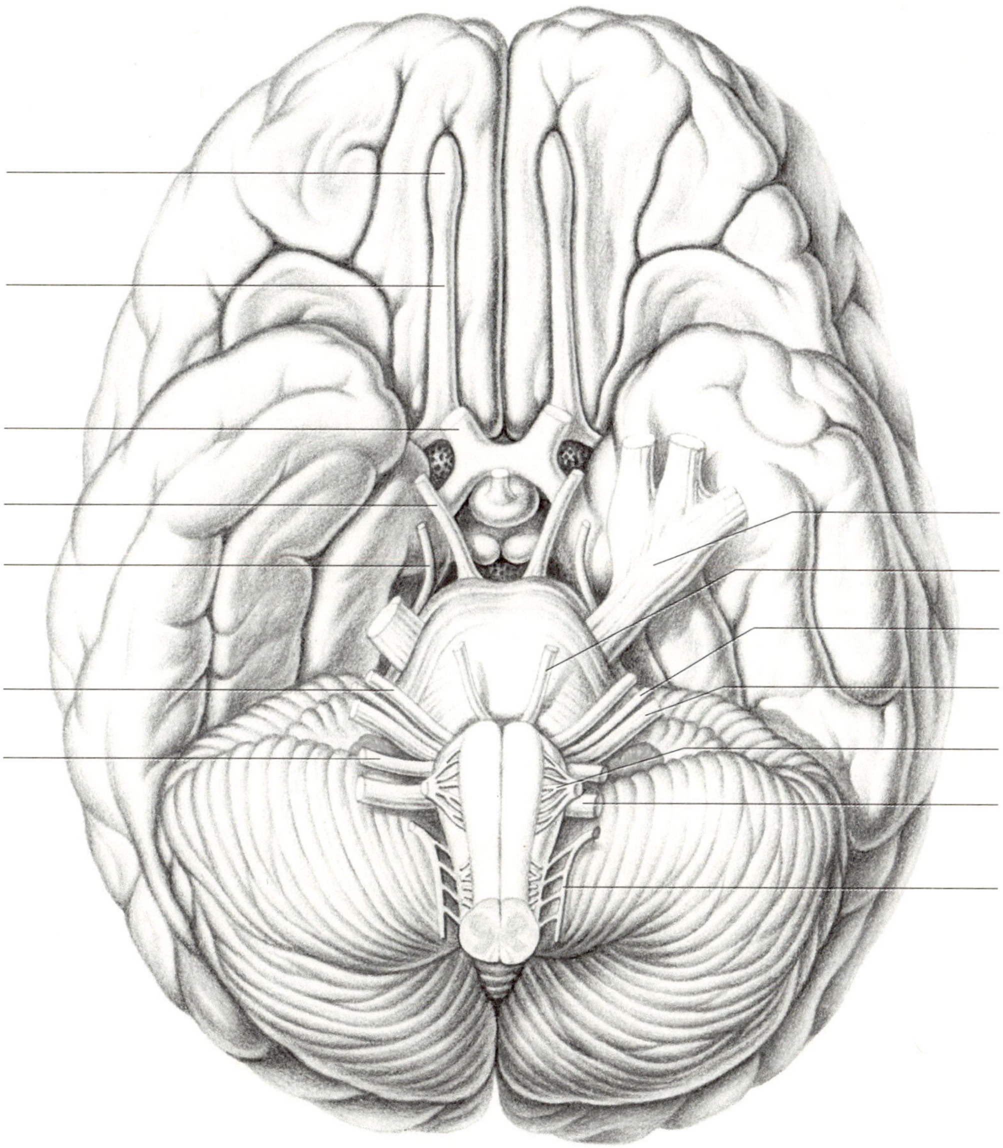

삼차신경	V_1: 눈신경, 감각, 눈확과 이마의 피부 V_2: 위턱신경, 감각, 위턱부 감각 V_3: 아래턱신경, 운동, 씹기근육운동

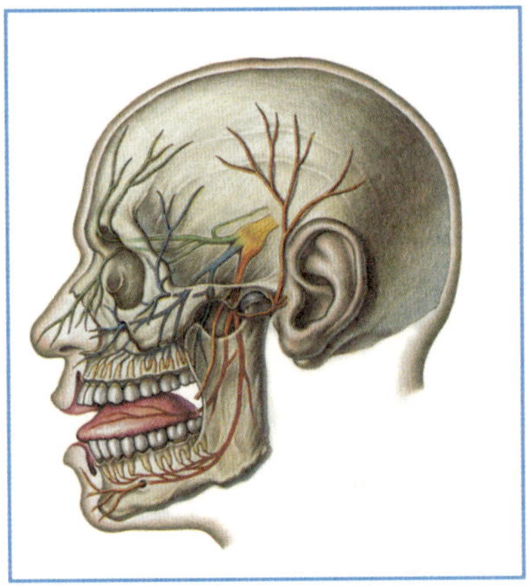

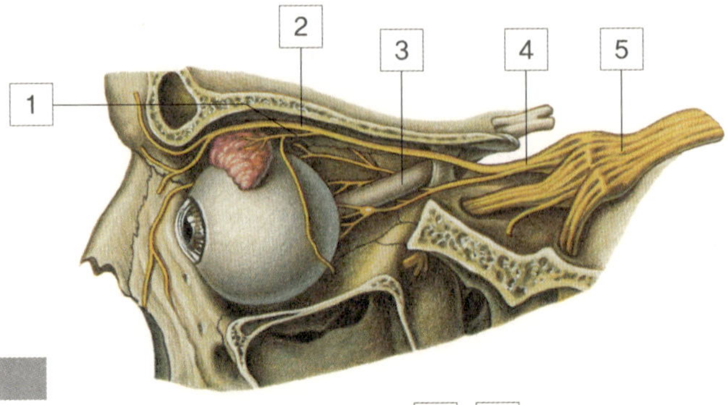

눈신경

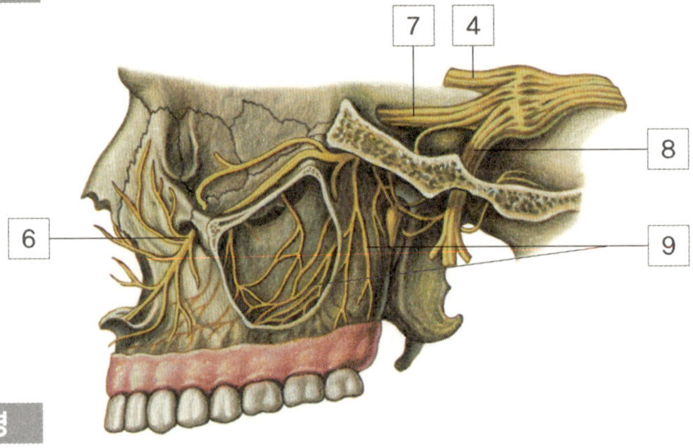

위턱신경

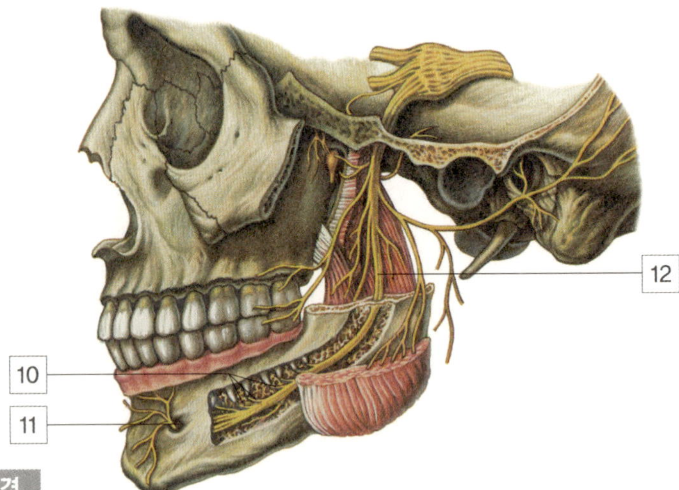

아래턱신경

1 눈물샘신경 (누선신경 / Lacrimal n.)
2 이마신경 (전두신경 / Frontal n.)
3 시각신경 (시신경 / Optic n. CN II)
4 눈신경 (안신경 / Ophthalmic n.; Ophthalmic division CN V1)
5 삼차신경 (Trigeminal n. CN V)
6 눈확아래신경 (안와하신경 / Infraorbital n.)
7 위턱신경 (상악신경 / Maxillary n.)
8 아래턱신경 (하악신경 / Mandibular n.)
9 뒤위이틀가지 (후상치조지 / Posterior superior alveolar br.)
10 아래치아신경얼기 (하치신경총 / Inferior dental plexus)
11 턱끝신경 (이신경 / Mental n.)
12 아래이틀신경 (하치조신경 / Inferior alveolar n.)

- 삼차신경의 눈, 위턱, 아래턱가지를 확인하고 영역별로 구분하여 색칠한 후 명칭을 쓰시오.

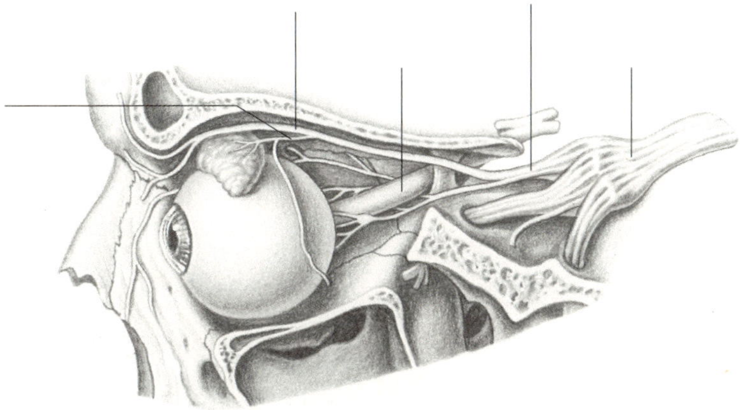

눈신경

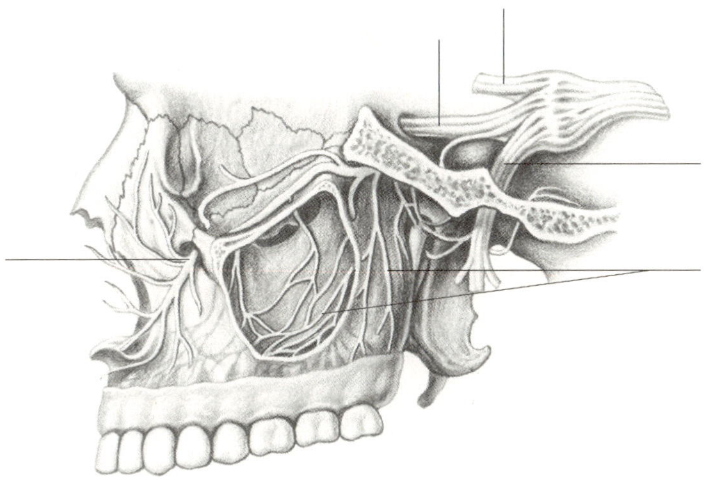

위턱신경

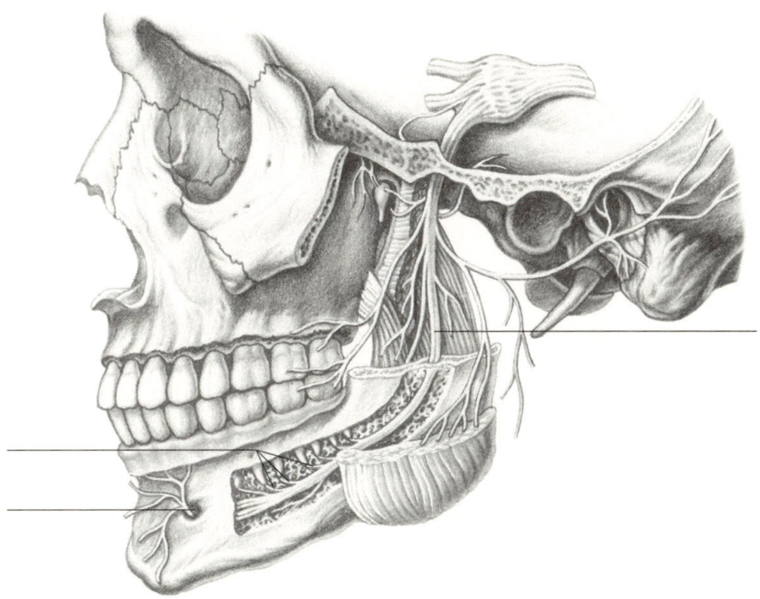

아래턱신경

근육피부신경	위팔 앞칸의 굽힘근에 분포, 가쪽 아래팔 피부신경이 됨
정중신경	위팔안쪽, 팔꿈치 앞, 노쪽손목굽힘근, 손의 가쪽근육에 분포
자신경	위팔안쪽, 자쪽손목굽힘근, 손의 안쪽과 중간의 근육에 분포

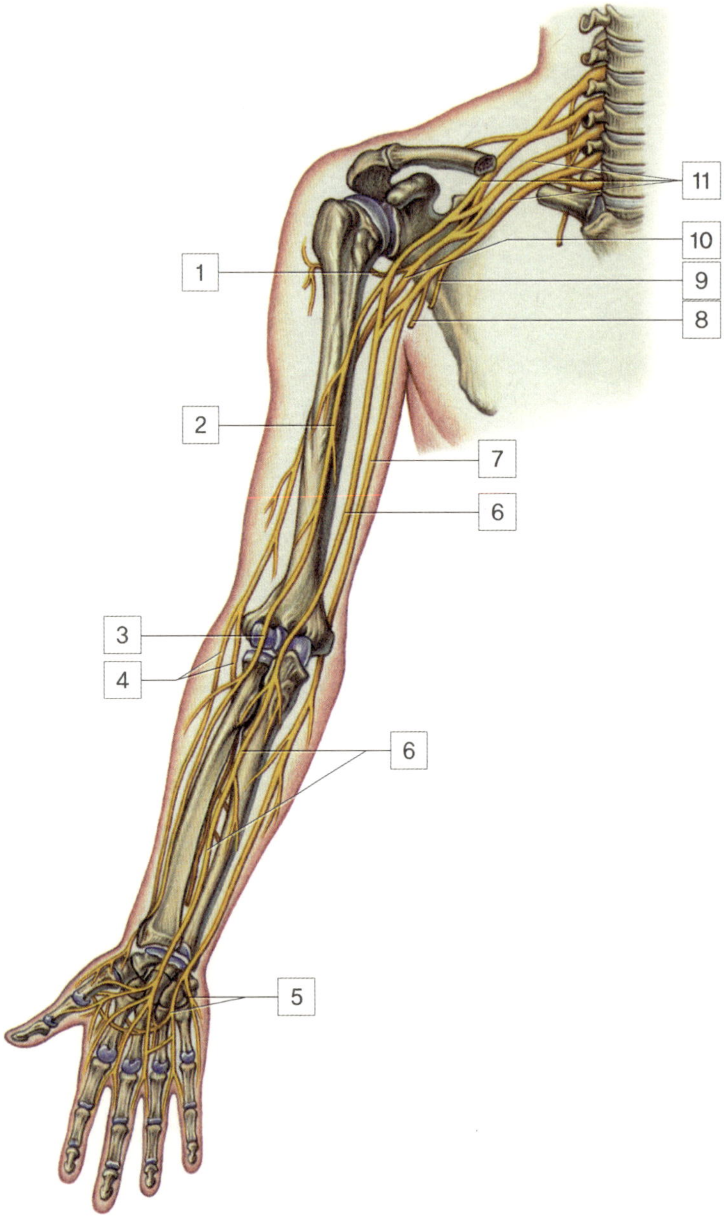

1 겨드랑신경 (액와신경 / Axillary n.)
2 근육피부신경 (근피신경 / Musculocutaneous n.)
3 가쪽아래팔피부신경 (외측전완피신경 / Lateral antebrachial cutaneous n.)
4 노신경가지 (Br.es of radial n.)
5 자신경가지 (Br.es of ulnar n.)
6 정중신경 (Median n.)
7 자신경 (척골신경 / Ulnar n.)
8 안쪽아래팔피부신경 (Medial antebrachial cutaneous n.)
9 안쪽위팔피부신경 (Medial brachial cutaneous n.)
10 노신경 (요골신경 / Radial n.)
11 팔신경얼기 신경줄기 (Trunks of brachial plexus)

- 근육피부신경, 정중신경, 자신경을 확인하고 구분하여 색칠한 후 관련 부위 명칭을 쓰시오.

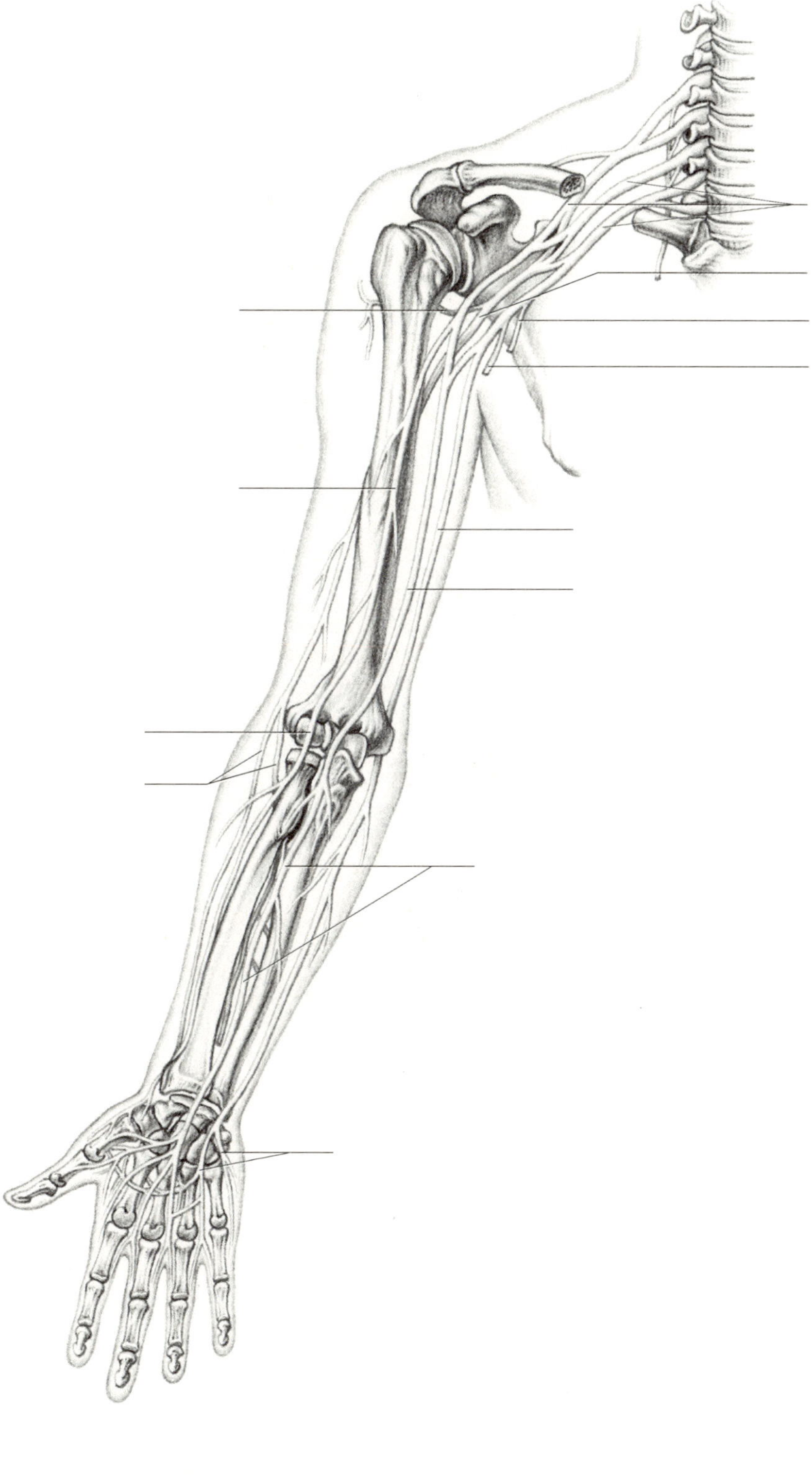

허리신경얼기 T12~L4	넙다리신경(L2~S4), 폐쇄신경(L2~S4), 음부넙다리신경(L1~L2), 엉덩아랫배신경(T12~L2), 엉덩샅굴신경(L1)
엉치신경얼기 L4~S5	궁둥신경(L4~S2, 정강신경과 온종아리신경 합침), 음부신경(항문부위, 샅부위, 바깥음부 감각과 운동), 위아래볼기신경(큰·중간·작은볼기근, 넙다리근막긴장근)

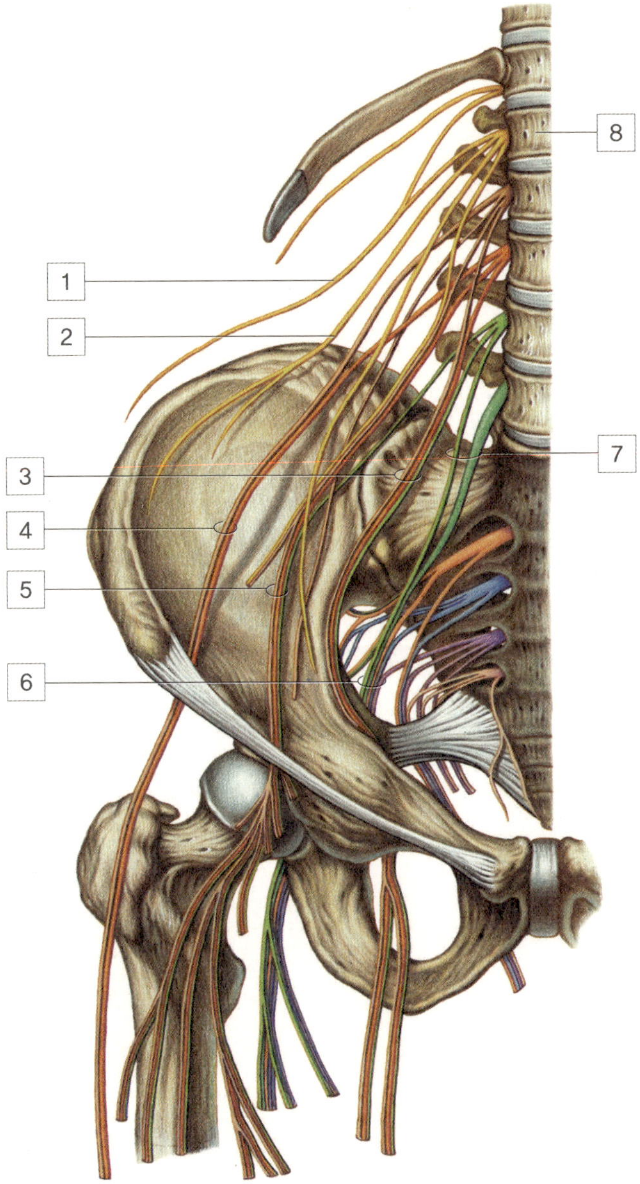

1 엉덩아랫배신경 (장골하복신경 / Iliohypogastric n.)
2 엉덩고샅신경 (장골서혜신경 / Ilioinguinal n.)
3 폐쇄신경 (Obturator n.)
4 가쪽넙다리피부신경 (외측대퇴피신경 / Lateral femoral cutaneous n.)
5 넙다리신경 (대퇴신경 / Femoral n.)
6 궁둥신경 (좌골신경 / Sciatic n.)
7 허리엉치신경줄기 (요천골신경간 / Lumbosacral trunk)
8 첫째허리뼈 (제1요추 / 1st Lumbar vertebra, L1)

- 허리신경과 엉치신경을 확인하고 주위의 골격을 구분하여 색칠한 후 명칭을 쓰시오.

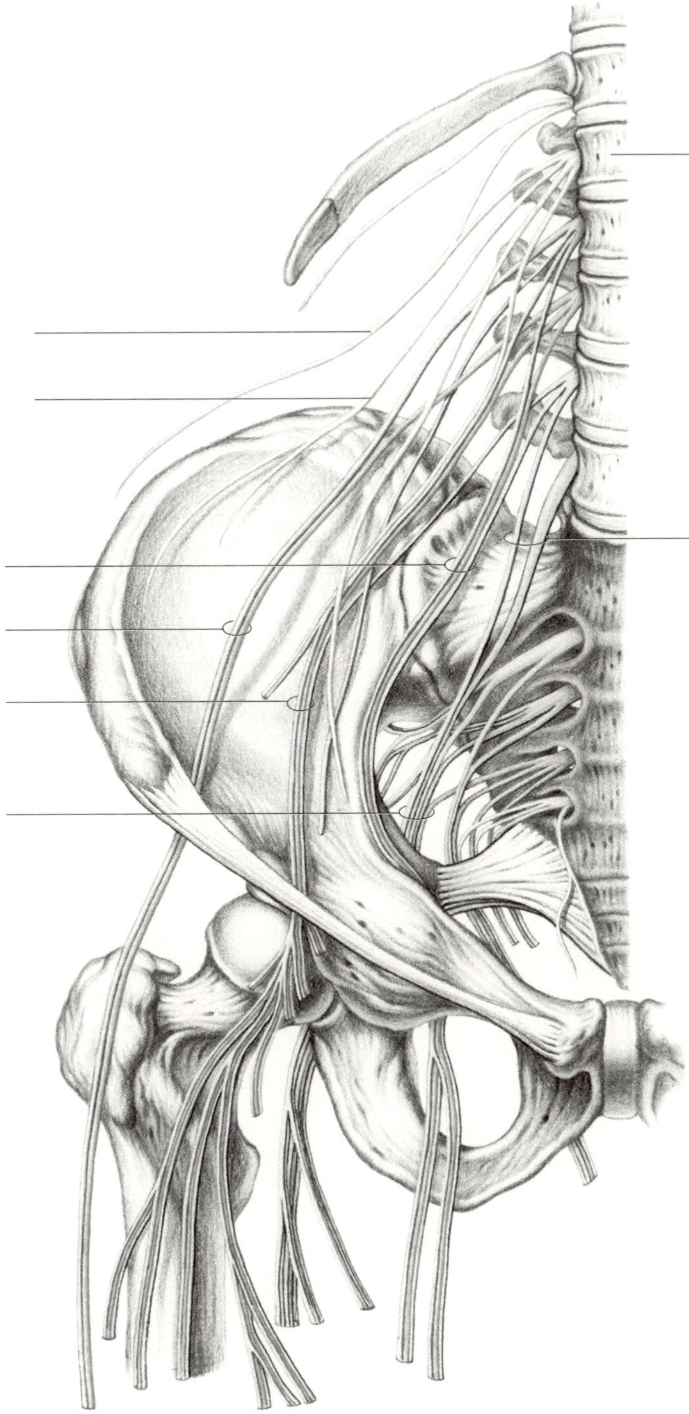

07 피부분절

피부분절	척수신경의 감각신경이 피부에 분포하는 영역

색으로 분포구역을 나타냄

C | 목신경

T | 가슴신경

L | 허리신경

S | 엉치신경

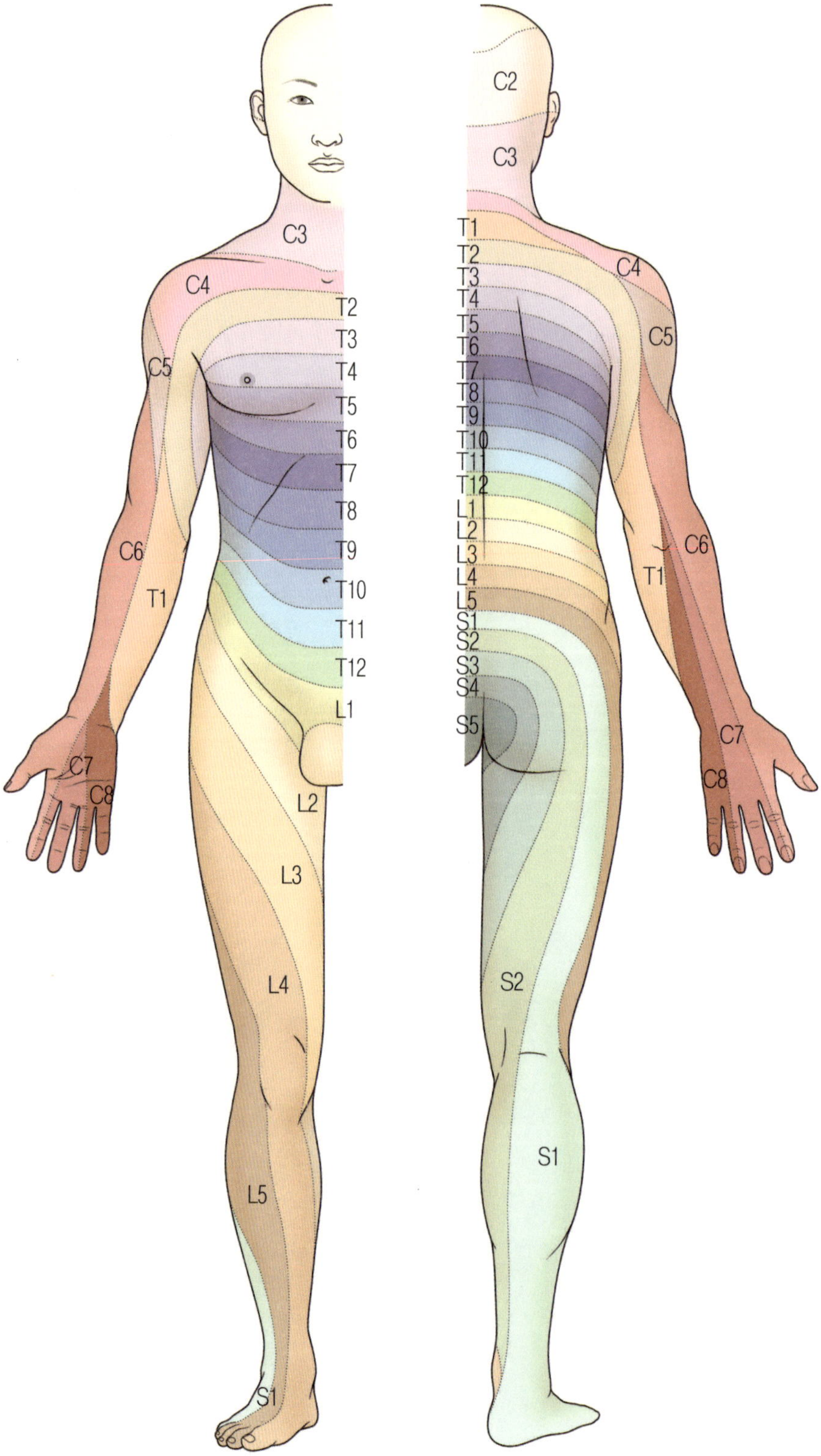

- 척수신경에 따르는 피부분절을 확인하고 구분하여 색칠한 후 명칭을 쓰시오.

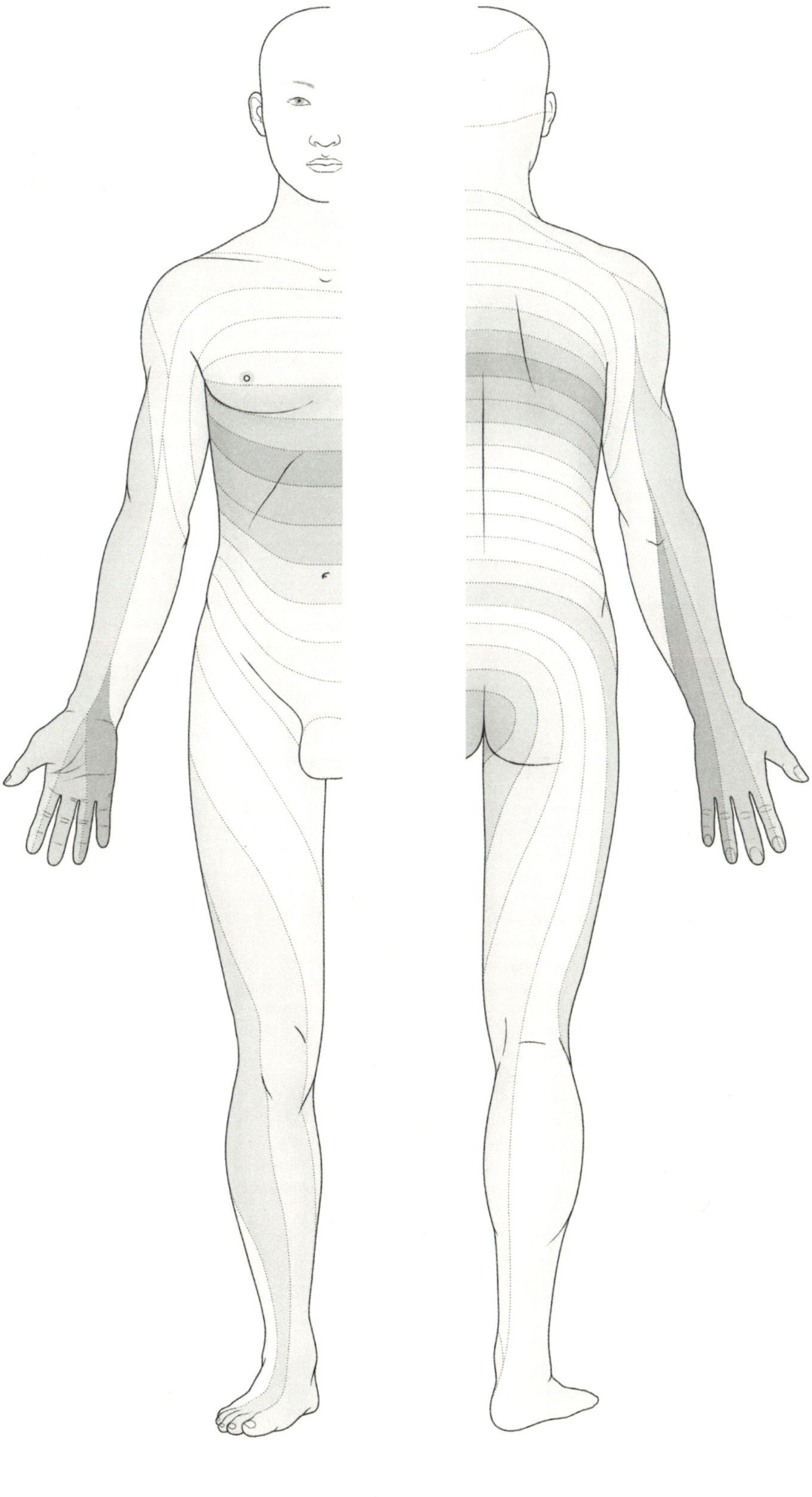

Chapter 11

감각계통

01 안구

안구	눈확 속에 지방으로 보호되는 구형체, 시각신경과 주위 안구근육이 안구를 움직임
안구벽	섬유막(공막, 각막), 혈관막(맥락막, 섬모체, 홍채), 신경막(망막)
굴절질	안구방수, 수정체, 유리체

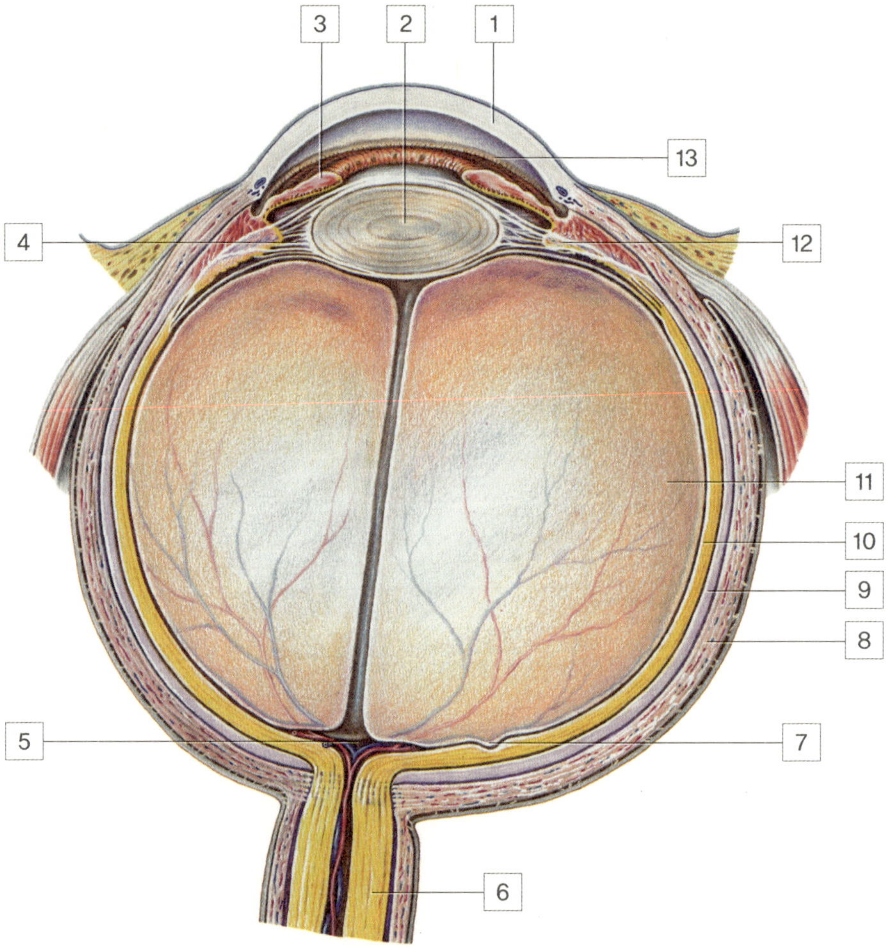

1 각막 (Cornea)
2 수정체 (Lens)
3 홍채; 조리개 (Iris)
4 띠섬유 (소대섬유 / Zonular fibers)
5 시각신경원반 (시신경원판 / Optic disc)
6 시각신경 (시신경 / Optic n.)
7 황반 (Macula)
8 공막 (Sclera)
9 맥락막 (Choroid)
10 망막 (Retina)
11 유리체 (초자체 / Vitreous body)
12 섬모체근 (모양체근 / Ciliary m.)
13 앞방 (전안방 / Anterior chamber)

- 섬유막, 혈관막, 신경막을 확인하고 구분하여 색칠한 후 관련 부위 명칭을 쓰시오.

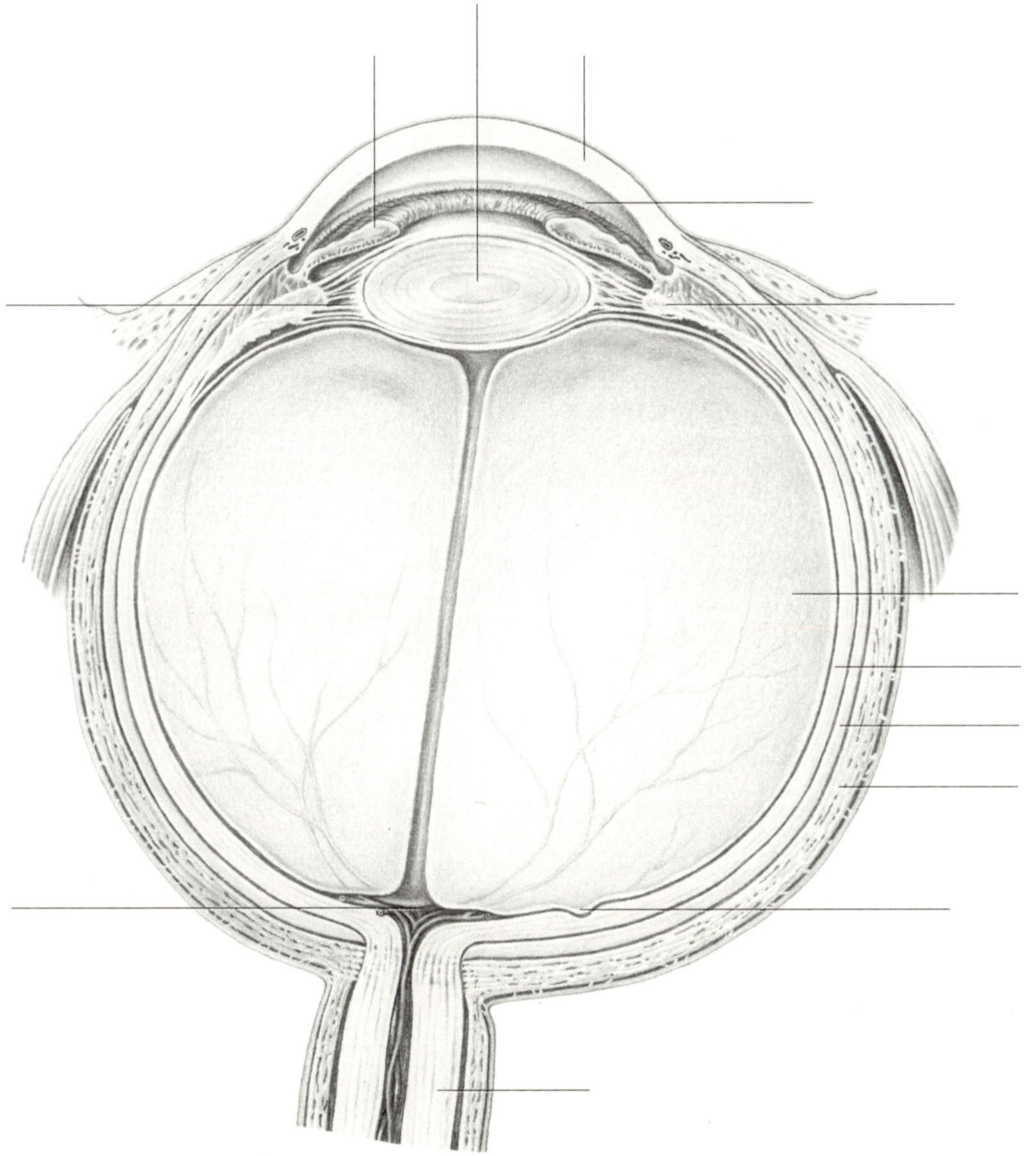

02 눈의 부속기관

눈돌림신경: 위곧은근, 아래곧은근, 안쪽곧은근, 아래빗근	도르래신경: 위빗근	갓돌림신경: 가쪽곧은근
눈물배설통로: 눈물샘 → 눈물소관 → 눈물주머니 → 코눈물관 → 아래콧길		

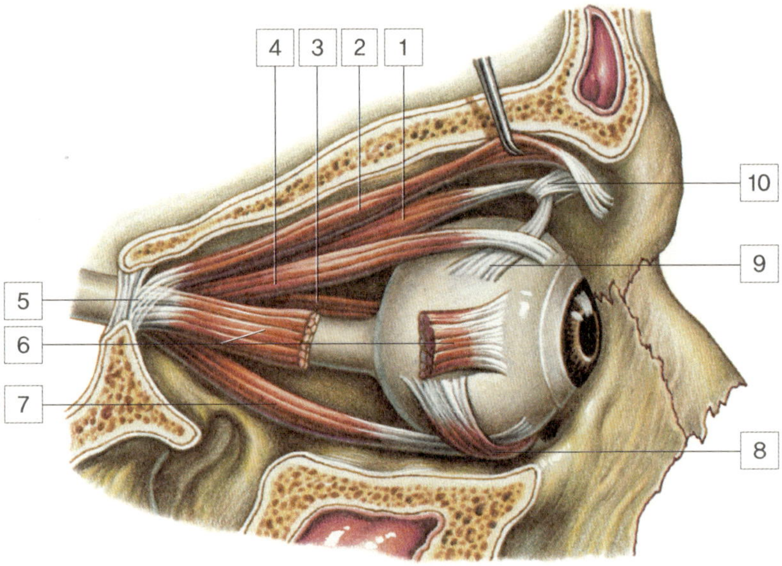

눈의 근육

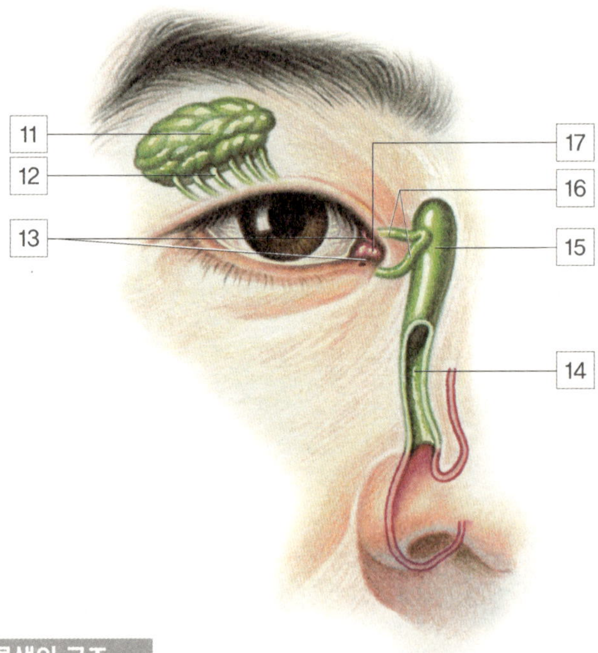

눈물샘의 구조

1. 위빗근 (상사근 / Superior oblique m.)
2. 눈꺼풀올림근 (상안검거근 / Levator palpebrae superioris m.)
3. 안쪽곧은근 (내측직근 / Medial rectus m.)
4. 위곧은근 (상직근 / Superior rectus m.)
5. 온힘줄고리 (총건륜 / Common tendinous ring)
6. 가쪽곧은근 (외측직근 / Lateral rectus m.)
7. 아래곧은근 (하직근 / Inferior rectus m.)
8. 아래빗근 (하사근 / Inferior oblique m.)
9. 위빗근힘줄 (상사근건 / Tendon of superior oblique m.)
10. 도르래 (활차 / Trochlea)
11. 눈물샘 (누선 / Lacrimal GL)
12. 배출관 (Excretory duct)
13. 눈물점 (누점 / Lacrimal punctum)
14. 코눈물관 (비루관 / Nasolacrimal duct)
15. 눈물주머니 (누낭 / Lacrimal sac)
16. 눈물소관 (누소관 / Lacrimal canaliculus)
17. 눈물언덕 (누구 / Lacrimal caruncle)

- 안구를 움직이는 근육 구조물을 확인하고 눈물의 배설통로를 구분하여 색칠한 후 관련 부위 명칭을 쓰시오.

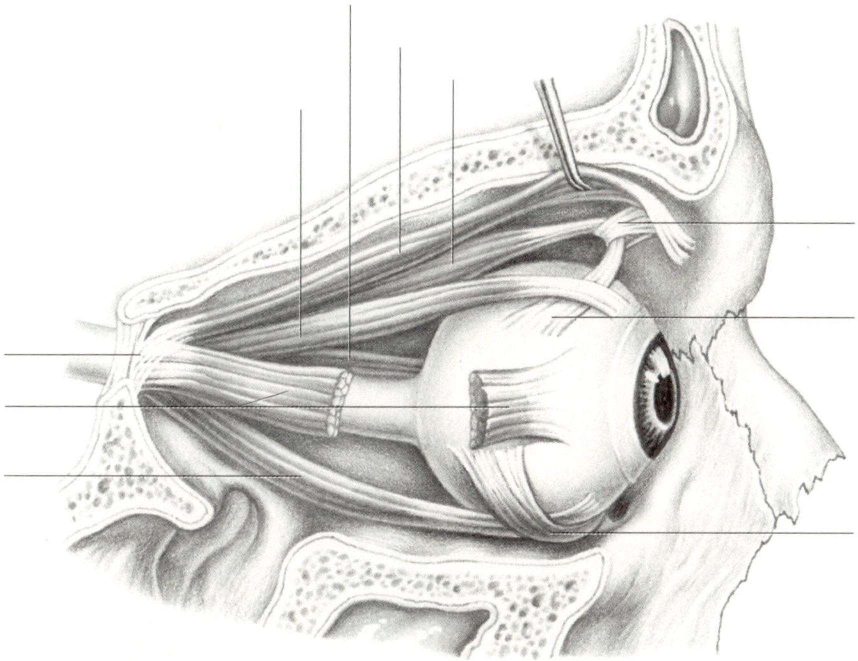

눈의 근육

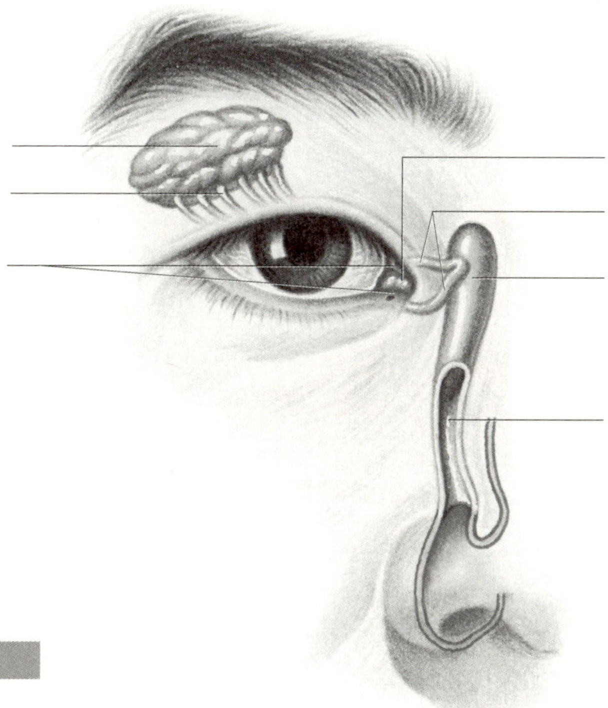

눈물샘의 구조

바깥귀	귓바퀴(음파흡인), 바깥귀길(S자 모양, 귀지샘, 털), 고유진동수: 16~3,000회/초
가운데귀	고막(광택 있는 얇은 막), 고실, 귓속뼈(망치뼈 → 모루뼈 → 등자뼈), 귀인두관
속귀	안뜰신경: 타원주머니(위치감각), 막성반고리뼈관(회전) 달팽이신경: 달팽이관(청각)

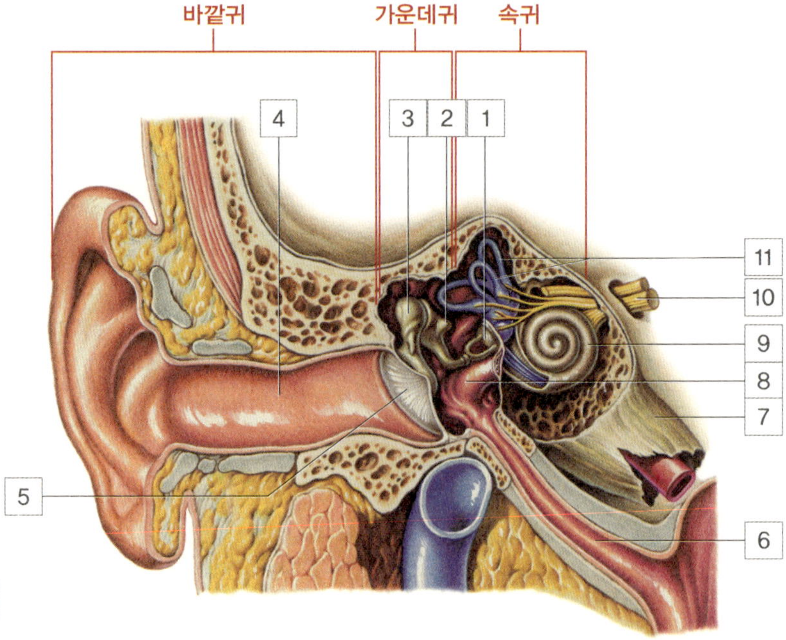

귀의 구조

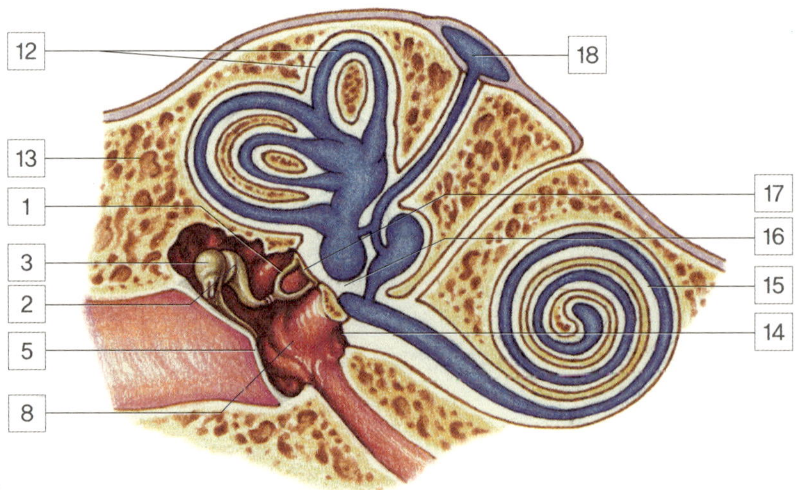

속귀의 구조

1 등자뼈 (등골 / Stapes)
2 모루뼈 (침골 / Incus)
3 망치뼈 (추골 / Malleus)
4 바깥귀길 (외이도 / External acoustic meatus)
5 고막 (Tympanic membrane)
6 귀관; 귀인두관 (이관 / Auditory tube; Pharyngotympanic tube)
7 관자뼈바위부분 (측두골암양부 / Petrous part of temporal B)
8 고실 (Tympanic cavity)
9 달팽이 (와우 / Cochlea)
10 속귀신경 (내이신경 / Vestibulocochlear n.)
11 반고리관 (반규관 / Semicircular ducts)
12 반고리관, 반고리뼈관 (Semicircular ducts, Semicircular canals)
13 관자뼈 (측두골 / Temporal B)
14 달팽이창 (와우창 / Cochlear window)
15 달팽이관 (와우관 / Cochlear duct)
16 안뜰 (전정 / Vestibule)
17 등자뼈바닥 (등골저 / Base of stapes)
18 속림프주머니 (내임파낭 / Endolymphatic sac)

- 바깥귀, 가운데귀, 속귀를 구분하고 속귀의 구조물들을 색칠한 후 부위 명칭을 쓰시오.

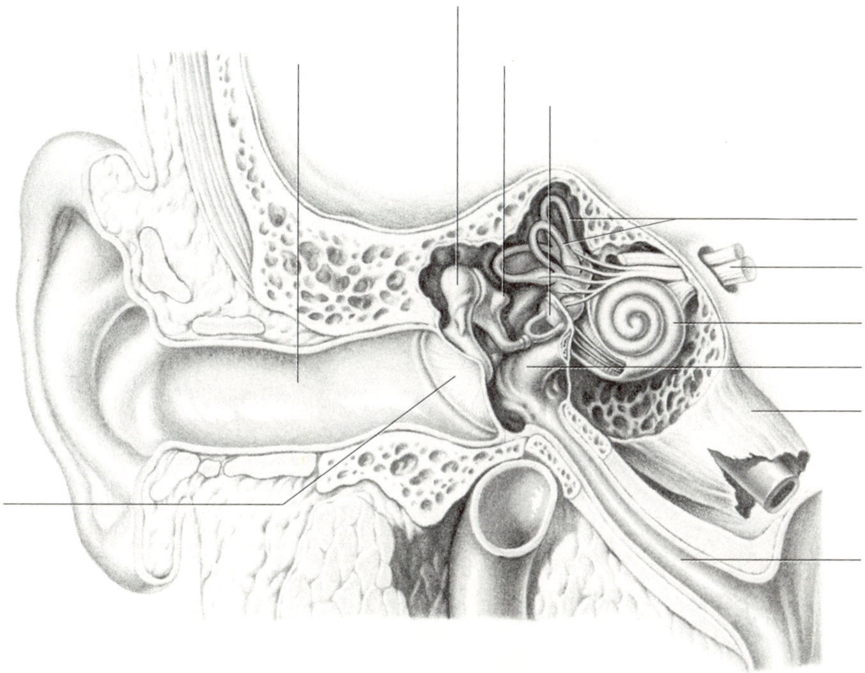

귀의 구조

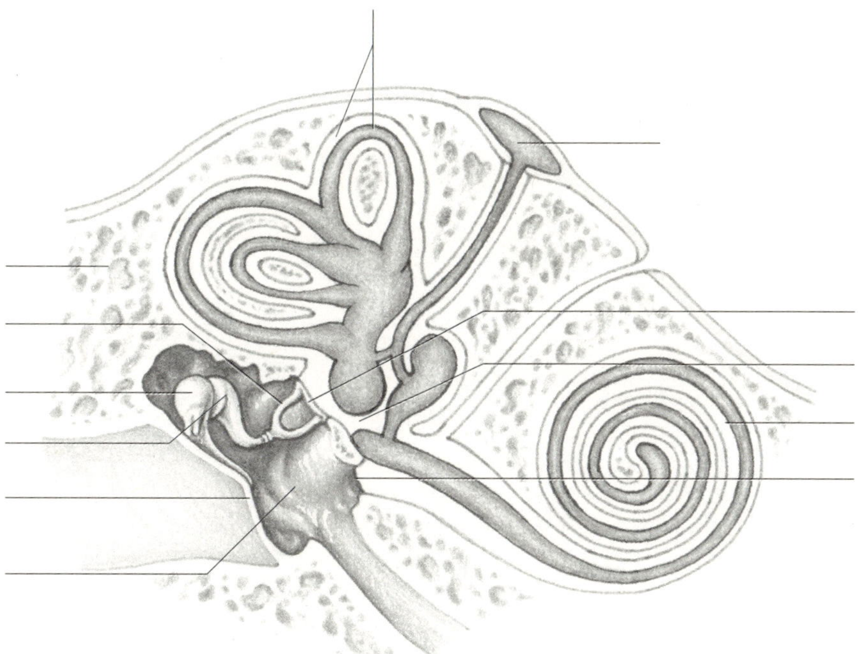

속귀의 구조

Chapter 12

근육계통

뼈대근육	힘줄에 의해 뼈의 뼈막에 부착됨
명칭	모양(세모근, 네모근, 원근, 마름근), 위치(가슴근, 등근, 허리근, 배근) 방향(곧은근, 빗근, 가로근), 작용(굽힘근, 폄근, 벌림근, 모음근, 돌림근)

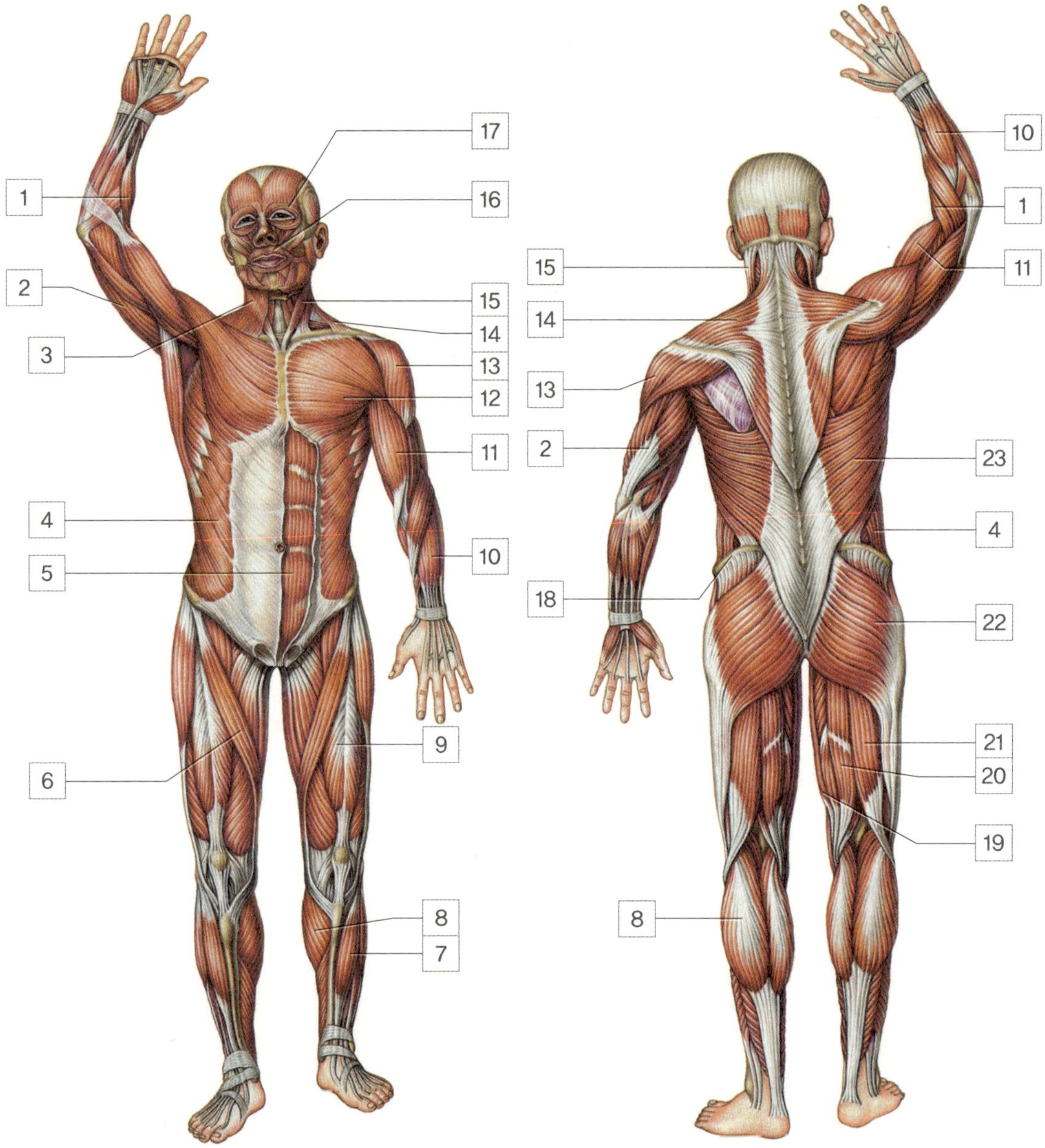

1 위팔노근 (상완요골근 / Brachioradialis m.)
2 위팔세갈래근 (상완삼두근 / Triceps brachii m.)
3 넓은목근 (광경근 / Platysma)
4 배바깥빗근 (외복사근 / External oblique abdominal m.)
5 배곧은근 (복직근 / Rectus abdominis m.)
6 넙다리빗근 (봉공근 / Sartorius m.)
7 앞정강근 (전경골근 / Tibialis anterior m.)
8 장딴지근 (비복근 / Gastrocnemius m.)
9 넙다리곧은근 (대퇴직근 / Rectus femoris m.)
10 손가락폄근 (지신근 / Extensor digitorum m.)
11 위팔두갈래근 (상완이두근 / Biceps brachii m.)
12 큰가슴근 (대흉근 / Pectoralis major m.)
13 어깨세모근 (삼각근 / Deltoid m.)
14 등세모근 (승모근 / Trapezius m.)
15 목빗근 (흉쇄유돌근 / Sternocleidomastoid m.)
16 입둘레근 (구윤근 / Orbicularis oris m.)
17 눈둘레근 (안윤근 / Orbicularis oculi m.)
18 엉덩뼈능선 (장골릉 / Iliac crest)
19 두덩정강근 (박근; 치골경골근 / Gracilis m.)
20 반힘줄근 (반건양근 / Semitendinosus m.)
21 넙다리두갈래근 (대퇴이두근 / Biceps femoris m.)
22 큰볼기근 (대둔근 / Gluteus maximus m.)
23 넓은등근 (광배근 / Latissimus dorsi m.)

- 각 뼈대근육을 확인하고 구분하여 색칠한 후 관련 부위 명칭을 쓰시오.

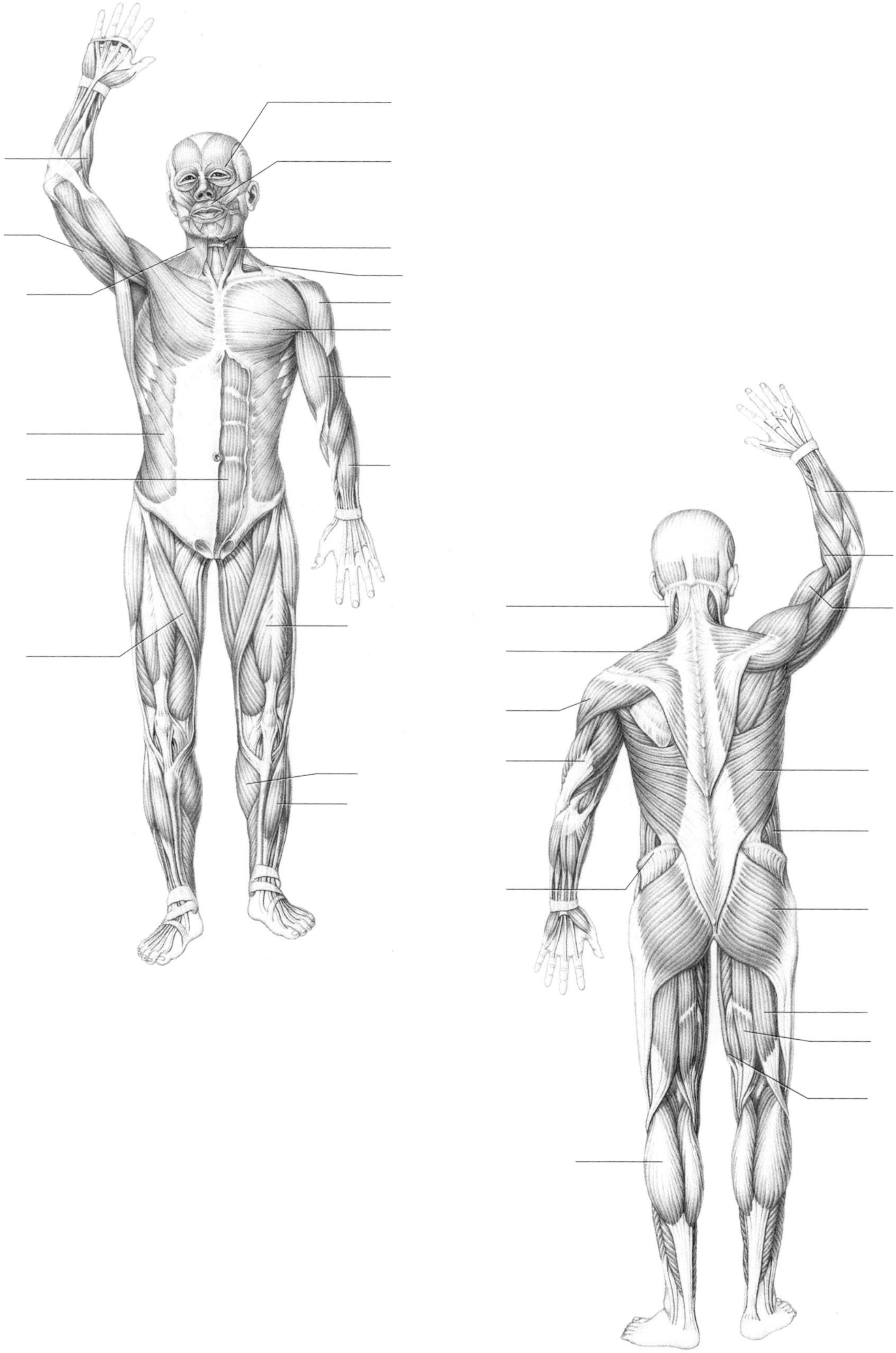

02 얼굴근육의 앞면

표정	이마: 이마근(이마주름), 관자마루근 눈: 눈둘레근(눈감기), 눈썹주름근(미간세로주름) 코: 눈살근(코뿌리 가로주름), 코근(콧등주름) 입: 입둘레근(입 오므림), 큰광대근(활짝 웃음), 볼근(볼 압박), 입꼬리당김근(보조개)
씹기	깨물근, 관자근, 안쪽날개근, 가쪽날개근

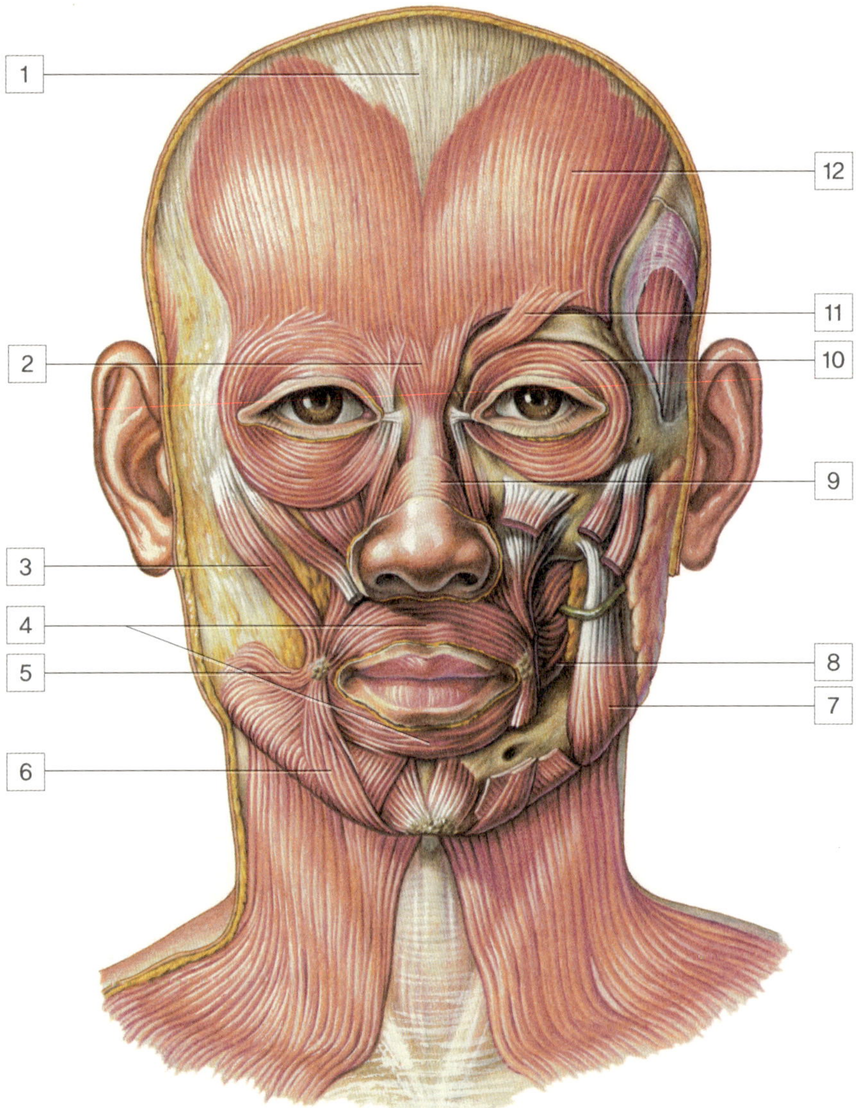

1 머리덮개널힘줄 (모상건막 / Epicranial aponeurosis)
2 눈살근 (비근근 / Procerus m.)
3 큰광대근 (대관골근 / Zygomaticus major m.)
4 입둘레근 (구윤근 / Orbicularis oris m.)
5 입꼬리당김근 (소근 / Risorius m.)
6 입꼬리내림근 (구각하체근 / Depressor anguli oris m.)
7 깨물근 (교근 / Masseter m.)
8 볼근 (협근 / Buccinator m.)
9 코근 (비근 / Nasalis m.)
10 눈둘레근 (안윤근 / Orbicularis oculi m.)
11 눈썹주름근 (추미근 / Corrugator supercilii m.)
12 이마힘살 (전두근 / Frontal belly)

- 각 안면근육을 확인하고 기능을 구분하여 색칠한 후 관련 부위 명칭을 쓰시오.

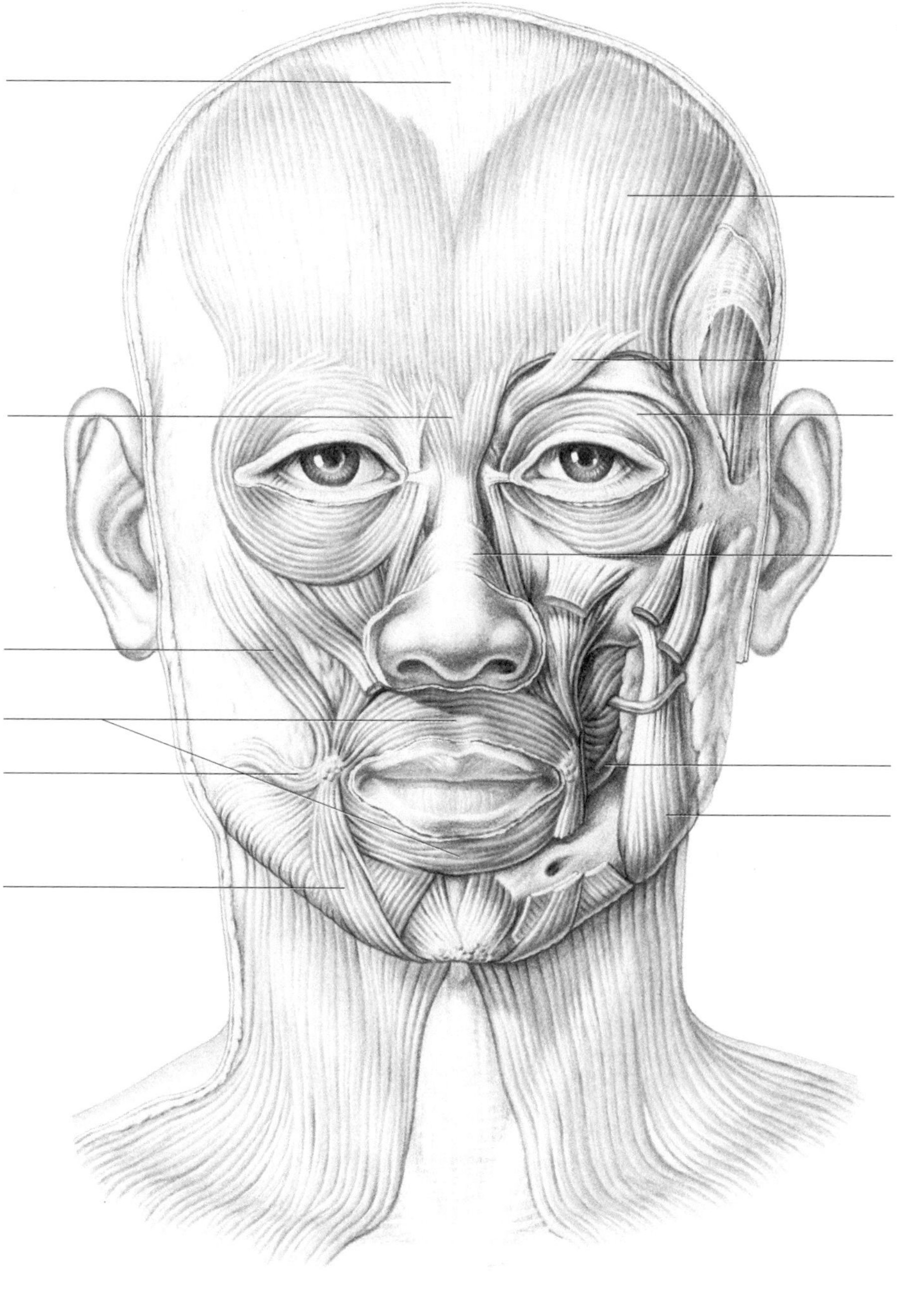

03 등근육 얕은층과 중간층

얕은층	어깨, 위팔 운동 - 등세모근, 넓은 등근, 어깨올림근, 큰 · 작은마름근
중간층	호흡에 관여하는 흡식근 - 위뒤톱니근, 아래뒤톱니근

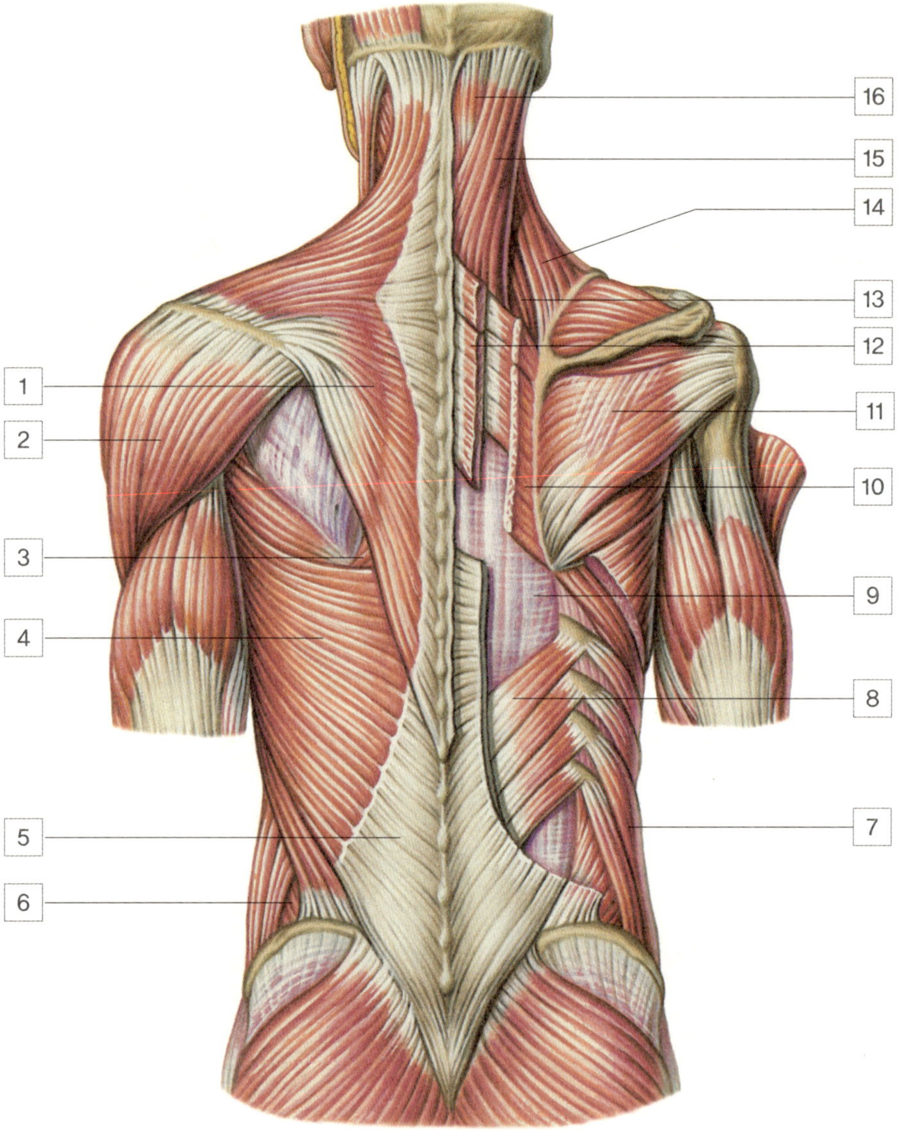

1 등세모근 (승모근 / Trapezius m.)
2 어깨세모근 (삼각근 / Deltoid m.)
3 청진삼각 (Auscultatory triangle; triangle of auscultation)
4 넓은등근 (광배근 / Latissimus dorsi m.)
5 등허리근막 (흉요근막 / Thoracolumbar fascia)
6 허리삼각 (요삼각 / Lumbar triangle)
7 배바깥빗근 (외복사근 / External abdominal oblique m.)
8 아래뒤톱니근 (하후거근 / Serratus posterior inferior m.)
9 척주세움근 (척주기립근 / Erector spinae m.)
10 큰마름근 (대능형근 / Rhomboid major m.)
11 가시아래근 (극하근 / Infraspinatus m.)
12 작은마름근 (소능형근 / Rhomboid minor m.)
13 위뒤톱니근 (상후거근 / Serratus posterior superior m.)
14 어깨올림근 (견갑거근 / Levator scapulae m.)
15 머리널판근 (두판상근 / Splenius capitis m.)
16 머리반가시근 (두반극근 / Semispinalis capitis m.)

- 등근육의 얕은층과 중간층을 확인하고 기능을 구분하여 색칠한 후 관련 부위 명칭을 쓰시오.

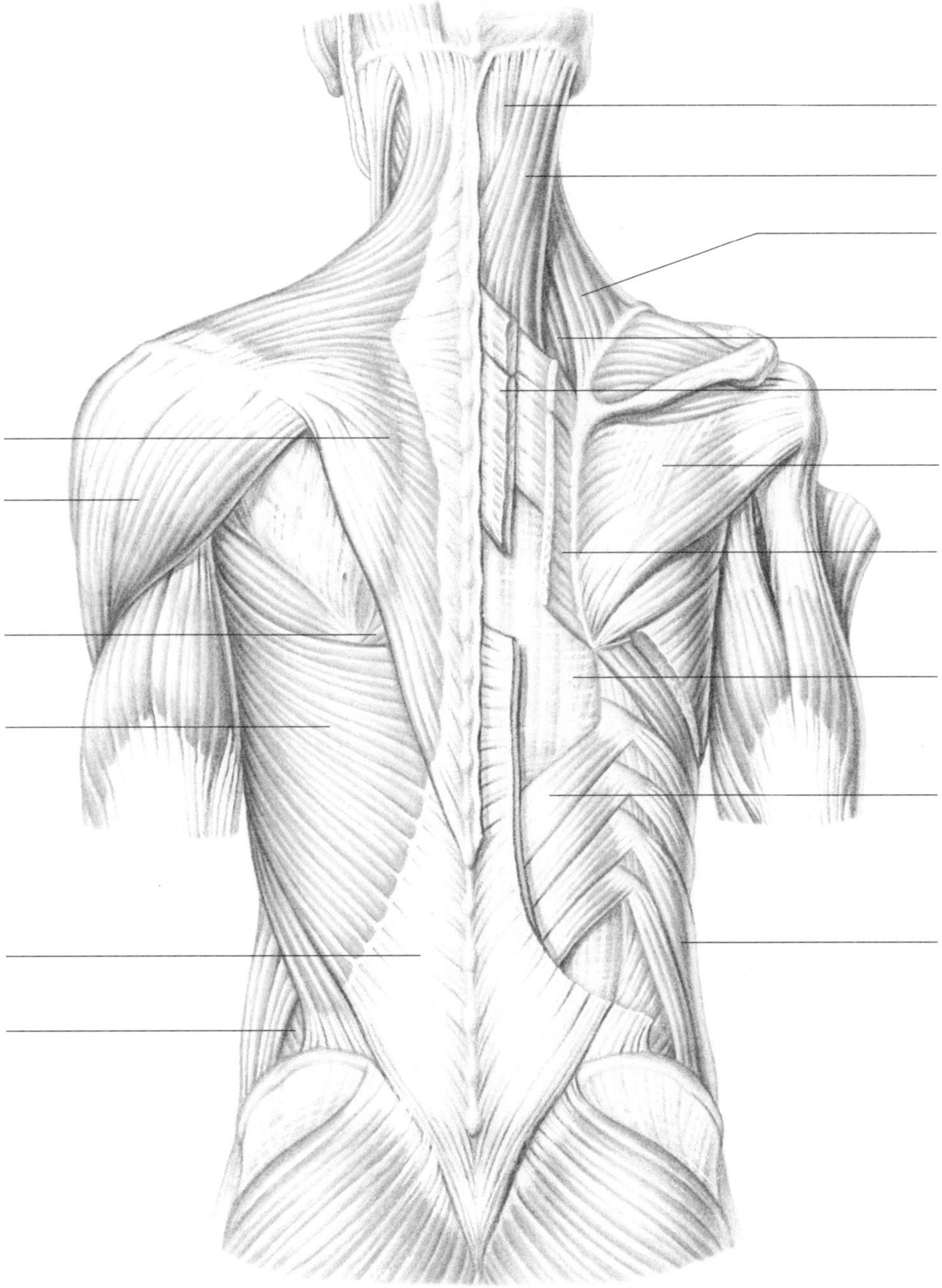

04 등근육 깊은층

깊은층	세로근(척주세움근): 엉덩갈비근, 가장긴근, 가시근 가로근: 반가시근, 뭇갈래근, 돌림근

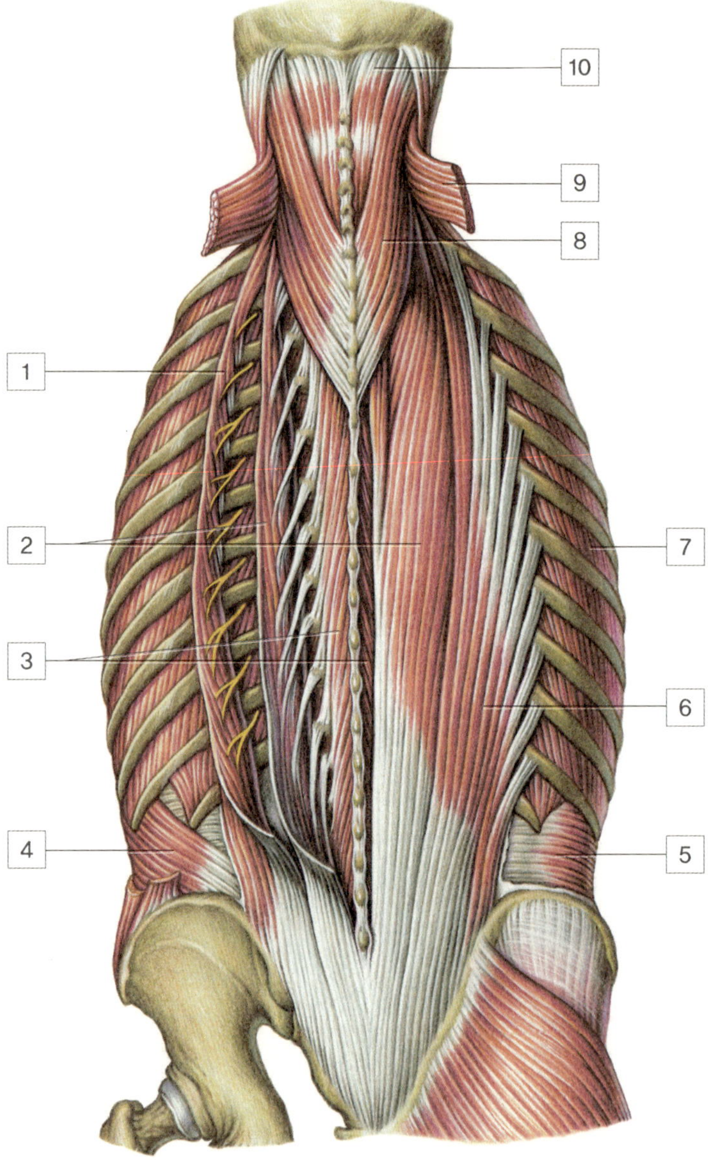

1 엉덩갈비근 (장륵근 / Iliocostalis m.)
2 가장긴근 (최장근 / Longissimus m.)
3 가시근 (극근 / Spinalis m.)
4 배속빗근 (내복사근 / Internal abdominal oblique m.)
5 배가로근 (복횡근 / Transversus abdominis m.)
6 엉덩갈비근 (장륵근 / Iliocostalis m.)
7 바깥갈비사이근 (외늑간근 / External intercostal m.)
8 목널판근 (경판상근 / Splenius cervicis m.)
9 어깨올림근 (견갑거근 / Levator scapulae m.)
10 머리반가시근 (두반극근 / Semispinalis capitis m.)

- 등근육의 깊은층을 확인하고 구분하여 색칠한 후 관련 부위 명칭을 쓰시오.

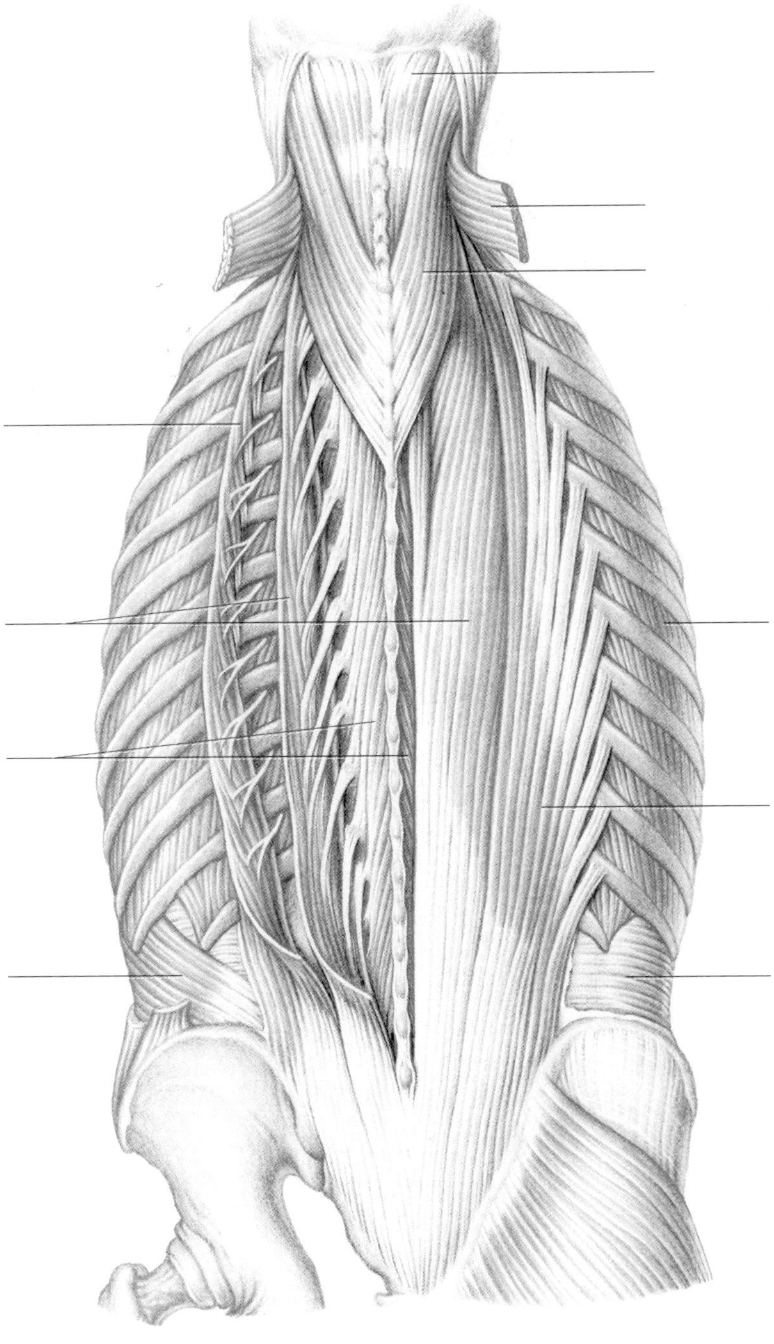

가슴	얕은층	어깨연결 - 큰가슴근, 작은가슴근, 앞톱니근, 빗장밑근
	깊은층	호흡 - 바깥갈비사이근, 속갈비사이근, 갈비올림근, 갈비밑근, 가슴가로근
배의 앞면		복부장기보호 - 배바깥빗근, 배속빗근, 배가로근, 배곧은근, 배세모근

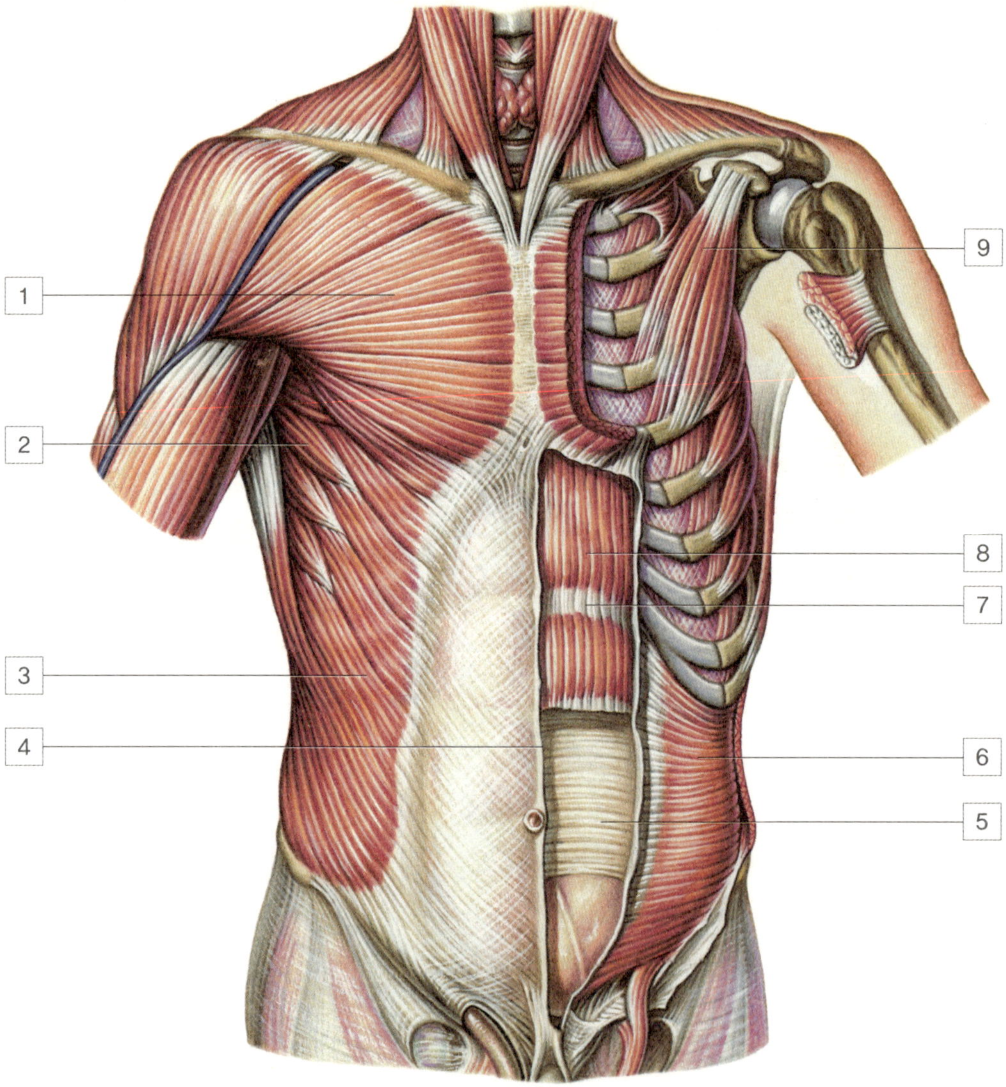

1 큰가슴근 (대흉근 / Pectoralis major m.)
2 앞톱니근 (전거근 / Serratus anterior m.)
3 배바깥빗근 (외복사근 / External abdominal oblique m.)
4 백색선 (백선 / Linea alba)
5 배가로근 (복횡근 / Transversus abdominis m.)
6 배속빗근 (내복사근 / Internal abdominal oblique m.)
7 나눔힘줄 (건획 / Tendinous intersections)
8 배곧은근 (복직근 / Rectus abdominis m.)
9 작은가슴근 (소흉근 / Pectoralis minor m.)

- 가슴과 배의 근육을 확인하고 구분하여 색칠한 후 관련 부위 명칭을 쓰시오.

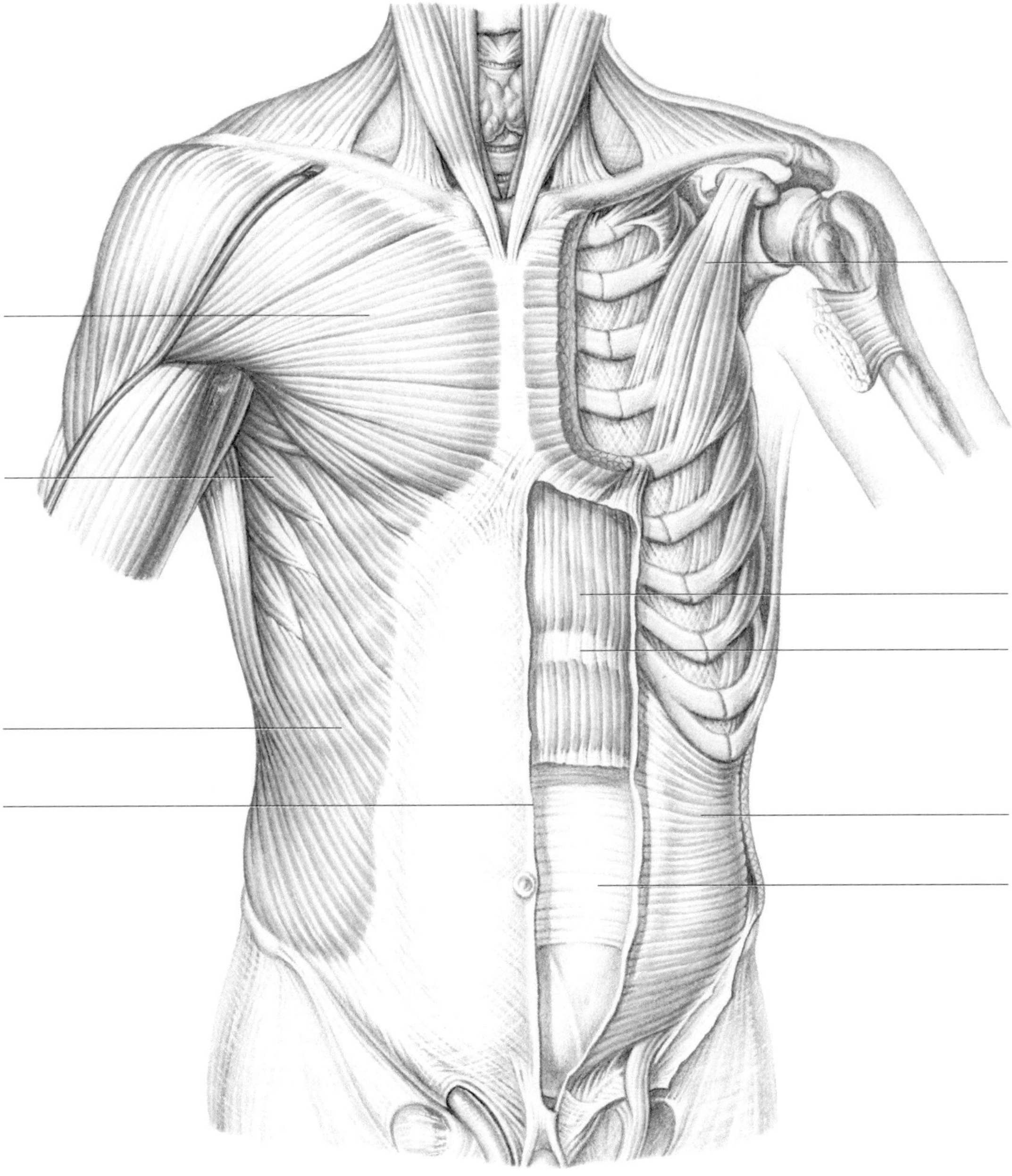

06 어깨와 위팔근육

어깨	어깨세모근, 어깨밑근, 가시위근, 가시아래근, 작은원근, 큰원근
위팔	굽힘: 위팔두갈래근, 위팔근육, 부리위팔근 폄: 위팔세갈래근, 팔꿈치근

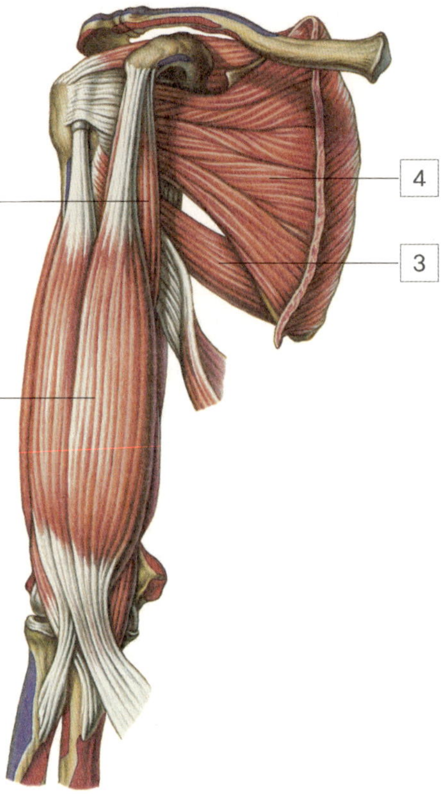

앞면

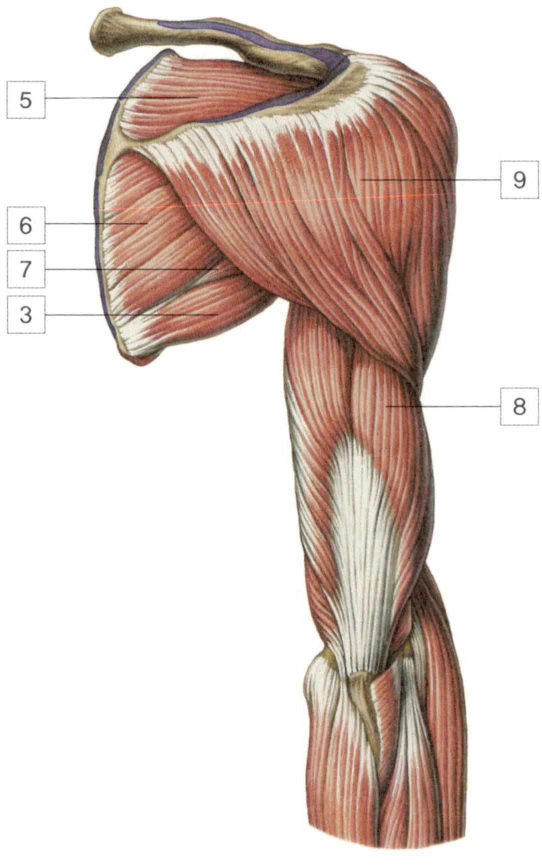

뒤면

1 부리위팔근 (오훼완근 / Coracobrachialis m.)
2 위팔두갈래근 (상완이두근 / Biceps brachii m.)
3 큰원근 (대원근 / Teres major m.)
4 어깨밑근 (견갑하근 / Subscapularis m.)
5 가시위근 (극상근 / Supraspinatus m.)
6 가시아래근 (극하근 / Infraspinatus m.)
7 작은원근 (소원근 / Teres minor m.)
8 위팔세갈래근 (상완삼두근 / Triceps brachii m.)
9 어깨세모근 (삼각근 / Deltoid m.)

- 어깨와 위팔의 근육을 확인하고 구분하여 색칠한 후 관련 부위 명칭을 쓰시오.

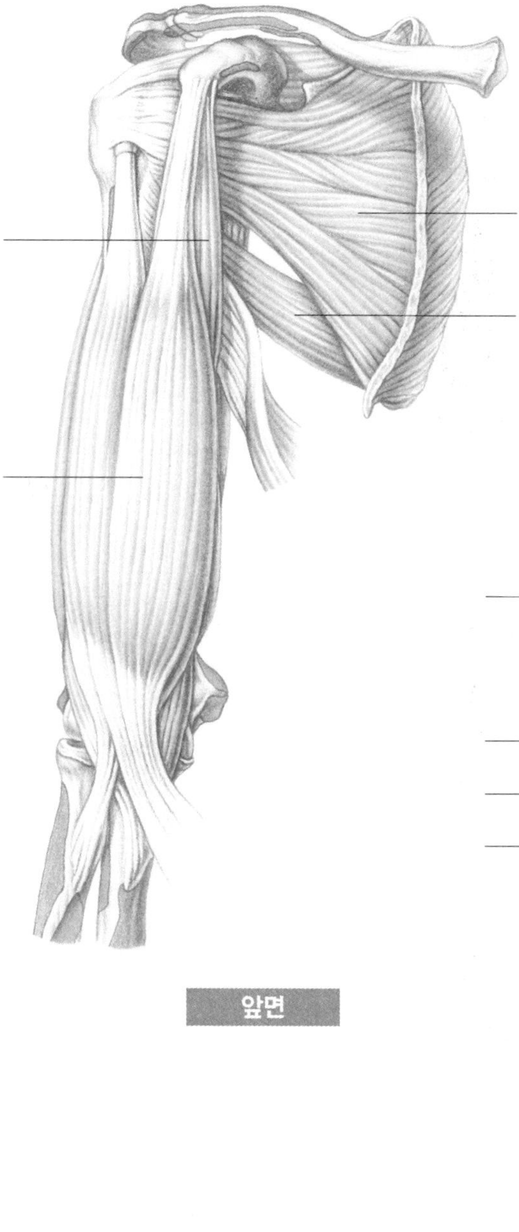

앞면

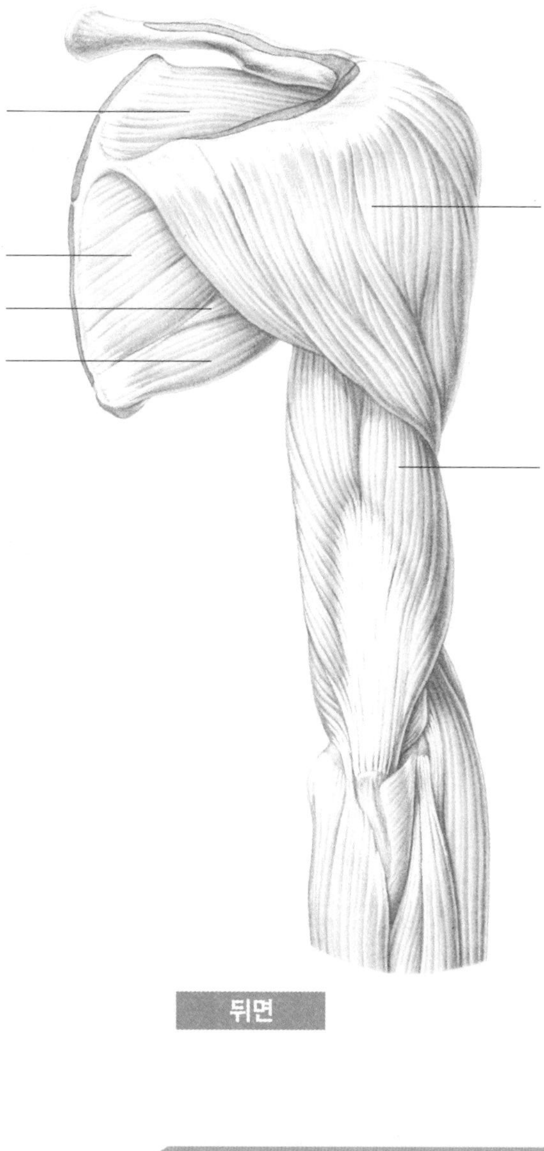

뒤면

07 아래팔 앞쪽의 근육

굽힘	원엎침근, 긴손바닥근, 얕은손가락굽힘근, 노쪽·자쪽 손목굽힘근, 깊은손가락굽힘근 긴엄지굽힘근, 네모엎침근, 위팔노근
폄	손가락폄근, 새끼폄근, 긴·짧은 노쪽손목폄근, 자쪽손목폄근, 뒤침근, 집게폄근, 긴·짧은 엄지폄근, 긴엄지벌림근

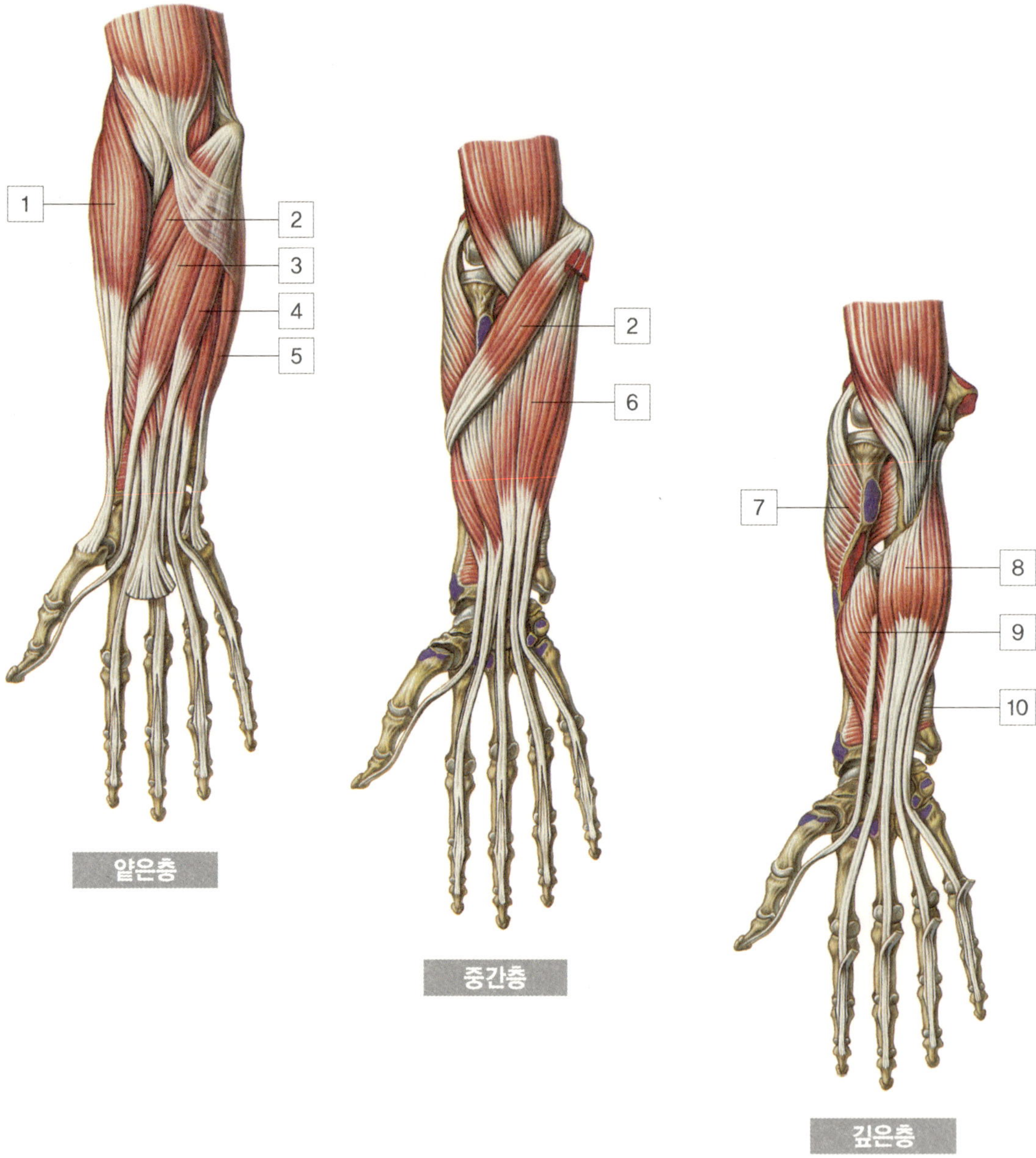

1 위팔노근 (상완요골근 / Brachioradialis m.)
2 원엎침근 (원회내근 / Pronator teres m.)
3 노쪽손목굽힘근 (요측수굴근 / Flexor carpi radialis m.)
4 긴손바닥근 (장장근 / Palmaris longus m.)
5 자쪽손목굽힘근 (척측수근굴근 / Flexor carpi ulnaris m.)
6 얕은손가락굽힘근 (천지굴근 / Flexor digitorum superficialis m.)
7 손뒤침근 (회외근 / Supinator m.)
8 깊은손가락굽힘근 (심지굴근 / Flexor digitorum profundus m.)
9 긴엄지굽힘근 (장무지굴근 / Flexor pollicis longus m.)
10 네모엎침근 (방형회내근; 사각회내근 / Pronator quadratus m.)

- 아래팔의 근육을 확인하고 구분하여 색칠한 후 관련 부위 명칭을 쓰시오.

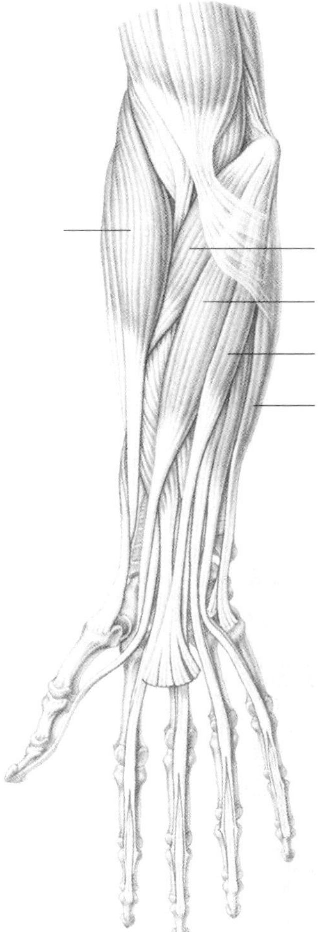

얕은층

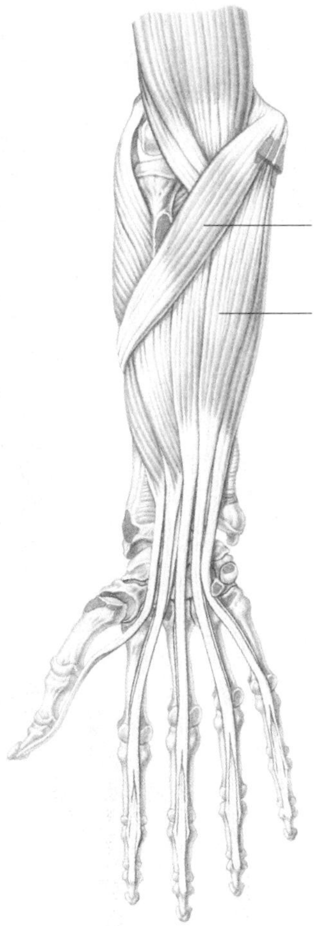

중간층

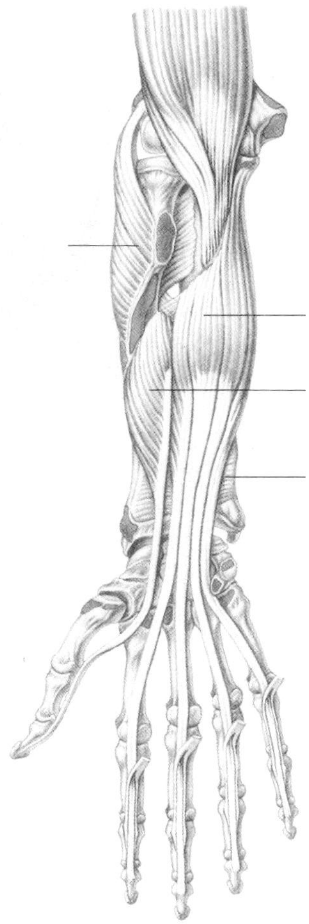

깊은층

속엉덩		큰허리근, 작은허리근
넙다리	앞	굽힘 - 넙다리빗근, 넙다리네갈래근(가쪽 · 안쪽넓은근, 중간넓은근, 넙다리곧은근)
	안	모음 - 두덩근, 긴 · 짧은모음근, 큰모음근, 두덩정강근

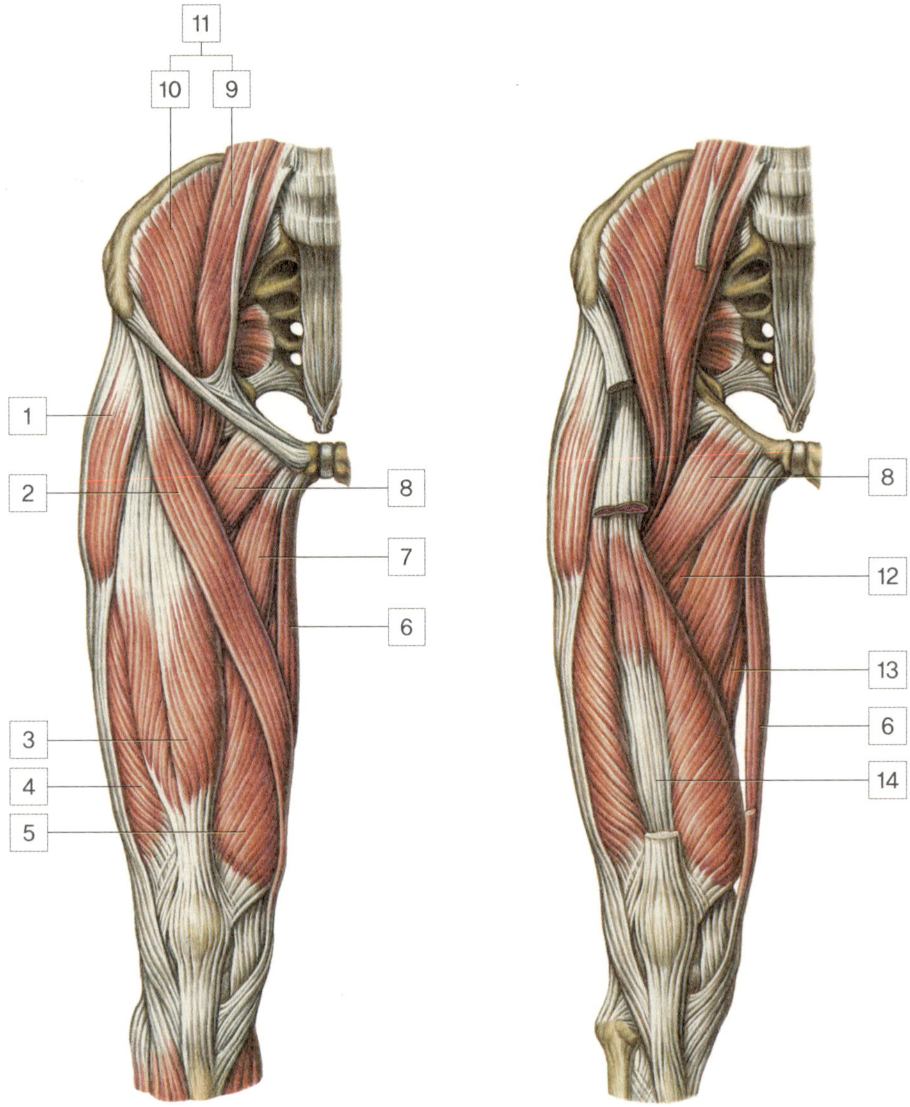

1 넙다리근막긴장근 (대퇴근막장근 / Tensor fasciae latae m.)
2 넙다리빗근 (봉공근 / Sartorius m.)
3 넙다리곧은근 (대퇴직근 / Rectus femoris m.)
4 가쪽넓은근 (외측광근 / Vastus lateralis m.)
5 안쪽넓은근 (내측광근 / Vastus medialis m.)
6 두덩정강근 (박근; 치골경골근 / Gracilis m.)
7 긴모음근 (장내전근 / Adductor longus m.)
8 두덩근 (치골근 / Pectineus m.)
9 큰허리근 (대요근 / Psoas major m.)
10 엉덩근 (장골근 / Iliacus m.)
11 엉덩허리근 (장요근 / Iliopsoas m.)
12 짧은모음근 (단내전근 / Adductor brevis m.)
13 큰모음근 (대내전근 / Adductor magnus m.)
14 중간넓은근 (중간광근 / Vastus intermedius m.)

- 속엉덩과 넙다리의 근육을 확인하고 구분하여 색칠한 후 관련 부위 명칭을 쓰시오.

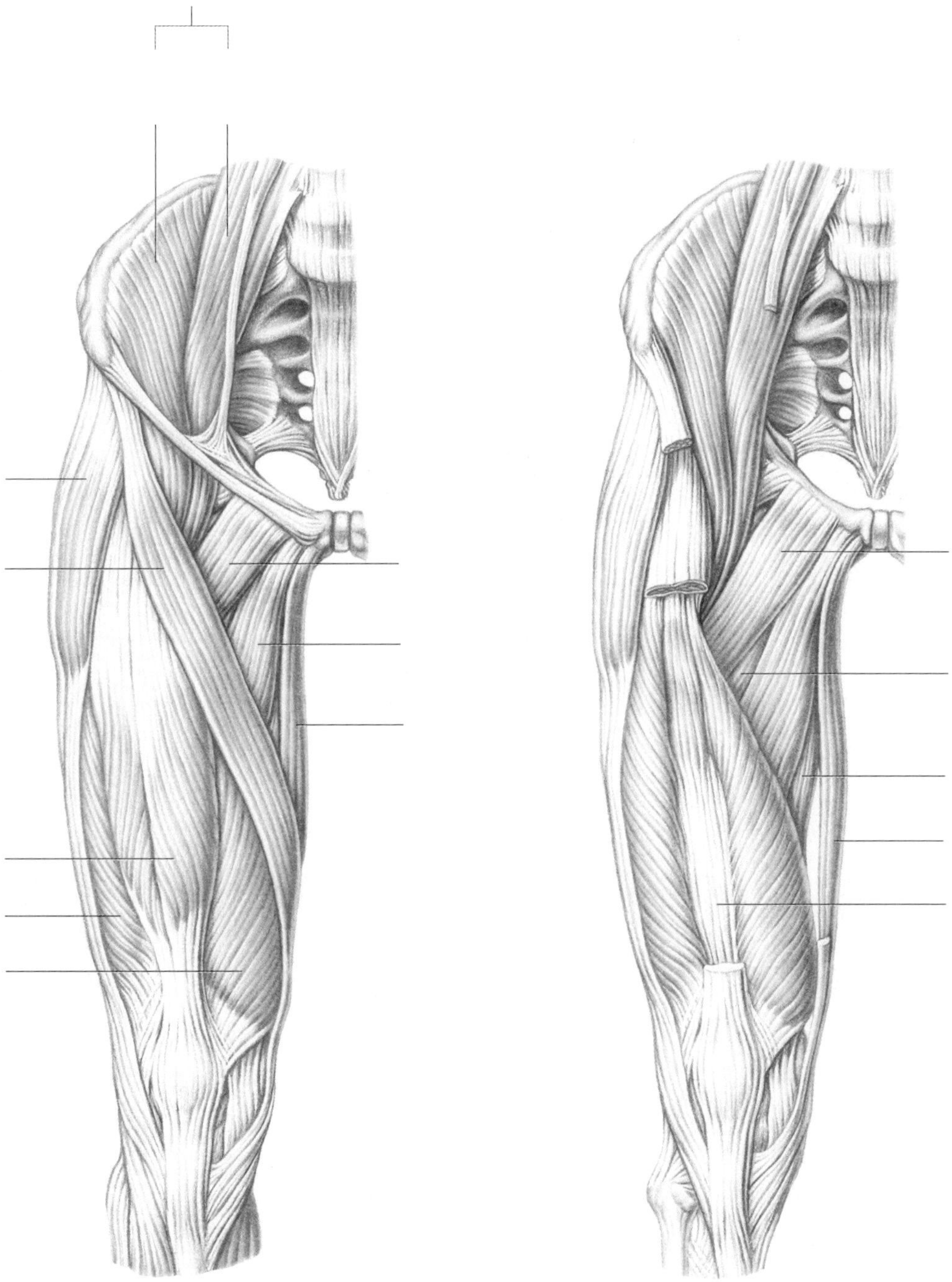

볼기	큰·중간·작은볼기근, 궁둥구멍근, 속폐쇄근, 위·아래쌍동이근, 넙다리네모근, 바깥폐쇄근, 넙다리근막긴장근
넙다리 뒤쪽	넙다리두갈래근, 반막근, 반힘줄근

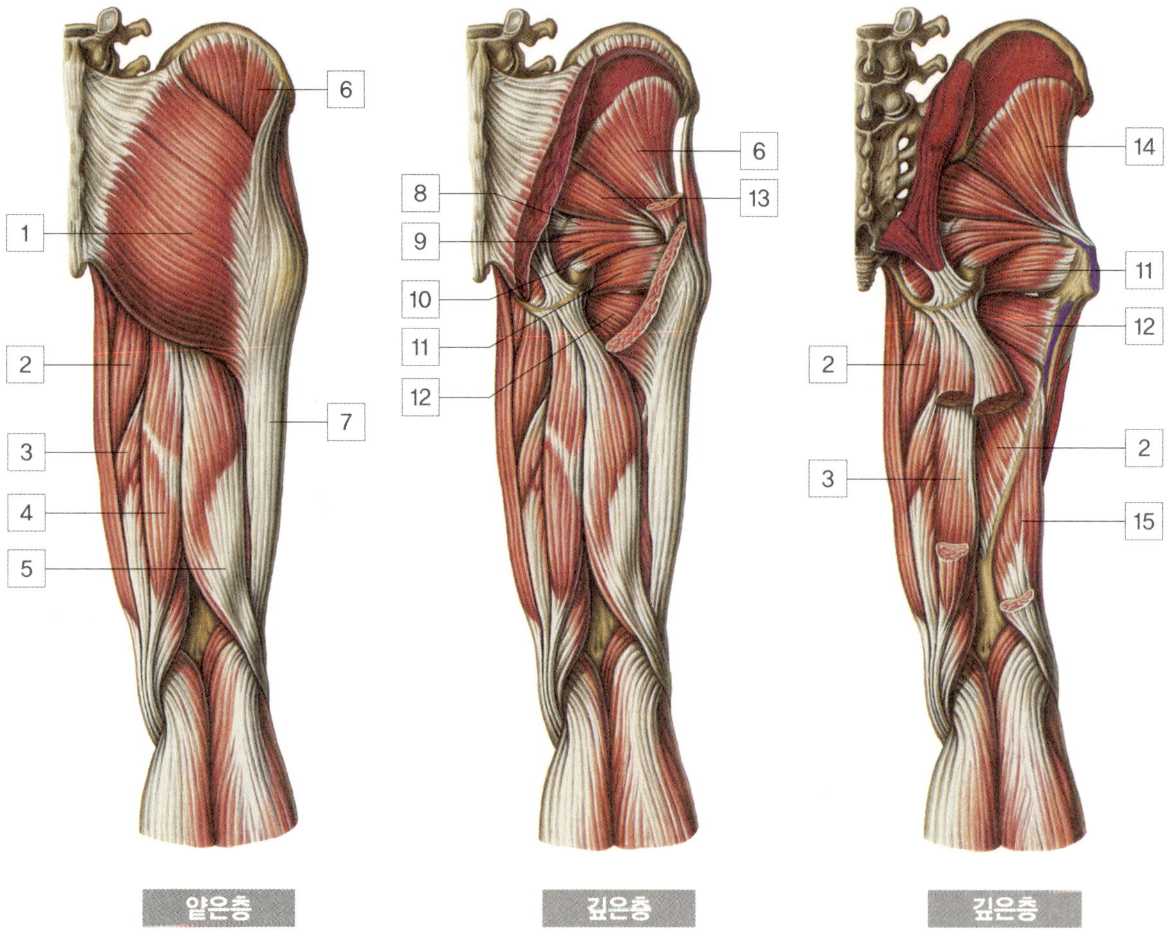

1 큰볼기근 (대둔근 / Gluteus maximus m.)
2 큰모음근 (대내전근 / Adductor magnus m.)
3 반막근 (Semimembranosus m.)
4 반힘줄근 (반건양근 / Semitendinosus m.)
5 넙다리두갈래근 (대퇴이두근 / Biceps femoris m.)
6 중간볼기근 (중둔근 / Gluteus medius m.)
7 엉덩정강띠 (장경인대 / Iliotibial tract)
8 위쌍동이근 (상쌍자근 / Superior gemellus m.)
9 속폐쇄근 (내폐쇄근 / Obturator internus m.)
10 아래쌍동이근 (하쌍자근 / Inferior gemellus m.)
11 넙다리네모근 (대퇴방형근 / Quadratus femoris m.)
12 작은모음근 (Adductor minimus m.)
13 궁둥구멍근 (이상근 / Piriformis m.)
14 작은볼기근 (소둔근 / Gluteus minimus m.)
15 넙다리두갈래근짧은갈래 (대퇴이두근단두 / Short head of biceps femoris m.)

- 볼기와 넙다리 뒤쪽의 근육을 확인하고 구분하여 색칠한 후 관련 부위 명칭을 쓰시오.

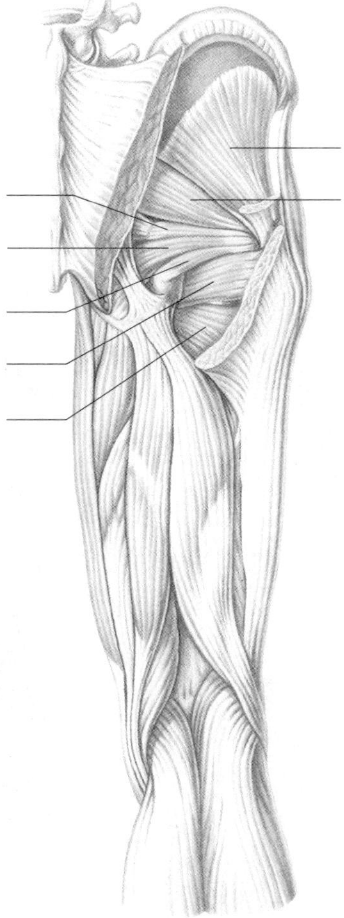

깊은층

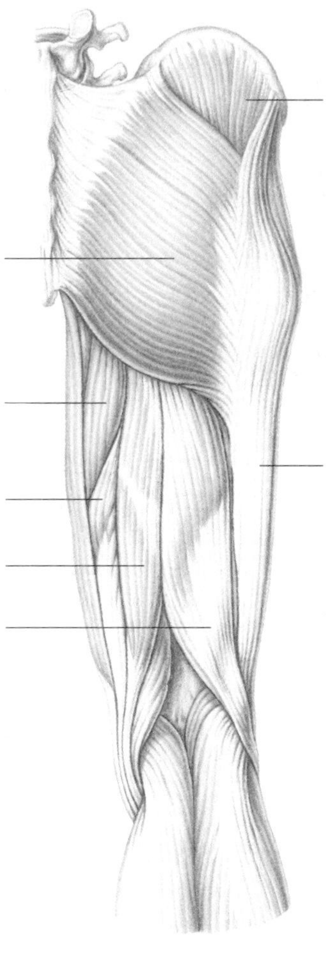

얕은층

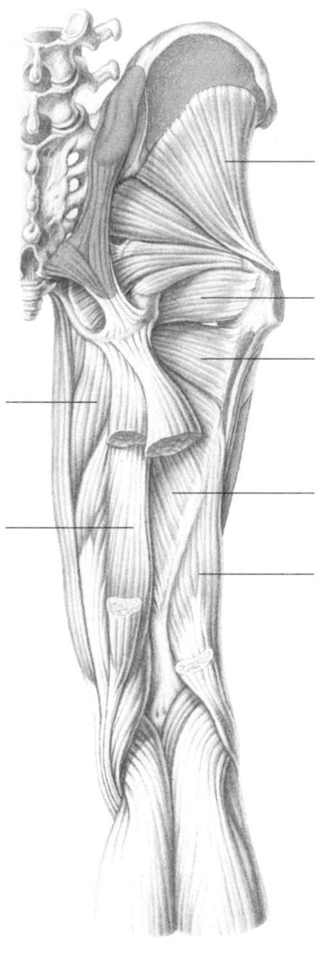

깊은층

앞쪽	폄-앞정강근, 긴발가락폄근, 셋째종아리근, 긴엄지폄근
가쪽	가쪽 벌림-긴종아리근, 짧은종아리근
뒤쪽	종아리세갈래근(장딴지근 2, 가자미근) 발바닥근(긴발가락굽힘근, 긴엄지굽힘근, 뒤정강근, 오금근)

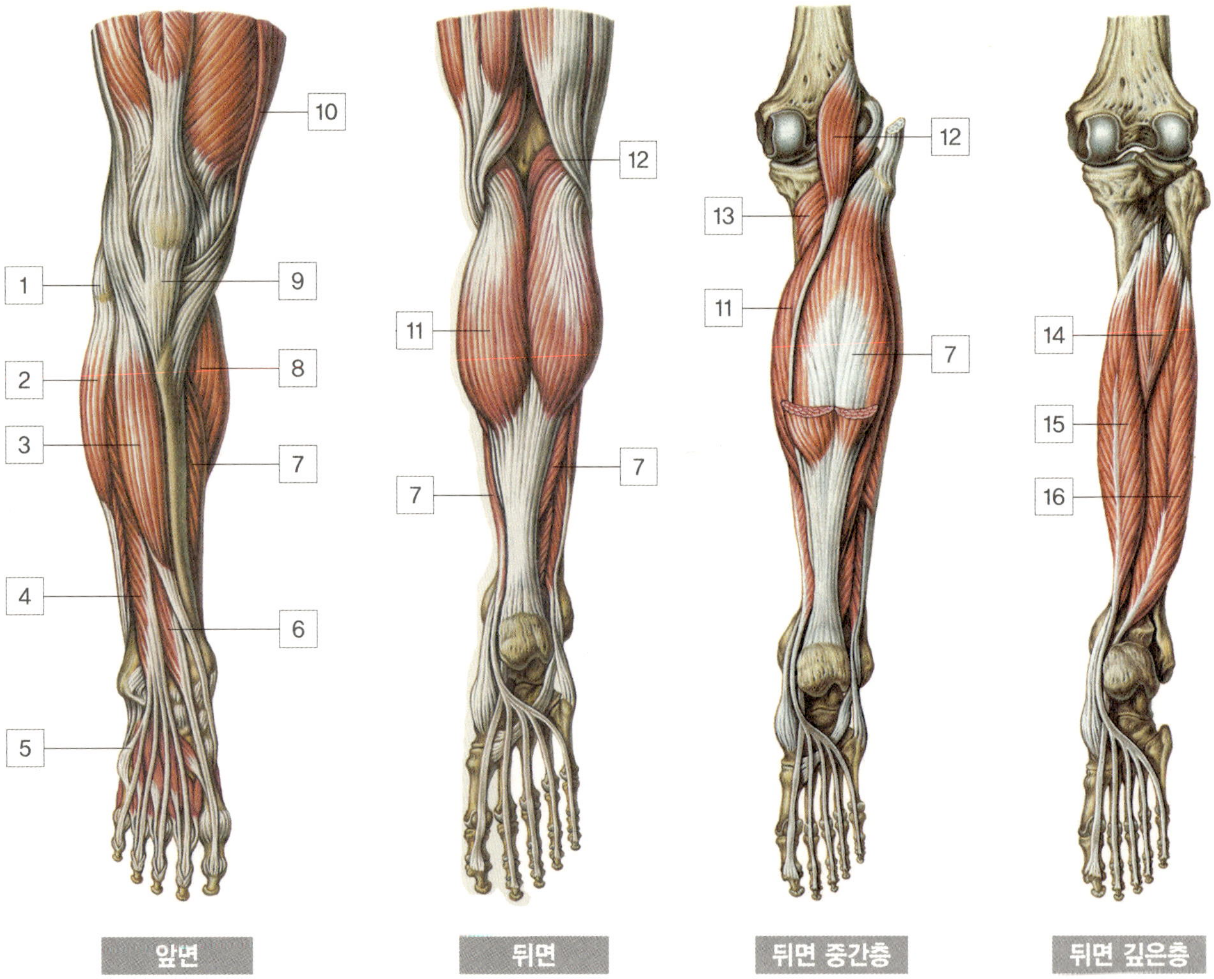

1 종아리뼈머리 (비골두 / Head of fibula)
2 긴종아리근 (장비골근 / Fibularis longus m.)
3 앞정강근 (전경골근 / Tibialis anterior m.)
4 긴발가락폄근 (장지신근 / Extensor digitorum longus m.)
5 셋째종아리근 (제3비골근 / Fibularis tertius m.; peroneus tertius m.)
6 긴엄지폄근 (장무지신근 / Extensor hallucis longus m.)
7 가자미근 (넙치근 / Soleus m.)
8 장딴지근안쪽갈래 (비복근내측두 / Medial head of gastrocnemius m.)
9 무릎인대 (슬개인대 / Patellar L)
10 넙다리빗근 (봉공근 / Sartorius m.)
11 장딴지근 (비복근 / Gastrocnemius m.)
12 장딴지빗근 (족척근 / Plantaris m.)
13 오금근 (슬와근 / Popliteus m.)
14 뒤정강근 (후경골근 / Tibialis posterior m.)
15 긴발가락굽힘근 (장지굴근 / Flexor digitorum longus m.)
16 긴엄지굽힘근 (장무지굴근 / Flexor hallucis longus m.)

- 종아리의 앞과 뒤쪽의 근육을 확인하고 구분하여 색칠한 후 관련 부위 명칭을 쓰시오.

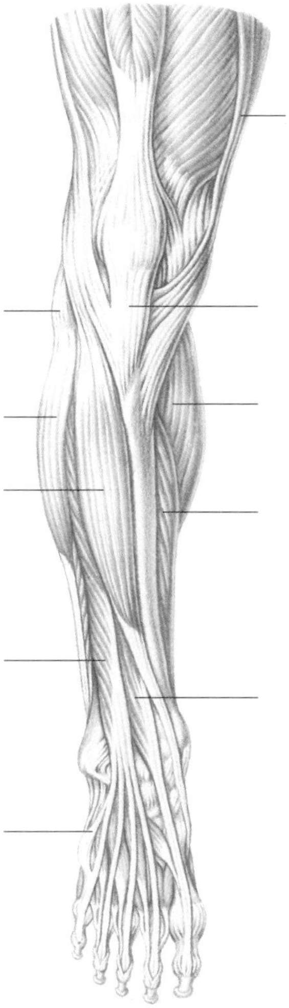

앞면

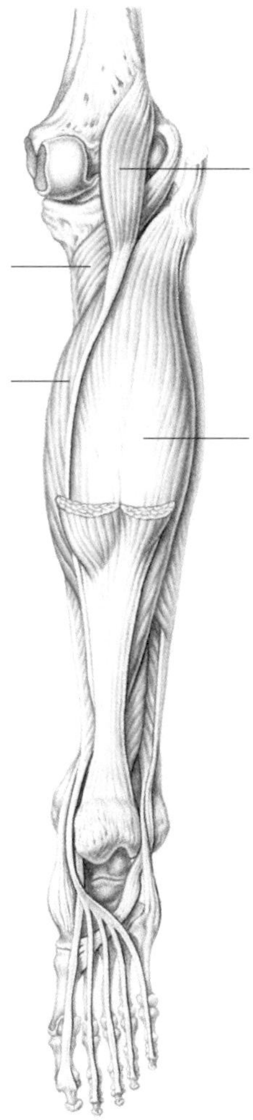

뒤면 중간층

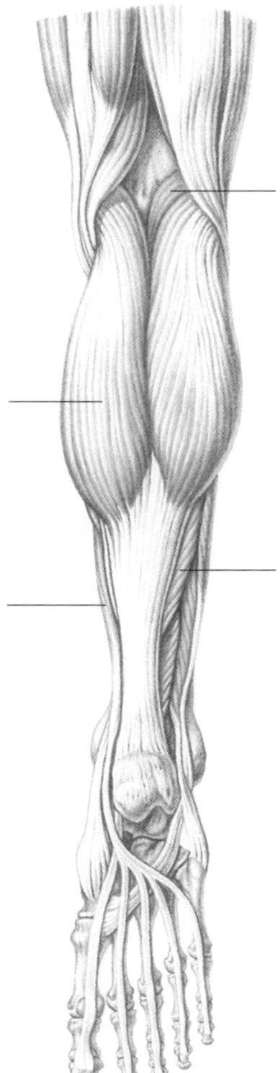

뒤면

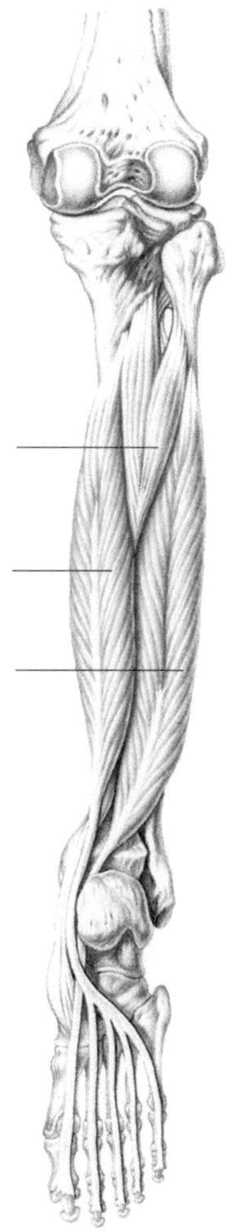

뒤면 깊은층